TRAITÉ

DES

MALADIES DE LA BOUCHE

(PATHOLOGIE INTERNE)

SUIVI D'UN PRÉCIS D'HYGIÈNE DE CETTE CAVITÉ

PAR

Le Docteur E. MAUREL

MÉDECIN PRINCIPAL DE LA MARINE

AGRÉGÉ A LA FACULTÉ DE MÉDECINE DE TOULOUSE

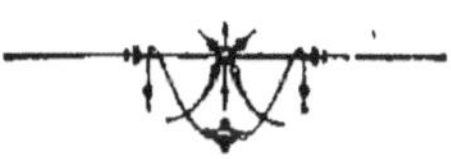

PARIS

Octave DOIN, Editeur

8, PLACE DE L'ODÉON, 8

1893

TRAITÉ

DES

MALADIES DE LA BOUCHE

(PATHOLOGIE INTERNE)

SUIVI D'UN PRÉCIS D'HYGIÈNE DE CETTE CAVITÉ

PAR

Le Docteur E. MAUREL

MÉDECIN PRINCIPAL DE LA MARINE

AGRÉGÉ A LA FACULTÉ DE MÉDECINE DE TOULOUSE

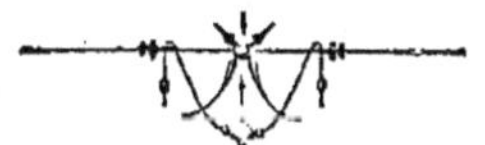

PARIS

Octave DOIN, Editeur

8, PLACE DE L'ODÉON, 8

1893

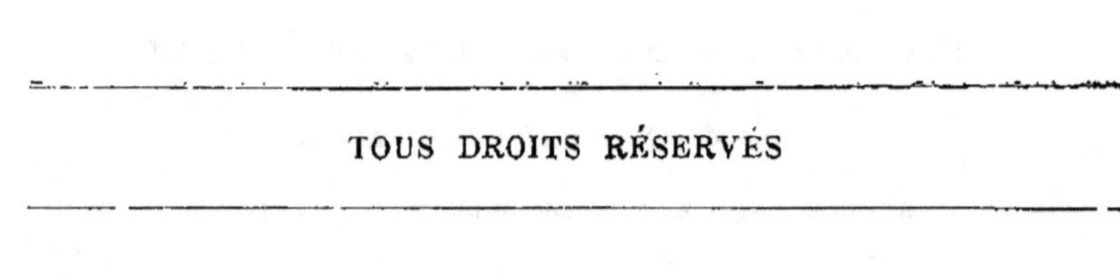

A Monsieur E. Magitot

Membre de l'Académie de Médecine de Paris

Président de la Société de Stomatologie

Mon cher Ami,

Je viens vous prier de bien vouloir accepter la dédicace de cet ouvrage, consacré à l'étude des « Maladies de la bouche. »

D'une part, en effet, vous avez tant fait pour tout ce qui a trait à la stomatologie, que je ne pourrais le mettre sous un meilleur patronage ; et, d'autre part, vous m'avez si souvent prouvé votre amitié, que je suis heureux de trouver cette circonstance pour vous donner un témoignage public de la mienne.

Veuillez donc, mon cher ami, accepter cette dédicace comme un hommage rendu à vos travaux, et comme une preuve de ma vieille amitié.

E. Maurel.

Toulouse, le 15 avril 1893.

Mon cher Ami,

*Vous avez bien voulu me dédier votre Traité des
« Maladies de la bouche » et même, me dites-vous, le
mettre sous mon patronage. C'est certainement me
réserver un grand honneur dont je sens tout le prix,
et que je trouve même quelque peu disproportionné.
Si, en effet, j'ai eu autrefois la bonne fortune de
vous initier aux études de la stomatologie, je n'étais
moi-même qu'un débutant ; nous étions presque
contemporains, et je ne vous avais devancé que de
quelques années dans la vie médicale.*

*Le temps a marché depuis lors, et, de ces premières
relations, il a fait une réelle et solide amitié dont j'ai
goûté bien des charmes, et à laquelle vous faites
aujourd'hui un nouvel appel qui me touche au fond
du cœur.*

*Et cependant j'ai dû bien des fois vous perdre de
vue, alors qu'emporté par votre carrière de marin,*

vous alliez dans les pays les plus divers et dans les climats les plus variés, abordant maints problèmes d'anthropologie ou de médecine avec votre infatigable ardeur scientifique.

Vous avez touché ainsi à bien des questions, et laissé à plus d'une votre empreinte personnelle. Je vous suivais de loin, et j'avais cette singulière satisfaction de vous voir revenir de temps en temps aux premières études de notre jeunesse.

C'est ainsi qu'aujourd'hui vous venez de rassembler les recherches qui ont fait l'objet d'un enseignement à vos élèves de la Faculté de Toulouse, auxquels vous avez voulu apprendre les « Maladies de la bouche. »

L'entreprise, certainement, n'était pas téméraire ; mais elle était nouvelle, et je ne sache pas que dans aucune de nos Facultés actuelles, on ait songé à aborder dans son cadre nosographique bien défini et d'une manière aussi étendue, une semblable description.

Envisagé sous le point de vue spécial de la pathologie interne, le tableau des Maladies de la bouche se traduit dans votre ouvrage par l'histoire des stomatites considérées sur tous leurs aspects successifs, depuis la gingivite simple jusqu'aux formes phlegmoneuses, ulcéreuses ou gangréneuses les plus graves.

Or, depuis les anciennes descriptions des auteurs, les notions d'étiologie et de pathologie ont subi les empreintes profondes des conquêtes de la bactériologie. Un remaniement complet était donc nécessaire pour mettre en évidence les circonstances de la con-

tagion ou de la propagation de certaines formes et surtout le mécanisme de l'infection.

C'est peut-être la partie capitale de votre livre, qui se trouve ainsi achevé, complété et mis au point devant la science moderne.

Je vous félicite, mon cher ami. J'ai la conviction que vous avez fait une œuvre utile et donné un bon exemple ; et cette conviction que j'exprime aujourd'hui, tous vos lecteurs, avec moi, la partageront demain.

E. Magitot.

Paris, 25 avril 1893.

INTRODUCTION

Il y a déjà plus de deux siècles que, pour la première fois, Lœnvenhoeck, en étudiant le tartre dentaire, trouvait des *animalcules* dans la cavité buccale ; et qu'il signalait ce fait à son ami François Aston (1) (1683). Il en décrivit même cinq ; et, parmi eux, au moins deux, d'une manière assez complète, pour qu'on puisse les reconnaître : le *leptotothrix* et un *spirille* (2). Mais, depuis, un long silence suivit cette découverte ; et il faut traverser tout le dix-huitième siècle et une partie du nôtre, pour que, de nouveau, la présence des micro organismes dans la bouche attire l'attention du monde savant.

Ce n'est, en effet, qu'avec Erhenberg (3) que cette question fut reprise ; et ce n'est que grâce à l'impulsion que ses travaux si considérables donnèrent à l'étude des infiniments petits, qu'un cer-

(1) Arcana natura detecta ob Antonio van Leeuvenhoeck, Delphis Batavia, 1655, p. 42 ; el opera omnia, Leyde, 1722, t. II, p. 59.

(2) Leptottris, animalcule *f*, et spirille animalcule *g*, de Leeuvenhock.

(3) Erhenberg. — Organisation, systematik und Giog Verhalnisse der infusionsthierchen, Berlin, 1830 — et Tie infusianthierchen als volkom nane organismen, Leipzig, 1838.

tain nombre de recherches furent dirigées dans ce sens.

En outre, je dois le faire remarquer, pendant une longue période, s'étendant de 1830 à 1881, ces recherches appartinrent plus à l'histoire naturelle qu'à la pathologie ; et, si quelques-unes intéressent cette dernière, ce n'est même qu'au point de vue d'une affection qui jusques-là était restée en dehors du domaine médical, la *carie dentaire*.

Parmi les premiers on peut citer ceux de Henle (1840) (1), Buhlmann (2) (1840), Dujardin (1841) (3) Mandl (1843) (4), Erdl (1843) (5), Robin (1847-1853 et 1875) (6) ; et parmi les seconds, ceux de Ficinus (1847) (7), Klenke

(1) 1840, Path. untersuchungen.

(2) 1840, Bühlmann. Arch. für anatomie.

(3) 1841, Dujardin, Histoire naturelle des zoophites.

(4) 1843, Mandl, Compte rendu de l'Ac. des sciences, t. XVII, p. 213.

(5) 1843, Erdl, Allg. Zeitung f, chirurgie, n° 29, p. 159.

(6) Robin, 1847, Des végétaux qui croissent sur les animaux vivants, p. 42.

1853, Histoire naturelle des végétaux parasites.

1875, *Journal d'anatomie*, p. 379.

(7) 1847, Ficinus, *Journal des chir.*, vol. XXXVI, p. 1.

(1850) (1), Magitot (1866) (2) et Leber Rotteinstein (1867) (3) et Arnd (1880) (4).

Ce n'est donc, réellement, que depuis les travaux de Pasteur, Chamberland et Roux, d'une
part, et la thèse de Rappin de l'autre, que les
microbes de la bouche ont été étudiés au point de
vue qui nous intéresse ici ; et que cette étude a
commencé à prendre l'importance que justement
on lui accorde aujourd'hui.

C'est, en effet, en 1881, que Pasteur faisant des
recherches sur la salive d'un enfant atteint de
rage, découvrit et isola un micro-organisme,
qu'il reconnut ensuite, il est vrai, rester tout à fait
étranger à la production de cette affection ; mais
qui, retrouvé peu après comme l'agent de la
pneumonie, inspira une des idées les plus ingénieuses et les plus fécondes de la pathologie microbienne.

En même temps, Rappin, à l'instigation de
Cornil, abordait la question plus franchement
encore ; et, quoique ses recherches présentent
quelques imperfections difficiles à éviter dans un
travail inaugural, il faut reconnaître que dès cette

(1) 1850, Klenke, Die Verderbniss der Zahn, Leipzig.

(2) Magitot, Traité de la carie dentaire, 1866.

(3) 1867, Leber Rotteinstein, Traité de la carie dentaire, Paris.

(4) 1880, Arnd. Recherches sur le spirochœte denticola
(arch. de Virchow, t. XXXIX. p. 76.

époque la question des microbes de la bouche prenait sa place dans le domaine médical. Déjà, même, on peut le dire, cette question était nettement posée. Rappin, non seulement avait entrevu l'importance de ces micro-organismes, mais il avait même soupçonné leur véritable rôle. On va pouvoir en juger par ses conclusions.

Après avoir étudié le mode de formation et la composition microscopique des enduits buccaux, fait l'historique de la question et donné la technique, il décrit les principales espèces qu'il a trouvé. Savoir : un *micrococcus*, le *bacterium termo*, le *bacillus tremulus*, le *bacillus subtilis*, le *vibrio lineola et rugula*, le *leptothrix buccalis*, le *spirochœte denticola*, et, enfin, le *cercomonas intestinalis*. Puis il essaye de se rendre compte du rôle de ces micro-organismes à l'état de santé et dans la fièvre typhoïde ; et, enfin, il arrive aux conclusions suivantes :

« 1° Que la cavité buccale est sans cesse habitée par plusieurs espèces de bactéries représentées chacune par une quantité innombrable d'individus ;

2° Que ces bactéries, qui pour la plupart sont les agents ordinaires de fermentation putrides ou autres, jouent un rôle semblable dans la bouche ;

« 3° Qu'en dehors des modifications chimiques qu'elles déterminent dans les enduits qui recouvrent la muqueuse buccale, elles sont probablement aussi le point de départ des ulcérations que l'on observe sur cette muqueuse dans la fièvre typhoïde ; qu'il y aurait lieu de rechercher si elles ne jouent pas un rôle important dans l'étiologie d'un certain n mbre de processus pathologique. »

Dès lors, on le voit, l'existence des microbes de la bouche était nettement établie ; et déjà même on peut en sentir l'importance. Aussi les travaux vont-ils se succéder presque sans relâche.

Un an après, à peine, Miller (1) commençait ses publications sur les microbes de la carie dentaire, publications qu'il complétait en 1884 et 1885 ; et Rasmussen, en 1883, reprenant le travail de Rappin et faisant comme lui des recherches sur la cavité buccale, portait le nombre de ses micro-organismes à dix-sept. Ceux découverts par Rasmussen sont : le *leptothrix*, le *mucor racemosus*, le *tanolifer spinosus*, le *penicillium,* le *cladosporum herbarum*, l'*oïdium lactis, un torula*, le *baccillus ulma*, le *clostidium butyricum*, le *polynoka*, le *micrococcus luteus* et le *bacillus Hansenii*.

Le travail de Rasmussen (2) parut, je l'ai dit, en 1883. Or, les deux années suivantes furent cha-

(1) Miller, Archiv. für, exper. patholog. 1882, vol. XVI, p. 291. — Dentsche med. woch., n° 48, p. 781 ; 1884 et 1885, n° 49. — Indep. pract , 1885, p. 227 et 283.

(2) Rasmussen, Om Drykning of microorganismo fra spyt af sunde menesker. Copenhague 1883.

(3) Rosenbach, Mikroorgs bei de Wemdinfectionskrankheiten des Menschen. Wiesbaden 1884.

cune marquées par plusieurs autres publications.

En 1884, d'abord, Rosenbach (3) annonçait qu'il venait de trouver dans la cavité buccale un bacille saprogène et le staphylococcus dans la carie. Puis, Lewis (1) d'une part, et d'autre part Cornil et Babès (2), découvraient un bacille courbe présentant, par conséquent, ce point commun avec celui du choléra, mais en différant par le mode de c ulture.

Enfin, Galippe et Malassez (3), après leurs recherches sur la nature de l'ostéo-périostite alvéolo-dentaire arrivaient entr'autres conclusions à celle-ci, qu'il s'agissait là d'une maladie microbienne. Peu après même, Galippe rendait cette opinion encore plus probable, en isolant un diplocoque et une bactérie, tous les deux pyogènes, qu'il désignait provisoirement par les lettres γ et ϵ.

En 1885, Miller terminait ses principales publications sur ce sujet, publications que nous avons vu commencer en 1882.

Les différents microbes signalés par Miller se divisent tout naturellement en deux catégories : ceux de la carie et de la cavité buccale.

Les premiers ont été désignés par l'auteur à l'aide des lettres α, ϵ. γ δ et ϵ. Je n'insisterai

(1) Lewis, The. Lancet sept. 1884, t. II, p. 513.

(2) Cornil et Babès, Les Bactéries, 2ᵉ édit., p. 167 ; 1880.

(3) Galippe et Malassez.

pas sur ces micro-organismes qui intéressent plus particulièrement l'étude de la carie dentaire, affection qui ne fait pas partie de ces leçons. Il me suffira de donner les renseignements suivants : Le microbe α se présente sous forme de bacille ; le microbe δ est polymorphe ; il est constitué par des filaments, des bactéries, et même par des cocci ; les microbes γ et δ sont des cocci ; mais ils se différencient par leur cultures. Enfin, ε est un bacille recourbé en virgule.

Tous ces micro-organismes trouvés dans les dents cariées, peuvent évidemment exister dans la cavité buccale ; mais, en outre, Miller en a signalé quelques autres qui appartiennent en propre à cette dernière, ce sont :

Le *bacterium gingivæ pyogène*, affectant la forme de bactérie. Il est épais, court, à extrémités arrondies. Sa largeur est de 1 μ 5 et sa longeur de 5 à 6 μ.

Le *micrococcus gingivæ pyogène* se présentant sous forme de coccus irréguliers, isolés ou réunis deux par deux.

L'*Iodoccus vaginatus,* n'existant guère, de même que le suivant, que dans les bouches malpropres. Il est constitué par des chainettes de 4 à 10 anneaux. Ces anneaux semblent être dans une gaine, et sont presque carrés, ce qui les rapproche des tétrades.

Enfin, le *spirillum putigenum*, représenté par des éléments isolés courbes, 1 μ 5, se rapprochant, par conséquent, des micro-organismes signalés par Lewis, Miller et Babès.

On le voit donc, depuis quelques années les recherches allaient toujours se multipliant; et si la plupart avaient encore trait à l'étiologie de la carie dentaire, d'autres touchaient directement le point qui nous occupe ici, les microbes de la bouche, et commençaient à préoccuper vivement le monde savant.

Quelle confiance devait-il accorder à ces recherches? La présence de ces micro-organismes était-elle constante ou accidentelle? Enfin, quelle importance devait-il leur accorder au point de vue de l'hygiène et de la pathologie?

Toutes ces questions commandaient d'autant plus la réserve, qu'il ne faut pas oublier qu'au moment où elles étaient posées, la théorie microbienne, à peine éclose, venait se heurter aux théories régnantes encore toutes puissantes.

Le moment semblait donc venu de reprendre ces recherches sur les microbes de la cavité buccale, et de se livrer à leur sujet à une véritable enquête. Ce fut un des élèves les plus distingués du laboratoire d'histologie du Collège de France qui s'en chargea.

Mettant à profit les derniers perfectionnements apportés à la technique bactériologique, procédant avec une méthode parfaite, et dès le début donnant à ces recherches toute l'ampleur qu'elles comportaient, Vignal se livra à une étude des plus approfondies.

Le résultat de ses recherches dépassa son attente. Le nombre des micro-organismes vivants dans la cavité buccale se trouva considérablement augmenté.

Outre ceux déjà connus, Vignal en signala onze nouveaux, que pour ne rien préjuger sur leur nature, il désigna par les lettres de l'alphabet. Je donne ici seulement leurs principaux caractères :

a) Coccus dont le diamètre oscille entre 0 μ 5 et 0 μ 7.

b) Bacille rectiligne, à extrémités carrées, disposé parfois en chaînette. Sa longueur oscille entre 1 μ 5 et 6 μ 5.

c) Bacille court et trapu, à extrémités carrées, dont la longueur ne dépasse pas 1 μ 4.

d) Bacille également court et trapu comme le précédent, mais plus long ; il a de 0 μ 65 à 2 μ et les extrémités sont légèrement arrondies.

e) Bâtonnet rectiligne, à extrémités arrondies, dont la longueur varie de 1 à 3 μ. Il se différencie des précédents surtout par son mode d'action sur les diverses cultures.

f) Bacille de 0 μ à 2 μ 4 de long, et se mettant rapidement en chaînettes.

g) Petit bâtonnet, rectiligne, extrêmement court, dont le diamètre varie suivant le milieu de culture, entre 0 μ 5 et 1 μ 5.

h) Bâtonnet arrondi à ses extrémités, étranglé

en son milieu, dont les dimensions varient de 0 μ 7 à 2 μ.

i) Bâtonnet, à extrémités carrées, courbé en arc, de la longueur de 0 μ 7 à 1 μ 7.

j) Bâtonnet, coupé carrément à ses extrémités, formé souvent de deux articles. La longueur de chacun d'eux varie de 1 μ à 3 μ.

k) Coccus, souvent groupé par deux et même par quatre ; son diamètre varie de 0 μ 75 à 1 μ.

Quant aux six déjà connus, ce sont : le staphylococcus pyogène aureus, le staphylococcus pyogène albus, le leptothrix buccalis, le bacterium termo, le bacillus subtilis et le vibrio rugula.

Tels furent les microbes vus par Vignal.

Ses recherches eurent un résultat considérable. D'abord, en effet, elles confirmaient celles qui les avaient précédées au moins dans leur ensemble ; et, de plus, vu le nombre de ces micro-organismes, vu la constation de quelques-uns dont les propriétés pathogènes étaient déjà connues, il parut désormais indéniable, comme l'avait timidement exprimé Rappin, que ces microbes devaient jouer un rôle quelconque, soit au point de vue de la physiologie, soit surtout à celui de la pathologie.

Cette conclusion qui s'imposait après le travail de Vignal, ne tarda pas, du reste, à porter ses fruits. D'une part, Vignal lui-même, dès l'année suivante, étudiait le rôle de ces micro-organismes au point de vue de la digestion ; et, d'autre part, une nouvelle année après, Biondi, obéissant probablement à la même pensée, s'occcupait des microbes de la salive.

Cet auteur y découvrait les suivants :

Le *bacillus salivarius septicus* ; le *coccus salivarius septicus* ; le *micrococus tetrayenus* ; le *streptococcus septo-pyœmicus*, et le *staphylococcus salivarius pyogène*.

Enfin, deux ans après (1889), Galippe et Vignal s'associant cette fois, reprenaient l'étude des microbes de la carie dentaire, et trouvaient dans la substance des dents cariées six micro-organismes nouveaux.

On le voit donc, le monde des microbes de la bouche allait s'enrichissant de plus en plus. Chaque nouvelle recherche en augmentait le nombre. Or, si l'on peut supposer que certains de ces micro-organismes doivent faire double emploi, et que des études ultérieures établiront l'identité entre quelques-uns d'entre eux, on peut également admettre que tous n'ont pas encore été vus.

Ce fait reste donc désormais acquis, de la manière la plus sûre, que de nombreuses espèces microbiennes vivent dans la cavité buccale, et que chacune d'elle y est représentée par une quantité innombrable d'individus.

Or, ce ne sont là que les microbes propres à la cavité buccale, ou du moins ceux auxquels la pathologie n'a pas encore donné un rôle spécial. Mais, en outre, pendant que ces recherches se poursuivaient, d'autres, non moins intéressantes, venaient successivement faire constater dans cette même cavité de nombreux microbes dont les propriétés pathogènes étaient déjà connues.

J'ai déjà dit, que dès 1881, Pasteur (1) avait découvert le micrococcus qui, plus tard, devait devenir le pneumocoque.

En 1886, Vignal y voit le staphylicoccus albus.

En 1886, Fraënkel trouvait le staphilococcus aureus dans une bouche saine.

En 1887, Biondi reconnaissait dans la bouche le streptococcus pyogène.

En 1887, Netter décrouvrait le microbe de Friedlander dans la salive normale.

Enfin, à ces microbes pathogènes, s'ajoutent tout naturellement ceux du muguet, de la diphtcrie, de la langue noire et d'une manière tout aussi forcée, celui de la tuberculose.

Nous le voyons donc, le nombre des micro-organismes pouvant se trouver d'une manière constante ou accidentelle dans la cavité buccale est considérable. Or, si l'on cherche à les grouper, au point de vue qui nous occupe, il me semble qu'au moins, d'une manière provisoire, on peut les diviser ainsi qu'il suit :

1° *Ceux dont les propriétés pathogènes sont*

(1) *Bulletin de l'Acad. de méd.* pp. 76, 94, 379, 718.

déjà connues, et qui exercent leur action plus spécialement dans cette cavité elle-même.

Ce sont : 1° les micro-organismes du *muguet,* celui de la *diphtérie,* celui de la *langue noire,* auxquels il faudrait ajouter ceux de la *carie dentaire ;*

2° *Ceux dont les propriétés pathogènes sont également connues ; mais qui exercent leur action indifféremment dans la cavité buccale et sur d'autres points de l'organisme.*

Nous trouvons ici, tout particulièrement, le *streptococcus,* pouvant donner lieu à l'érysipèle, et les microbes pyogènes par excellence : les deux *staphylococcus, aureus* et *albus ;*

3° *Un troisième groupe dont les propriétés pathogènes sont également connues ; mais qui exercent leur action surtout sur d'autres points de l'organisme.* Ce sont : le *microbe de Pasteur,* celui de *Friedlander,* celui de la *tuberculose* et de la *grippe ;*

4° *Enfin, les plus nombreux, dont les propriétés pathogènes ne sont encore ni déterminées, ni même établies.*

Ce sont plus particulièrement ceux de Vignal, de Rasmussen et de Galippe.

Tel est le résumé succinct de nos connaissances actuelles sur les microbes de la bouche ; voyons maintenant, d'une manière rapide et en suivant cette classification, les applications qu'en a déjà faites la pathologie, et celles qu'elle peut en faire.

Il n'y a que peu de considérations à présenter sur les microbes du *premier groupe.*

Il est incontestable, néanmoins, que l'existence des autres doit exercer une certaine influence sur eux, soit pour favoriser leur développement ou le gêner, soit pour exagérer leur virulence ou l'atténuer. Ce que nous savons sur la vie des microbes ne peut laisser aucun doute à cet égard. Mais les recherches faites dans ce sens sont encore bien peu nombreuses.

Toutefois, celles de Vignal et de Galippe ont établi que certains d'entre eux modifient leur milieu de culture en l'acidifiant ; et il me paraît évident que cette action ne peut qu'être favorable au développement du muguet et de la carie dentaire.

Le *troisième groupe* a donné lieu, je l'ai dit, à une des conceptions les plus ingénieuses et des plus fécondes de la pathologie microbienne. C'est celle du *microbisme latent,* si bien désigné par Verneuil. Or, de nombreux faits concernant ce groupe ne laissent aujourd'hui aucun doute sur son importance.

Il est bien démontré, en effet, que dans la cavité buccale de certaines personnes saines ou malades peuvent exister d'une manière constante ou accidentelle des microbes pathogènes, sans provoquer aucun trouble révélant leur présence. Ces microbes peuvent vivre dans cette cavité, y séjourner longtemps, tout en restant inoffensifs. Mais, que sous des influences dont la plupart nous restent inconnues, les conditions de milieu changent ; et l'on verra ces mêmes microbes, quittant cette cavité, se répandre dans certains autres organes, et y produire leurs lésions caractéristiques. De ce nombre sont surtout les microbes de Pasteur, de Friedlaender, et celui de la grippe ; et probablement aussi celui de la tuberculose.

Les mêmes faits ont peut-être lieu à propos des microbes du *quatrième groupe* et surtout à propos de ceux du *deuxième* que j'ai réservés les derniers, parce que c'est surtout sur eux que je veux plus particulièrement insister.

Il nous a été démontré, en effet, que les microbes les plus fréquents de la suppuration se rencontrent souvent même dans des cavités buccales saines, et que comme ceux du troisième groupe, ils peuvent y vivre longtemps sans manifester leur présence. Or, après l'explication qui vient d'être donnée pour ceux du troisième groupe, il était tout naturel qu'on en fît l'application à ceux du deuxième.

C'est à Galippe que revient l'honneur d'avoir fait cette application , et, depuis, de l'avoir le plus ardemment défendue.

Partant de ces faits bien établis que la bouche contient de nombreux microbes, y compris ceux de la suppuration ; que ces microbes peuvent y séjourner pendant un certain temps sans manifester leur présence ; qu'enfin, les phénomènes d'inflammation et de suppuration ne se développent presque exclusivement que sous une influence microbienne, notre distingué confrère en est arrivé à cette conception que toute inflammation de cette muqueuse est microbienne ou pour employer son expression, *septique*.

Toutes les autres influences, quelles qu'elles soient, ne font qu'agir sur ces microbes ou sur l'organisme, soit pour augmenter l'énergie du premier ou pour diminuer la résistance du second. *Mais sans microbe dans la cavité buccale, pas d'inflammation de sa muqueuse.*

Cette opinion, qui tout d'abord parut un peu osée, me semble aujourd'hui indiscutable. Je m'y rallie, dans tous les cas, d'une manière absolue. Mais quels sont les microbes qui entrent en scène dans tel ou tel cas ? Ceux que j'ai compris dans le 4ᵉ groupe sont-ils pathogènes ou non ? Nous l'ignorons. Mais, je le répète, *désormais l'intervention d'un agent microbien quelconque dans l'étiologie de toute stomatite me paraît indéniable.*

Pour Galippe, je l'ai dit, cette loi ne connaît pas d'exception ; si bien que, malgré un fort courant qui s'éleva contre lui, il y fit entrer même la *stomatite mercurielle*.

Nous verrons bientôt ce que l'on doit penser de cette dernière affection. Mais, si une opinion contraire existe encore à son propos, tout au moins pour toutes les autres, après les travaux de Galippe, l'accord semble unanime ; et les deux travaux les plus importants parus depuis, ceux de David et de Thomas, l'un sur la pathologie et l'autre sur l'hygiène, se sont entièrement inspirés de cette pensée.

Ainsi donc, après ces diverses recherches d'ordres différents, les idées générales inspirant la pathologie de la bouche étaient les suivantes :

1° Qu'il existe dans cette cavité un grand nombre de microbes ;

2° Qu'un certain nombre de ces microbes, qui restent inoffensifs pendant longtemps, peuvent, sous certaines influences diverses, devenir pathogènes ;

3° Que cette action pathogène peut s'expliquer, soit par l'augmentation de virulence de ces microbes, soit par la diminution de résistance de l'organisme ;

4° Mais que, quelle que soit cette influence, aucune inflammation de la bouche ne peut se montrer sans l'intervention des microbes.

Ces données, on le voit, étaient assez nettes ; et elles étaient déjà suffisantes, comme l'ont compris depuis la plupart des auteurs, pour inspirer l'hygiène et le traitement. Elles se sont d'ailleurs affirmées dans ces derniers temps d'une façon bien plus précise dans diverses circonstances. C'est ainsi qu'à l'Académie de médecine le rôle des microbes de la bouche et l'importance de l'antisepsie buccale ont été mis en lumière par MM. Vallin, Magitot et Laborde (1).

On pouvait, sans doute, comprendre comment les modifications de milieu augmentaient ou diminuaient la virulence des microbes. Mais encore, comment pouvait se révéler cette exagération de la virulence ? Contre quel élément anatomique de l'organisme s'exerçait-elle ? Quel était le résultat de cette action ? Toutes ces questions restaient, il faut l'avouer, sans réponse.

D'autre part, ce que l'on désignait sous le nom de *résistance de l'organisme* paraissait bien peu précis. Comment s'exerçait cette résistance ? où s'exerçait-elle ? Résidait-elle dans l'épithélium ? dans les couches sous-jacentes ? dans l'intérieur même de nos organes ? Enfin, sous quelles influences, et comment s'opérait cette diminution ?

L'idée de la phagocytose, il est vrai, s'imposant de plus en plus au monde scientifique, était venue jeter un certain jour sur cette résistance de l'organisme. Cette résistance avait ainsi pris un corps ; elle était représentée par certains éléments histologiques bien connus ; et, dès lors, on pouvait

(1) *Bulletin de l'Acad. de médecine,* 1892, pp. 151, 169, 171.

bien supposer que la vie de ces éléments s'accomplissait avec plus ou moins d'énergie, et que par conséquent, ils devenaient en réalité plus ou moins résistants.

C'était déjà incontestablement un grand pas de fait. On connaissait ainsi, sinon tous les adversaires des microbes, mais au moins quelques-uns.

Après ce grand progrès, nos connaissances se multipliant tous les jours, on avait pu augmenter la virulence des microbes ou l'atténuer jusqu'à les rendre inoffensifs. Mais quelles étaient les influences réelles qui augmentaient ou diminuaient l'énergie de leurs adversaires, des phagocytes? Nos connaissances à cet égard, il y a deux ans, je le répète, étaient encore bien restreintes.

Ce fut, à cette époque que, dans un but tout autre, je fus amené à étudier l'action des diverses températures sur une catégorie de ces phagocytes, sur ceux qui vivent dans le sang. Or, ces recherches me permirent de constater que selon les diverses températures auxquelles je les soumettais, ces éléments présentaient des énergies bien différentes. Je pus augmenter cette énergie ou la diminuer ; si bien que je leur fis, à mon gré, ou transporter des corps volumineux, ou rester dans l'impuissance de les mouvoir. Le plus ou moins de résistance de ces éléments devenant ainsi saisissable et d'une démonstration facile.

Puis, en étudiant les toxiques, lorsque j'arrivais aux limites de la toxicité, je pus avoir une autre preuve de cette modifiation de la résistance : leurs mouvements devenaient plus lents et leur existence était abrégée. Enfin, cette diminution et cette augmentation de la résistance sont devenues encore plus évidentes et dans des conditions en tout semblables à celles que nous offre la pathologie de la bouche, quand j'ai mis nos propres leucocytes en présence des microbes pathogènes, et notamment des deux, qui jouent certainement le rôle le plus important dans les stomatites, le streptocoque et le staphylocoque pyogènes. Dans ces expériences, je me suis plu bien souvent à augmenter ou à diminuer l'énergie de ces leucocytes, à augmenter ou à diminuer la virulence de ces microbes, si bien que j'ai pu à volonté donner la victoire aux uns ou aux autres de ces adversaires.

Le staphylocoque, qui triomphe de nos leucocytes à une température de 36 à 37°, est absorbé presqu'impunément par lui, quand on élève la température à 40 ou 42°. Au contraire, dès que nous dépassons 43°, de nouveau nos leucocytes sont rapidement tués.

Ce même staphylocoque, tout d'abord mortel pour nos leucocytes, perd de sa virulence et devient sans danger pour eux après quelques générations dans notre sérum.

Enfin, certains médicaments, tels que l'iodoforme, qui exaltent l'énergie de nos leucocy-

tes, atténuent assez la virulence du staphylocoque pour qu'il soit absorbé sans danger.

Dès lors, on le voit, non seulement on savait
quel était le principal élément résistant aux microbes, non seulement on constatait les différences
de sa résistance ; mais, en plus, on savait quelles
en étaient les causes, et on pouvait en faire l'application à la clinique.

Cependant, on doit l'avouer, ce n'étaient là
que des faits généraux ; et, si l'on pouvait, en saine
logique, en faire l'application aux maladies de la
bouche, ce n'était encore qu'une application. Or,
tout récemment, en continuant mes recherches sur
la suppuration et sur son principal agent, le sta-
phylococus, j'ai observé des faits qui, mieux que
tous ceux qui précèdent, je crois, sont de nature
à élucider le point que nous étudions.

J'ai dit que si la plupart des auteurs s'accor-
daient avec Galippe pour admettre la nature microbienne des stomatites en général, d'autres,
et peut-être encore les plus nombreux, se refu-
saient à considérer la *stomatite mercurielle* comme
étant de même nature.

J'avoue que les arguments invoqués pour ou
contre me paraissent des plus sérieux.

Galippe, pour défendre l'origine microbienne,
admet la constance, et par conséquent la nécessité d'une lésion quelconque pour voir survenir
la stomatite mercurielle. Pour lui, *sans lésion de*

la muqueuse, pas de stomatite mercurielle. Or, cette nécessité d'une lesion conduit à la nécessité d'un microbe. La stomatite mercurielle n'existe-rait pas si le microbe ne trouvait un point par où il pût franchir l'obstacle que lui offre en temps ordinaire l'intégrité de l'épithélium. Galippe ajoute encore, comme argument, que la stomatite dite mercurielle se produit si peu sous l'influence du mercure, qu'il peut la guérir par des attouche-ments avec un de ses composés, le bichlorure.

A ces arguments, les partisans de l'origine mercurielle répondent :

Prenez dix sujets atteints de diverses lésions de la bouche, donnez des préparations mercurielles à un seul de ces dix sujets, augmentez suffi-samment la dose, et vous verrez sûrement ce sujet être atteint de salivation, et les neuf autres en rester exempts.

Ou bien encore : choisissez un sujet ayant des ulcérations des gencives depuis plusieurs an-nées, sans que la moindre salivation ait apparu, donnez-lui des préparations mercurielles, et vous verrez la salivation se montrer aussitôt.

C'est là, en effet, ce que la pratique montre tous les jours ; et comment ne pas en conclure que ces stomatites reconnaissent pour cause l'ad-ministration du mercure ?

Les expériences suivantes vont, je l'espère, mettre les adversaires d'accord en leur donnant raison à tous les deux.

J'expérimente le bichlorure de mercure sur nos leucocytes, et je constate que ces éléments commencent à être influencés par cet agent dès la dose de 1/80,000. A la dose de 1/40,000, nos leucocytes continuent à vivre, mais leur activité est sensiblement diminuée, leur existence est même un peu écourtée.

Or, ces doses de 1/40,000, 1/80,000 correspondent à 0 gr. 025 et 0 gr. 0125 de bichlorure par litre.

J'étudie ensuite l'action du staphylococcus albus ; et je constate que pour l'atténuer assez pour que nos leucocytes puissent en triompher, il faut arriver aux doses de 1/10,000 et peut-être 1/5,000.

Appliquons maintenant ces données à l'étiologie de la stomatite mercurielle.

Je suppose d'abord le cas le plus favorable à Galippe, et réellement le plus fréquent. Il s'agit d'un sujet présentant une gingivite ulcéreuse depuis longtemps. Sur ces points d'ulcération vivent incontestablement de nombreux staphylocoques. Mais lorsqu'ils veulent franchir cette brèche, ils rencontrent des leucocytes qui, ayant une activité normale, les absorbent. Beaucoup de ces leucocytes, il est vrai, succombent victimes de leur dévouement ; et nous en trouvons la preuve dans leurs cadavres, constituant le liseré purulent de la gingivite. Mais, grâce à eux, les staphylocoques ne peuvent aller plus loin.

Donnons maintenant du mercure à ce sujet. Dès que la quantité sera un peu élevée, bien avant qu'elle agisse sur le staphylococcus, l'influence de cet agent se fera sentir sur les leucocytes, et leur énergie diminuera. Admettons, en outre, que l'élimination par les reins se fasse mal; et nous arriverons rapidement à des doses dont l'action sera des plus marquées. Cette action est déjà sensible à notre œil, je viens de le dire, à 0 gr. 0125 de bichlorure de mercure par litre de sang. Or c'est là à peu près ce que contient une cuillerée de liqueur de Van-Swieten, 0 g. 015. Les chances de triomphe des leucocytes vont donc diminuer. Tandis, en effet, que l'énergie de ces éléments est affaiblie, celle des staphylocoques ne l'est nullement. Les plus grandes quantités de mercure trouvées par litre de salive ne dépassent pas 0 gr'. 005. Or, à cette dose, nous le savons, le staphylococcus n'est pas atténué; il faut arriver au moins à 0 gr. 10, ou même 0 gr. 20 par litre, c'est-à-dire à des doses 20 fois, et 40 fois plus fortes.

Ainsi s'explique donc tout naturellement, par une application de ce que je disais sur la diminution de résistance de nos leucocytes, le triomphe des staphylocoques.

Dès lors, en effet, les leucocytes étant moins actifs, moins résistants, la brèche sera franchie; et le staphylocoque pénètrera dans les tissus.

Or, j'ai supposé d'abord qu'il y avait une ulcération ; mais peut-être celle-ci n'est-elle même pas nécessaire. Ne peut-on admettre, en effet, que ce bichlorure de mercure qui diminue ainsi l'activité de nos leucocytes et abrège leur existence, exerce la même action sur d'autres éléments, et particulièrement sur l'épithélium buccal ? Ne peut-on supposer que c'est sous cette influence que se produit une véritable desquamation ; et que, dès lors, ce n'est pas seulement par ces ulcérations que les staphylocoques peuvent pénétrer, mais aussi par toute l'étendue des points desquamés ?

Ce n'est là qu'une hypothèse ; mais qui trouve une première confirmation dans l'anatomie pathologique, qui nous montre que dans toute inflammation de cette muqueuse, les leucocytes en grand nombre infiltrent les couches profondes de l'épithélium.

Du reste, quoi qu'il en soit de cette hypothèse, la phathogénie de la stomatite mercurielle n'en serait pas moins claire ; et, comme je le disais, cette explication donne raison aux deux camps :

1º Comme le veut Galippe, la stomatite mercurielle est bien une *affection microbienne*, puisqu'elle n'existerait pas sans les microbes ;

2º Et, comme le veulent ses adversaires, elle est bien *mercurielle*, puisque sans l'action du mercure sur nos leucocytes, les microbes resteraient impuissants à la produire.

Le dernier argument de Galippe, celui de la

curabilité de cette affection par le mercure est lui-même tout à fait expliqué.

Nous savons, en effet, que les attouchements avec cet agent se font aux doses de 2/1000 au moins. Or, on l'a vu, à ces doses les staphylocoques sont peut-être tués, et tout au moins fortement atténués.

Je me suis un peu longuement étendu sur ces faits, non seulement parce qu'il me paraissait intéressant d'élucider l'étiologie de la stomatite mercurielle; mais encore parce que, mieux que tout autre, ils font comprendre ce que nous devons entendre par résistance de l'organisme, et enfin parce qu'ils rendent aussi claire que possible la pathogénie de la plupart des affections que j'avais à étudier.

Ainsi donc, en nous inspirant de ces faits et considérations, les principes généraux que l'on peut aujourd'hui placer en tête des maladies de la bouche peuvent être résumés ainsi :

1. Il existe dans la cavité buccale un grand nombre de micro-organismes.

2. Parmi ces micro-organismes, les uns ont des propriétés pathogènes bien établies, et les propriétés des autres sont encore inconnues.

3. Parmi les microbes pathogènes, les uns n'exercent leur action qu'en dehors de la cavité

buccale, et les autres dans cette cavité elle-même.

4. L'innocuité du séjour de ces microbes dans cette cavité est expliquée en partie par l'intégrité du revêtement épithélial; et, pour le cas où ce revêtement manque sur certains points, par la résistance que leur offrent les leucocytes.

5. Au contraire, le danger de ces microbes peut venir soit de l'exagération de leur virulence sous l'influence des modifications de milieu, soit aussi de l'affaiblissement des leucocytes.

6. L'influence de l'exagération de la virulence par modification du milieu est assez démontrée par le passage de la salive de l'état alcalin à l'état acide, favorisant le développement du muguet et de la carie dentaire.

7. L'influence de l'affaiblissement des leuco-cytes est démontrée par l'action des températures au-dessus de 44°, ou au-dessous de 25°, par celle de certains toxiques, et notamment par celle du bichlorure de mercure.

8. Les stomatites auxquelles l'on a donné le nom de *simples,* qu'elles soient érythémateuses, ulcéreuses ou gangréneuses, ou bien encore aiguës ou chroniques, sont de nature microbienne ; et tout porte à croire que les microbes pyogènes jouent un rôle important dans leur étiologie.

9. Il en est de même des gingivites et aussi de toutes ces autres affections palatites, staphylites, glossites, quelles que soient leurs formes.

10. Pour toutes ces affections, dites simples, la

plupart des causes invoquées me paraissent agir en diminuant l'énergie des leucocytes. De ce nombre sont la chaleur mettant les leucocytes à des températures dépassant 43°, le froid les mettant à des températures au-dessous de 25°, les corps irritants, certains toxiques, et, enfin, certaines affections générales diminuant forcément la résistance des mêmes éléments.

11. La *stomatite aphtheuse* me paraît se développer sous l'influence d'un agent microbien spécial.

12. Il en est de même de la *stomatite ulcéro-membraneuse* ; mais, en outre, dans celle-ci, il est très probable que les agents de la suppuration interviennent comme complication.

13. Il en est également ainsi du *noma*. Son évolution est si spéciale, qu'elle ne peut être expliquée que par un microbe spécial, ou une combinaison de plusieurs de ces agents, mais alors se faisant toujours dans des conditions identiques.

14. J'ai déjà dit comment je comprenais la *stomatite mercurielle*. Elle est de nature microbienne ; mais elle ne peut apparaître qu'après la diminution de la résistance des leucocytes sous l'influence du mercure.

15. Il est probable que les autres stomatites que j'ai appelées *toxiques*, plombiques, arsenicales, et autres, se développent par le même mécanisme.

16. Quant au *muguet*, sa nature parasitaire

est connue depuis longtemps ; et je n'ai rien à ajouter aux faits connus.

17. Nous devons donc conclure que *toutes les affections précédentes sont microbiennes,* ou que tout au moins, dans l'évolution de toutes, les microbes jouent un rôle plus ou moins important.

18. Il en est de même de la plupart des *complications* et entre autres des *engorgements gan-glionnaires* qui accompagnent beaucoup d'entre elles.

19. Cela étant, le traitement soit préventif, soit curatif, en découle tout naturellement.

20. Le *traitement préventif* doit comprendre tous les moyens pouvant supprimer ou atténuer les microbes de la bouche. La propreté de cette cavité faite méthodiquement et souvent remplit la première de ces indications, et les antiseptiques la seconde.

21. Comme *moyen curatif,* c'est également à ces deux moyens qu'on doit s'adresser ; mais, outre qu'il faut employer les antiseptiques les plus puissants pour chaque microbe, il est également nécessaire de soutenir l'énergie des leucocytes.

Telle est la doctrine des affections buccales, relevant de la pathologie interne. Comme on le voit, les principes qui la résument sont bien rapidement exposés.

Mais, si ces indications suffisent au point de vue de la pathologie générale, si elles offrent même l'avantage de permettre d'embrasser ces affections dans un rapide coup d'œil d'ensemble, j'ai pensé que les jeunes praticiens seraient bien faiblement armés, si on ne mettait à leur disposition que ces données.

A côté des exposés théoriques, des grandes lois qui nous séduisent par leur généralité, nous ne saurions l'oublier, il y a la pratique avec ses impérieuses nécessités. A côté de la doctrine, il fallait la clinique.

D'autre part, si tout nous fait supposer que ces vues seront confirmées bientôt, on ne doit pas moins avoir présent à l'esprit qu'à côté de faits bien établis, se sont glissées bien des hypothèses ; et que si ces hypothèses, grâce à leur grande probabilité, peuvent suffire pour inspirer les recherches, il est bon que dans la pratique nous nous en tenions encore aux règles fixées par la clinique qui, par dessus toute théorie, doit toujours continuer à juger en dernier ressort.

Ce sont ces considérations qui, dans l'exposé de ces maladies, m'ont fait donner la préférence à la forme clinique que j'ai adoptée. Ce sont elles qui m'ont fait penser que ces leçons peuvent encore être utiles, quoique elles aient été faites depuis plusieurs années, et avant même que quelques-uns des faits que je viens d'exposer furent trouvés.

C'est que, en effet, d'abord ici comme dans beaucoup d'autres points de la pathologie, la pratique avait devancé la théorie. Pour toutes ces affections, l'utilité des antiseptiques n'était-elle pas déjà connue ? N'en était-il pas de même de la propreté, etc. ? Seule l'interprétation nous manquait.

Ensuite, il m'a paru que même pour utiliser les découvertes nouvelles, il y avait une sérieuse utilité à grouper tous les matériaux que depuis des siècles la clinique avaient amassés. Or, leur mise en ordre et surtout leur interprétation ne pouvait se faire que par leur exposé complet.

Puis, j'ai cru aussi qu'il n'y aurait pas une moindre utilité à guider le jeune praticien dans la recherche du diagnostic ; et je ne crois pas que la pratique puisse déjà se contenter de celui qui nous viendrait de la bactériologie. Pour longtemps, sur ce point comme pour d'autres, la clinique sera encore notre meilleur guide.

Enfin, si dans une vue d'ensemble on peut se contenter de dire qu'une affection étant microbienne, il faut s'adresser aux antiseptiques ; je ne pense pas que ce conseil puisse suffire aux jeunes praticiens. Pour ceux-ci, on ne saurait descendre dans trop de détails ; et si je remonte à cette époque où je devais tout puiser dans mes livres, je trouverai que les détails ne m'ont jamais paru trop longs, mais, au contraire, souvent trop courts. C'est pourquoi, dans maintes circonstances, je n'ai pas craint de multiplier les indications. Je dois, en outre, l'ajouter en terminant, les détails concernant non seulement le traitement, mais aussi l'anatomie, je les ai donnés d'autant plus complets, que les maladies de la bouche sont encore souvent traitées par un personnel qui manque parfois de l'instruction qu'a tout médecin. Beaucoup de ces affections, en effet, ne sont vues que par les dentistes. Or, il m'a semblé utile, en écrivant un traité des maladies de la bouche, d'écrire pour ce personnel en même temps que pour le corps médical; et voilà pourquoi l'on trouvera certaines parties qui seraient sûrement de trop, si je n'avais pensé qu'à ce dernier.

Tel est le traité que j'offre aujourd'hui au public médical, et les pensées qui l'ont inspiré.

En l'écrivant, j'ai voulu, tout en faisant profiter cette partie de la pathologie des progrès accomplis pendant ces dernières années, donner un ouvrage surtout clinique et utile en même temps aux dentistes et aux médecins. L'accueil que lui feront les deux personnels auxquels je le destine, me dira si, en agissant ainsi, j'ai bien su comprendre leurs besoins.

Ce sont là les idées générales auxquelles m'ont
conduit les travaux les plus récents. Mais je dois,
dès maintenant, en prévenir le lecteur ; sur quelques points les opinions émises dans ces leçons
ne sont pas tout à fait en accord avec celles que
je viens d'exposer (1).

(1) *Page 3.* — Il est dit dans une note : « Des doutes
existant encore sur la nature microbienne de l'érysipèle,
de la diphtérie et de la syphilis... » Ces doutes, on le
sait, ont disparu aujourd'hui.

Pages 6 et 7. — Ces explications sur la terminologie
étaient justifiées par le personnel auquel je m'adressais ;
et qui comprenait beaucoup d'étudiants commençant
l'étude de la pathologie. (2ᵐᵉ semestre de la 2ᵐᵉ année).

Page 16. — « On ne trouve dans leur étiologie (celles
des stomatites dites simples) ni influence microbienne...»
J'ai expliqué dans l'Introduction comment il faut comprendre maintenant l'intervention de cette influence.

Page 53. — Dans l'étiologie de la stomatite ulcéreuse,
l'influence microbienne n'est pas· mentionnée. Il n'est
pas douteux aujourd'hui qu'elle n'y joue un rôle important.

C'est qu'en effet, au moment où ces leçons ont été faites, certaines idées relevant de la théorie microbienne ou bien n'étaient pas encore bien établies, ou même n'avaient pas encore été publiées.

Toutefois, je dois le dire, ces points sont peu nombreux, sans importance pratique, et ne se trouvent que dans les premières leçons. Pour les autres, en effet, leur impression n'a eu lieu que plus tard, et tout en respectant le texte, j'ai pu ajouter quelques notes qui ont suffi pour les mettre à jour.

Pages 69 et suivantes.—C'est à propos de la stomatite gangréneuse que j'ai donné la description des divers micro-organismes vivant dans la cavité buccale. Cette énumération est forcément incomplète ; et, en outre, je ne fais jouer à ces micro-organismes qu'un rôle peu important. C'est qu'en effet, d'une part les travaux les plus concluants à leur égard n'étaient pas encore publiés ; et que d'autre part le rôle des microbes pathogènes vivants dans la bouche n'était pas encore connu.

Ce que j'en ai dit dans l'Introduction doit suffire pour compléter l'étude de ces micro-organismes, aussi bien au point de vue de leur énumération que de leur influence.

Pages 143 et 216. — C'est pour la même raison que je n'ai pas fait mention des microbes pyogènes à propos des abcès de la langue, de la palatite phlegmoneuse et des autres suppurations.

Aussi quoique j'ai à regretter ces imperfections, qui, du reste, sont difficiles à éviter dans un travail de longue haleine, il m'a semblé, surtout ayant pu exposer les doctrines récentes dans l'*Introduction*, que ces leçons, qui ont surtout un but pratique, avaient conservé toute leur utilité ; et c'est ce qui m'a décidé à les publier.

LEÇONS

SUR LES

MALADIES DE LA BOUCHE

(Pathologie interne)

PREMIÈRE LEÇON

(19 Mars 1888).

SOMMAIRE. — Définition des stomatites. — Division. — Terminologie. — Physiologie et Anatomie de la bouche. — Histologie de la muqueuse buccale. — Résumé.

MESSIEURS,

Définition et division. — Les maladies de la bouche, que l'usage a classées dans le cadre de la pathologie interne, participant toujours plus ou moins du processus inflammatoire, ont toutes reçu le nom commun de *stomatites*, (de στόμα bouche). Faire l'étude des stomatites, c'est donc faire celle de toutes les maladies internes de cette cavité.

Mais, si toutes ces maladies méritent également le nom de stomatites, il faut reconnaître que beaucoup d'entre elles diffèrent par de nombreux autres caractères, tels que leur étiologie, leurs lésions anatomiques, etc., et que leur étude didactique, aussi bien que la pratique, exige qu'on en donne des descriptions séparées.

D'autre part, un certain nombre d'entre elles ayant des points communs qui permettent de leur appliquer les mêmes considérations, j'ai cru utile, à l'exemple de la plupart des auteurs, de rapprocher leur étude, et de les réunir dans une série de groupes distincts; puis, ces groupes une fois constitués, je les ai eux-mêmes disposés dans un certain ordre, d'après d'autres caractères plus généraux; et c'est ainsi que, partant des entités morbides isolées, et passant par les groupes, j'en suis arrivé à une classification qui les comprend toutes disposées d'une manière méthodique, et que je crois avantageuse pour leur étude; c'est cette classification que je me propose de suivre.

Ce mode de groupement n'est-il passible d'aucune objection ? Je suis loin de le croire. Mais il m'a paru impossible de les éviter toutes. Ce que j'ai cherché en l'adoptant, c'est seulement qu'il présentât moins d'imperfections que les autres, préférant cette division, même imparfaite, à l'étude des diverses stomatites faite sans ordre et sans lien, sans que rien rappelât ce que chacune d'elles pouvait avoir de commun avec les autres.

Toutes ces maladies ont été d'abord réparties en deux groupes : le premier comprenant toutes les formes que j'ai appelées SIMPLES, dans le sens que l'on donne généralement à ce mot en pathologie, et le second, celles qui, étant dues à une cause spéciale, toujours identique à elle-même, m'ont paru pouvoir justifier le nom de SPÉCIALES.

Les premières ont été ensuite subdivisées à leur tour en TOTALES, c'est-à-dire occupant ou pouvant occuper la *totalité* (1) de la muqueuse buccale, et comprenant

______

(1) J'ai dû adopter le mot *totales* de préférence à *générales*, cette dernière expression étant employée plus loin dans un autre sens.

les *stomatites érythémateuses aiguës* et *chroniques*, les *stomatites ulcéreuses* et les *stomatites gangréneuses*; et en PARTIELLES, c'est-à-dire se localisant sur un point exclusif de la muqueuse buccale, et parmi lesquelles je décrirai la *gingivite*, la *glossite*, la *palatite*, l'*uvulite* et la *stomatite scléreuse*. Voilà pour le premier groupe.

Le second est composé, je l'ai dit, par les inflammations se développant sous l'influence d'une cause toujours identique à elle-même. Mais ce groupe comprenant des affections de nature très diverse, j'ai dû établir de nouveau des subdivisions, et, sans que je les croie plus inattaquables que la division elle-même, voici celles auxquelles je me suis arrêté. Ces subdivisions sont au nombre de quatre. La PREMIÈRE comprend les stomatites dont la sphère d'action ne dépasse que rarement les limites de la cavité buccale. Ce sont la *stomatite vesiculo-ulcéreuse* ou *aphthe*, *la stomatite ulcéro-membraneuse* et *la stomatite gangréneuse* ou *noma*. Celles de la SECONDE subdivision présentent ce caractère commun, de naître sous l'influence d'une cause toxique ou médicamenteuse, ce sont : *la stomatite mercurielle, phosphorique, iodique, plombique et arsénicale.* Dans la TROISIÈME sont toutes les stomatites se montrant sous l'influence d'une cause générale, telles que les *stomatites érysipélateuse, diphthérique* (1)*, scrofuleuse, syphilitique et tuberculeuse.*

Enfin la QUATRIÈME ne comprend qu'une stomatite, mais nettement distincte des autres par sa nature franchement parasitaire : la *stomatite crémeuse* ou *muguet.*

---

(1) Des doutes existant encore sur la nature microbienne de l'éryspèle, de la diphthérie et de la syphilis, je n'ai pas cru devoir les alpcer dans le groupe suivant.

STOMATITES SIMPLES

1º Occupant toute la muqueuse ou TOTALES :

Stomatite........ *érythémateuse* { *aiguë* / *chronique*

— .... *ulcéreuse*
— .... *gangréneuse*

2º N'occupant qu'une partie de la muqueuse ou PARTIELLES :

Inflammation des gencives............. *Gingivite*
— à la langue............ *Glossite.*
— du voile du palais....... *Palatite*
— de la luette............. *Uvulite*
— chronique............. *Scléreuse*

STOMATITES DÉPENDANT D'UNE CAUSE SPÉCIALE

1º Restant locales :

Stomatite........ *Vésiculo ulcéreuse ou aphthes*
— .... *Ulcéro-membraneuse.*
— .... *Gangréneuse ou noma.*

2º De nature toxique :

Stomatite............ .... *Mercurielle.*
— .... *Phosphorique*
— .... *Iodique.*
— .... *Plombique.*
— .... *Arsénicale.*

3º De cause générale :

Stomatite.................... *Erysipélateuse.*
— .... *Scorbutique.*
— .... *Tuberculeuse.*
— .... *Scrofuleuse.*
— .... *Syphilitique.*
— .... *Diphthérique.*

4º Parasitaire :

Stomatite................. *Crémeuse ou muguet.*

Sans être complète, cette classification me paraît comprendre toutes les stomatites que vous devez connaître. Vous le voyez, du reste, elles sont déjà assez nombreuses. Mais toutes ne seront pas étudiées ici avec le même développement.

Quelques-unes, en effet, ne différant des autres que par de rares points spéciaux, ce serait s'exposer à trop do redites que de leur consacrer une étude distincte ; d'autres, n'étant qu'une manifestation d'un état général, tel que la syphilis, la scrofule, trouveront mieux leur place dans la description de ces diathèses ; et enfin d'autres, n'atteignant la muqueuse buccale que d'une manière exceptionnelle et toujours avec moins d'intensité que les régions environnantes, ne seront considérées que comme des complications, et comprises tout naturellement dans l'exposé de l'affection, généralement du pharynx, au cours de laquelle elles apparaissent.

Ainsi, en reprenant le tableau ci-dessus, vous pourrez voir qu'en tenant compte de ces éliminations, le nombre des stomatites, dont je m'occuperai, sera sensiblement restreint. Si, en effet, le groupe des stomatites simples doit être étudié d'une manière complète, celui des causes spéciales sera notablement diminué, mes descriptions se bornant à celles des stomatites *vésiculo-ulcéreuses*, *ulcéro-membraneuses*, *gangréneuses*, *mercurielles* et *crémeuses*.

Les stomatites phosphoriques, iodiques, plombiques et arsénicales, ont trop peu de caractères propres pour justifier une étude distincte. La stomatite érysipélateuse n'étant, le plus souvent, qu'une extension de la pharyngite de même nature, sera décrite avec elle ; la stomatite scorbutique, étant surtout localisée aux gencives, sera comprise dans l'étude de cette même affection ; les stomatites tuberculeuses, scrofuleuses et syphilitiques trouveront mieux leur place dans l'histoire de ces diathèses; enfin la stomatite diphthérique n'étant, de même que l'érysipélateuse, qu'une extension de la pharyngite de même nature, fera partie de la même description.

Cependant, pour ne pas les passer entièrement sous silence, et ne pas vous laisser ignorer trop longtemps les points principaux les concernant, je me propose de vous en présenter un résumé succinct en vous parlant des divers diagnostics. C'est ainsi que se trouvera complété ce que j'ai à vous dire sur cette partie de la pathologie.

Terminologie. — Les règles qui ont présidé à la terminologie que j'ai adoptée sont les suivantes : Le premier nom sera toujours donné par la RÉGION. C'est ainsi que toutes les affections occupant la totalité de la muqueuse buccale recevront le nom de *stomatites,* tandis que celles qui sont limitées à une de ses parties, recevront celui de *glossite, gingivite,* etc., selon qu'il s'agit de la langue, de la gencive, etc. Le second nom sera tiré de la nature du PROCESSUS ANATOMIQUE Nous aurons ainsi les désignations : *ulcéreuse, gangréneuse,* etc. Le troisième viendra de la CAUSE, et de là les expressions : *simple, mercurielle, diphthérique, tuberculeuse,* etc. Enfin, un dernier qualificatif, servant à spécifier de plus en plus la maladie dont il s'agit, sera tiré de sa MARCHE, et aux noms précédents sera ajouté un des deux suivants, si usités en pathologie, *aiguë ou chronique.*

Chacune des entités morbides que nous allons étudier, pourra donc, quand le besoin se présentera, recevoir quatre noms qui suffiront, je l'espère, à la distinguer de toutes les autres.

Ai-je besoin de dire qu'assez souvent, il ne sera pas nécessaire de les réunir tous, un d'entre eux commandant à plusieurs autres ? C'est ainsi que, si, pour être complet, nous disons *stomatite — érythémateuse — simple — aiguë,* pour la distinguer de la même affection à l'état *chronique;* il pourrait suffire de dire, *stomatite-érythémateuse-aiguë,* le mot *simple* pouvant être facilement sous-entendu sans erreur ; et qu'il suffira également de dire, stomatite *mercurielle, iodique, aphtheuse,* sans qu'aucune autre désignation soit nécessaire.

Mais il n'en est pas moins utile que ces règles de terminologie vous soient toujours présentes pour en user au besoin, et donner à votre langage l'exactitude qui est indispensable à tout langage scientifique et surtout au langage médical.

Ces divisions et ces règles établies, il ne me resterait donc qu'à commencer l'étude séparée de chacune de ces affections. Mais mon intention, dans le cours que j'inaugure aujourd'hui, étant d'une part de m'appuyer sur la physiologie pour expliquer la symptomatologie, et, d'autre part, de partir de l'anatomie normale pour vous faire apprécier les lésions anatomiques, je crois utile, sinon indispensable, de vous rappeler rapidement l'anatomie et la physiologie de la cavité buccale, en insistant plus particulièrement, bien entendu, sur les points dont la pathologie devra nous révéler l'importance plus tard. C'est cette étude d'anatomie et de physiologie qui terminera cette leçon.

Anatomie et Physiologie. — La bouche ou cavité orale, constitue la première portion des voies digestives. Son rôle est multiple : d'abord, au point de vue des fonctions digestives, c'est elle qui reçoit les aliments, et qui de plus est chargée de la double fonction de la mastication et de l'insalivation ; ensuite, c'est à une partie de sa muqueuse qu'a été dévolu le sens du goût ; et enfin, c'est également à elle que revient un des rôles les plus importants de la physiologie de la voix, l'articulation des sons.

Forme. — Sa forme varie, suivant qu'elle est ouverte ou fermée. Dans le premier cas, elle prend celle d'une pyramide quadrangulaire rappelant assez bien un entonnoir, qui s'accommode autant que possible à la préhension des aliments. Sa direction reste habituellement horizontale, quand il s'agit des solides, mais la préhension des liquides est souvent favorisée de plus par une déflexion de la tête, qui donne à l'axe de la cavité buccale une direction oblique d'avant en arrière et de haut en bas. Des quatre côtés de cette pyramide, le supérieur est constitué par la voûte palatine et le voile du palais, l'inférieur par le plancher de la bouche, et les deux autres par les joues. La base, dirigée en avant, est représentée par l'orifice buccal, et le sommet tronqué est limité par le voile du palais, ses piliers antérieurs, la luette et la base de la langue.

Fermée, la cavité orale a la forme d'un cône très aplati, dont la langue occupe presque tout l'espace. Dans ce cas, sa division en deux parties devient plus marquée ; l'une, l'antérieure, dite *vestibule*, est comprise entre les lèvres et les arcades dentaires, et l'autre, représentée par la *cavité orale proprement dite*, loge la langue (1).

(1) Ce qui a trait à l'anatomie de cet organe sera étudié avec la glossite.

Histologie. — La structure de la muqueuse mérite tout particulièrement votre attention. Il est, en effet, indispensable qu'elle vous soit toujours présente, si vous voulez pouvoir suivre les diverses altérations que lui impriment les maladies qui l'atteignent, et dont nous abordons l'étude. Cette muqueuse est la continuation de la peau des lèvres, continuation qui se fait dans tout le pourtour de l'orifice buccal par des modifications graduées, c'est vrai, mais cependant assez rapides pour donner lieu à une ligne de démarcation bien nette, le *liseré labial*.

Cette peau, devenue muqueuse, en procédant de sa face libre à sa face profonde, se compose :

1º D'*un épithélium pavimenteux stratifié*;
2º D'*un derme ou chorion*;
3º D'*une couche de tissu conjonctif* plus ou moins serré, qui loge les nerfs et les vaisseaux, et qui établit ainsi ses rapports avec les parties sous-jacentes.

Couche épithéliale. — 1º La couche épithéliale elle-même est formée d'abord par des cellules d'autant plus aplaties qu'elles sont plus superficielles. Ces dernières sont soudées entre elles, et assez modifiées pour qu'il soit souvent difficile de retrouver trace du nucléole et quelquefois même du noyau.

Au-dessous viennent plusieurs couches de cellules polyédriques à angles arrondis. Ces cellules, qui jouissent de toute leur activité, laissent facilement voir et leur noyau et leur nucléole. Un examen attentif fait de plus constater que la substance protoplasmique intra-cellulaire qu'elles contiennent, est traversée par une série de filaments, qui passent même des unes aux autres, traversant l'espace libre que les cellules de cette couche laissent entre elles : ce sont les *filaments d'union*. Ces cellules, en effet, loin d'être soudées les unes aux autres, comme les précédentes, sont séparées par des espaces assez réguliers, et forment ainsi de véritables canaux ; et c'est dans ces canaux que circulent d'abord le plasma nutritif, et ensuite des cellules que Langerhans, qui les a découvertes, avait cru de nature nerveuse, et qui ne sont que des cellules lymphatiques pouvant, grâce à leurs déformations et mouvements amiboïdes, parcourir ces espaces plus petits qu'elles. Enfin, au-dessous se trouvent une rangée de cellules cylindriques, séparées des précédentes par des espaces intercellulaires, réunies entre elles et avec les précédentes par les mêmes filaments d'union, et enfin implantées sur le chorion qu'elles recouvrent, par une surface dentelée.

Chorion. — Les caractères de cette couche épithéliale change peu, selon les régions ; mais, nous allons le voir, il n'en est pas de même des deux autres.

Le chorion muqueux, continuation du derme cutané, est composé par des faisceaux conjonctifs plus ou moins serrés, par de fibres élastiques dont la proportion varie, et, de plus, par des papilles et des glandes.

Ce chorion varie d'épaisseur. Mince sur les lèvres, les joues et la face buccale du voile du palais, il s'épaissit au niveau de la voûte palatine, et prend, pour constituer les gencives, des dimensions au moins trois fois plus grandes. Sur ce point même sa consistance est si augmentée, qu'il acquiert les caractères d'une fibro-muqueuse.

Les papilles sont fort nombreuses, et, si elles ne sont pas visibles, c'est qu'elles sont dissimulées par le revêtement épithélial. Partout, sauf sur la langue, ces papilles sont analogues à celles de la peau, c'est-à-dire simples ou composées, et pourvues de vaisseaux et de nerfs.

Enfin les *glandes* de la muqueuse buccale sont de deux ordres.

Les unes, plus petites et plus répandues, sont des glandes acineuses de forme arrondie dont le diamètre varie. Fréquentes sur les lèvres, sur les joues, sur la partie postérieure de la voûte palatine, sur la face buccale du voile du palais, sur la face inférieure et à la base de la langue, en arrière du V linguat, au-dessous des follicules de sa base, et au niveau des papilles caliciformes, elles sont plus rares à la partie antérieure de la voûte palatine, et manquent au niveau des gencives.

Quant à leurs conduits excréteurs, ils sont formés d'une tunique conjonctive tapissée de cellules cylindriques, et se terminent dans des dilatations glanduleuses, piriformes ou sphériques, généralement revêtues de cellules muqueuses.

Les autres glandes, plus volumineuses et plus profondes, ne se voient que sur la partie moyenne des joues. Elles sont proprement intra-musculaires, et n'appartiennent à la muqueuse que par leurs canaux.

Enfin le *tissu conjonctif*, qui unit la muqueuse aux parties sous-jacentes, varie d'épaisseur et aussi de consistance. Serré au pourtour des lèvres, il devient plus lâche vers leur base et sur les joues. Ce caractère s'accentue même à la face inférieure de la langue, et à la partie inférieure du voile du palais; tandis qu'au niveau de la partie antérieure de cette voûte et au niveau des gencives, il diminue beaucoup, ou fait même complètement défaut.

Vaisseaux. — Dans la celluleuse, et, sur les points où elle manque, dans les couches profondes du chorion, les vaisseaux, *artères et veines*, forment un lacis serré d'où partent des artérioles; qui, arrivées aux papilles, se transforment en capillaires, et constituent un ou plusieurs petits troncs veineux à leur sortie, troncs veineux qui vont eux-mêmes contribuer à former le lacis dont je viens de parler.

Les *lymphatiques* naissent également d'un lacis qui s'entrelace avec le précédent, et donnent bientôt lieu à des troncs lymphatiques, dont la terminaison est intéressante à connaître, puisqu'elle nous révèlera le point de la muqueuse buccale qui sera atteint.

Ceux des lèvres vont aux ganglions sous-maxillaires, ceux des joues aux ganglions parotidiens et sous-maxillaires, ceux de la voûte palatine aux ganglions faciaux profonds, ceux du voile du palais aux ganglions inter-carotidiens, et enfin ceux de la langue vont aux ganglions profonds sous-hyoïdiens.

Quant aux *nerfs*, après s'être divisés plusieurs fois dans la couche celluleuse et dans les couches profondes du chorion, ils se terminent tous par des extrémités libres. Les uns pénètrent dans les corpuscules spéciaux de Wagner et de Meissner; d'autres traversent le chorion, et se terminent par une extrémité renflée dans les canaux inter-cellulaires de la couche épithéliale; et d'autres enfin qui, il est vrai, n'ont pas encore été vus par tous les histologistes, iraient se terminer dans l'intérieur même des cellules épithéliales.

RÉSUMÉ. — 1º *Les affections de la bouche généralement étudiées dans la pathologie interne peuvent être réunies sous le nom commun de* STOMATITES ;

2° *Ces affections se divisent en deux groupes, les unes* SIMPLES *et les autres de* CAUSES SPÉCIALES, *chacun de ces groupes donnant ensuite lieu à des subdivisions ;*

3° *Les noms de ces diverses entités morbides ont été tirés dans l'ordre suivant :* 1° *de la région ;* 2° *du processus anatomique ;* 3° *de la cause, et* 4° *enfin de la marche de l'affection ;*

4° *A la cavité buccale reviennent les fonctions de la mastication, de l'insalivation, du goût et de l'articulation ;*

5° *Cette cavité se divise en deux parties : le vestibule et la cavité buccale proprement dite ;*

6° *La langue sera étudiée plus tard ;*

7° *La muqueuse buccale comprend trois couches : l'épithélium, le chorion et la celluleuse ;*

8° *L'épithélium comprend lui-même trois zones, qui conservent à peu près les mêmes caractères dans toute l'étendue de la muqueuse ;*

9° *Ses cellules sont séparées par des espaces-intercellulaires et réunies par des filaments d'union ;*

10° *Le chorion, formé par des fibres conjonctives et élastiques, s'épaissit à la partie antérieure de la voûte palatine et surtout au niveau des gencives ;*

11° *Cette couche contient les* PAPILLES *qui existent partout, et des* GLANDES EN GRAPPES *qui ne manquent qu'au niveau des gencives ;*

12° *La celluleuse, composée de fibres et de cellules conjonctives, est serrée au niveau des lèvres, lâche à la partie inférieure de la langue et du voile du palais, et manque au niveau de la voûte palatine et des gencives ;*

13° *Les vaisseaux, après avoir fait un lacis serré*

dans la celluleuse, pénètrent dans la papille ou ils existent surtout à l'état capillaire ;

14° Parmi les nerfs, les uns s'arrêtent dans les corpuscules spéciaux de Wagner et de Meissner, les autres arrivent jusque dans les canaux inter-cellulaires de la couche épithéliale, et s'y terminent par une extrémité renflée, enfin d'autres, d'après certains auteurs, se termineraient de la même manière dans l'intérieur même des cellules ;

15° Enfin les lymphatiques suivent des voies différentes : Ceux des lèvres vont aux ganglions sous-maxillaires, ceux des joues aux ganglions parotidiens et sous-maxillaires, et ceux du voile du palais aux ganglions intercarotidiens. Quant à ceux de la langue, ils vont aux ganglions profonds sous-hyoidiens ; mais, je l'ai dit, ce qui a trait à cet organe sera exposé plus tard.

DEUXIÈME LEÇON

(21 *Mars* 1888).

STOMATITES SIMPLES. — STOMATITE ÉRYTHÉMATEUSE AIGUE

SOMMAIRE. — **Stomatites simples.** — Définition. — Etendue
donnée à leur étude. — Historique. — Bibliographie.
Stomatite érythémateuse aiguë. — Etymologie. — Syno-
nymie. — Division - Etiologie. Primitive ou secondaire. —
Symptômes locaux, à distance ou généraux. — Anatomie patho-
logique. — Marche et Durée. — Diagnostic. — Pronostic. —
Traitement.
Formules. — Résumé.

STOMATITES SIMPLES

MESSIEURS,

Définition. — Vous devez vous rappeler que dans la
précédente leçon, en vous exposant la division que je
me proposais de suivre dans l'étude des maladies de
la bouche, j'ai réparti ces maladies en deux grandes
catégories : la première comprenant celles que j'ai
appelées simples ; et la seconde celles dépendan td'une
cause spéciale, et que, pour cette raison, j'ai désignées
de ce nom.

Or, les stomatites simples étant d'abord les plus
fréquentes, et ensuite celles dont l'étude a été complé-
tée la première, c'est par elles que nous commencerons.

Ce qui caractérise ces stomatites, ai-je dit, c'est
qu'elles ne dépendent d'aucune cause spéciale, ni
diathésique, ni autre. Le mot *simple* conserve donc ici
l'acception que vous lui verrez le plus souvent dans le
langage médical, c'est-à-dire que les affections, auxquelles nous donnons cette épithète, relèvent le plus
souvent de causes banales, telles que les agents atmos-
phériques, les violences extérieures, etc., et que surtout, je le répète, on ne trouve dans leur étiologie ni

les influences microbiennes, ni celles des diathèses, ni même celles des maladies générales, scorbut, diabète, diphthérie, etc.

Étendue donnée à leur étude. — Leur siège rendant ces affections accessibles à la vue, il semble qu'elles ont dû être bien connues depuis longtemps, et que leur description doit peu laisser à désirer. Et cependant, je dois le dire, si de nombreux auteurs, même parmi les plus anciens, ont tracé les grandes lignes de ces descriptions ; il m'a semblé, quand j'ai dû m'en occuper, que leur étude avait été bien négligée et qu'elle est restée fort incomplète, surtout chez les classiques.

C'est l'état incomplet de l'étude de ces maladies, c'est le trop peu d'étendue que la plupart de ces auteurs ont accordé à leurs descriptions, qui m'ont inspiré la pensée de rechercher les travaux épars les concernant ; et, prenant leurs descriptions comme point de départ, notamment celles de Damaschino (1), de les compléter, et de refaire pour le moment ce qu'ils avaient fait pour l'époque à laquelle ils écrivaient. Or, j'ai cédé d'autant plus facilement à cette pensée, que j'étais, pour ainsi dire, déjà préparé à ce travail. Plusieurs fois, en effet, depuis quinze ans, j'ai été conduit à m'occuper des affections de la bouche ; et, quoique ce fût à d'autres points de vue, et sur un autre terrain, j'avais été forcément entraîné à faire de nombreuses incursions sur le domaine de la pathologie interne, dans le but de faire bénéficier de certaines données qu'elles me fournissaient soit la pathologie chirurgicale, soit la pathologie dentaire.

(1) Leçons sur les maladies des voies digestives (leçons faites à propos du cours que je fais en ce moment).

J'ai donc pensé que les études faites sur le terrain chirurgical et dentaire (1) ne seraient pas perdues pour celles que j'aborde aujourd'hui. Si, en effet, la chirurgie avait trouvé quelque bénéfice à faire des emprunts à la pathologie interne, il m'a semblé que ce bénéfice ne pouvait qu'être réciproque ; et que la pathologie interne de la bouche à son tour ne pourrait que gagner à être faite après m'être occupé de sa chirurgie.

Ces deux branches de la science se prêteront ainsi, je l'espère, un concours mutuel, et d'autant plus efficace, qu'il est peu de parties de la pathologie où la médecine et la chirurgie aient des rapports plus intimes, et où il soit plus souvent difficile d'établir entre elles une démarcation bien nette.

Je me propose donc de donner à cette partie de mon enseignement des proportions qui dépasseront celles qu'on leur réservait habituellement ; d'une part, parce qu'il m'en coûterait de laisser sciemment une partie de mon cours incomplète ; et ensuite, parce que la fréquence de ces maladies en général et la gravité de quelques-unes, en particulier, m'ont paru leur mériter réellement plus d'importance, qu'on ne leur en a accordé jusqu'à présent.

Ce qui précède a trait à toutes les stomatites simples ;

---

(1) *De la pulpite aiguë et chronique* (Paris, 1873).
Traité des fractures dentaires. — Archives de médecine navale, et J. B. BAILLIÈRE (Paris, 1875).
Traité des luxations dentaires. — Archives de médecine navale, et J. B. BAILLIÈRE (Paris. 1875).
Traité de la carie dentaire. — Archives de médecine navale et J. B. BAILLIÈRE, 1877.
Étude sur l'étiologie et l'anatomie pathologique de la carie dentaire. — Communication à la Société de biologie. — Séance du 9 novembre 1878.
De l'action locale de certaines substances sur les tissus durs de la dent. — Communication à la Société de thérapeutique de Paris. — Séance du 8 mai 1878. — *Gazette hebdomadaire,* juin 1878. — *Bulletin général de thérapeutique,* 15 juin et 1er juillet 1878.

or, parmi elles, vous devez vous le rappeler, se trouve le groupe des partielles, comprenant la glossite, la gingivite, etc., et, c'est sur ces dernières, je dois l'ajouter, autant que sur le groupe des stomatites totales, que je compte m'étendre.

Quant aux stomatites de causes spéciales, elles me paraissent avoir été mieux étudiées ; quelques-unes même l'ont été d'une manière complète. Je n'aurai donc qu'à faire bénéficier leur description des travaux récents.

Bibliographie. — Sans vous citer tous les auteurs qui se sont occupés de ces affections, je vous signalerai :

Le traité des maladies de la bouche par Gariot paru en 1805 ;

Les articles des dictionnaires de la première moitié de ce siècle ;

Le guide du médecin praticien de Valleix, revu par Racle et Lorrain ;

Une thèse de Montpellier de Juvénal (1863) ;

Les chapitres que Niemeyer, Jaccoud et Dieulafoy ont consacrés à ces affections ;

Les travaux spéciaux de Laboulbène (1), Damaschino (2) et Beaumel (3) ;

Les deux articles stomatites : du dictionnaire pratique par Chauffard (1882), et du dictionnaire encyclopédique (1883) par Bergeron ;

Les thèses de Paris d'Arguelo sur les *stomatites félides*, 1878 : de Rappin sur les *Bactéries de la bouche*, (Paris 1881) ;

Et enfin la thèse d'agrégation d'Heydenreich sur l'éruption de la dent de sagesse, de 1878.

(1) Le cours sur les stomatites. — Laboulbène, Paris, 1878.
(2) Damaschino. — Traité des maladies des voies digestives, 1880.
(3) Traité des maladies du tube digestif, 1888.

STOMATITE ÉRYTHÉMATEUSE AIGUE

Définition. — La stomatite érythémateuse aiguë est
une affection assez commune, caractérisée par une
couleur blanche ou rouge-foncé de la muqueuse buccale,
et par une sensation de brûlure qui s'exagère au
moindre contact. Anatomiquement, elle est constituée
par une altération de l'épithélium, parfois par sa
destruction, et aussi par une congestion plus ou moins
vive du chorion sous-jacent.

Je dis blanche ou rouge-foncé, parce que en effet ces
deux couleurs peuvent se présenter. La première,
lorsqu'elle apparait, ne se montre qu'au début de
l'affection. Elle est due à l'altération de la couche la
plus superficielle de l'épithélium et cette dernière
laisse après sa chute la couleur rouge-foncé, qui,
avec des tons différents, persistera jusqu'à la fin,
à moins que des poussées aiguës ne viennent rappeler
la couleur blanche. La couleur de la muqueuse
buccale, je tiens à le bien préciser, ne présentera donc
pas des teintes allant du blanc au rouge-foncé; elle
n'offrira que l'une d'elles et bien tranchée : elle sera
ou tout à fait qlanche ou tout à fait rouge.

Etymologie. — Le mot *stomatite*, je vous l'ai dit,
vient du mot στόμα bouche. Le mot *érythémateuse* vient
également du grec; mais je vous dois à son propos
quelques explications.

L'origine d'érythémateuse est le mot grec ἐρύθημα qui
signifie *rougeur à la peau*. Or, s'il fallait s'en tenir
strictement à cette étymologie, toutes les stomatites seraient *érythémateuses*, puisque, dans toutes, la couleur
rouge de la muqueuse est exagérée. Mais l'usage est

ici intervenu ; et il veut que ce mot ne s'applique qu'aux inflammations superficielles de la peau et des muqueuses, à celles en général dont le processus anatomique ne dépasse guère le chorion. Le mot *érythémateux* est donc devenu, par l'usage, à peu près synonyme du mot *catarrhal* ou mieux *épithélial*, si l'on prend comme base de la classification, ainsi que je l'ai dit, le processus anatomique.

Dans cet ordre d'idées, le mot *érythémateux* exprime le premier degré d'une inflammation, dont les formes *ulcéreuses* et *phlegmoneuses* représentent des degrés plus avancés.

Synonymie. — Cette affection a été décrite sous le nom de *stomatite simple* ou *érythémateuse* par Valleix, Jaccoud, Dieulafoy, Damaschino et Beaumel, tandis que d'autres lui ont donné le nom de *stomatite catarrhale*. Mais quelques-uns de ces auteurs ont englobé dans la même description, non-seulement la forme *érythémateuse* telle que je la comprends, mais aussi les formes *ulcéreuses* et *gangréneuses*, et même une partie des stomatites que j'ai désignées sous le nom de *partielles*, telles que la *gingivite* et la *glossite*. Or, c'est là, je crois, une extension beaucoup trop étendue donnée à ce nom.

Pour ce qui me concerne, j'ai déjà suffisamment insisté sur ce que j'entends par *stomatite simple*, pour n'avoir plus besoin d'y revenir ; et, quant à la forme *érythémateuse,* je dois ajouter qu'elle ne comprendra que l'inflammation superficielle de la muqueuse, et qu'elle restera complètement distincte des formes ulcéreuses et autres que nous étudierons séparément. A plus forte raison restera-t-elle distincte des glossites et gingivites, dont les caractères s'éloignent encore davantage de ceux des formes précédentes, et qui auront ainsi chacune leur étude spéciale.

Division. — Au point de vue de l'étiologie, cette affection est *primitive* ou *secondaire*.

Etiologie. — La cause la plus fréquente de la première est le contact des aliments, et surtout des liquides trop chauds; et il est peu d'entre vous qui ne puisse en fournir quelques observations personnelles. Ces cas s'observent surtout chez les enfants. En Angleterre, cette fréquence serait encore augmentée par l'habitude de les laisser boire à une théière placée à demeure sur le poële, et dont la température peut parfois devenir trop élevée.

A côté de la chaleur se placent les condiments, tels que le poivre, les achars, la moutarde, et surtout les diverses préparations dans lesquelles entrent les piments des pays chauds. Ceux qui ne connaissent pas leur activité en sont d'autant plus souvent victimes, qu'on trouve un malin plaisir à les laisser s'instruire à leurs dépens. Quelques sucs de fruits peu mûrs, quoique avec moins d'intensité, peuvent produire le même résultat. Il en est de même de certains fruits épineux, tels que ceux de l'*Opuntia vulgaris*, connus sous le nom de figue de Barbarie, si communs en Algérie, quand on néglige de les débarrasser de leur enveloppe; ce qui arrive souvent aux personnes qui n'ont pas été prévenues.

Ce sont là les causes les plus fréquentes. Mais, à côté celles-là s'en trouvent d'autres, que vous devez d'autant plus connaître que leur influence s'accroît tous les jours avec les progrès de l'industrie. Ces causes, que le docteur Juvenal a réunies dans une excellente thèse soutenue devant la Faculté de Montpellier, en 1863, sont au nombre de trois : 1° les vapeurs irritantes; 2° l'air chaud; 3° la vapeur d'eau.

Le fait suivant, cité par le docteur Juvenal, quoique le calorique n'y soit pas étranger, me paraît se rapporter à la première d'entre elles.

Pendant qu'un élève en pharmacie transvase du sulfure de carbone, entre une personne qui machinalement laisse tomber la cendre de sa cigarette. Le sulfure de carbone s'enflamme, une détonation se produit, et les gaz résultant de cette combustion se répandent avec rapidité du rez-de-chaussée jusqu'aux étages les plus élevés.

L'élève et plusieurs autres personnes placées dans d'autres appartements présentèrent une série de lésions, parmi lesquelles figuraient celles de l'inflammation de la muqueuse bucco-pharyngienne.

Les gaz produits dans ce cas sont : l'acide sulfureux, l'acide carbonique, et aussi de l'azote provenant de l'air atmosphérique qui a fourni l'oxygène aux gaz précédents, et mis ainsi en liberté. Quoique, comme je l'ai déjà dit, et comme le docteur Juvenal le fait remarquer, le calorique ne soit pas resté étranger à cette action irritante des gaz, il faut attribuer le rôle le plus important à leur composition chimique, surtout en ce qui concerne l'acide sulfureux. Si, en effet, le doute peut subsister pour l'élève, il ne saurait en être de même pour les personnes qui n'étaient pas dans l'appartement où la combustion a eu lieu. Pour ces personnes, en effet, tout au moins, l'action irritante des gaz me paraît devoir être admise indépendamment de celle de leur calorique.

Or, les lésions observées par le docteur Juvenal furent les suivantes. Je citerai surtout les passages qui ont trait à la muqueuse bucco-pharyngienne :

« La *bouche* et le *pharynx* sont le siége d'une rougeur plus intense dans les régions pharyngiennes; quelques points sont pâles, blanchâtres ; le sens du goût a disparu ; les mouvements de déglutition sont pénibles ; les dents ont pris une couleur jaunâtre et sont devenues d'une sensibilité extrême.

Ces lésions, localement peu graves, n'ont eu aucune suite fâcheuse. Ainsi, à l'érythème des fosses nasales a succédé une sécrétion assez abondante d'un liquide aqueux comme dans le coryza. L'irritation conjonctivale a disparu après quelques jours de durée sans laisser de traces. Pendant la convalescence, les dents, légèrement branlantes, étaient très douloureusement influencées par le contact des liquides, et surtout des substances solides.

Seulement sur la muqueuse bucco-pharyngienne, plus directement atteinte par les vapeurs embrasées, quelques lambeaux d'épithélium se sont détachés ; et une douleur vive a persisté pendant quelques jours au niveau des surfaces dénudées, surtout lors du passage des liquides. Remarquons, toutefois, que le sens du goût et de l'odorat n'ont repris leurs fonctions que longtemps après, c'est-à-dire vers le dizième ou quinzième jour. »

La deuxième cause, je l'ai dit, est celle de l'*air surchauffé*. Ici, il ne s'agit que du calorique, les gaz étant complètement inoffensifs par leur composition. C'est surtout dans les incendies que vous aurez l'occasion de constater ces accidents, et particulièrement dans ceux des vastes locaux, tels que théâtres, casernes, navires. C'est, en effet, ce qui fut observé par le docteur Juvenal, lors de l'incendie du vaisseau le *Santi Piétri*. Ce navire, qui servait de bagne dans le port de Toulon, renfermait 667 condamnés au moment où il prit feu; et, quelque promptitude que l'on mit à l'évacuer, 42 hommes furent atteints d'accidents plus ou moins graves. Sur ce nombre, 15 présentèrent des accidents asphyxiques, et 27 furent moins atteints. Chez ces derniers, on ne constata que l'inflammation des diverses muqueuses exposées à l'air surchauffé, conjonctive, pituitaire, *bucco-pharyngienne* et respiratoire.

Pour le premier groupe, le docteur Juvenal constata que les muqueuses buccale et pharyngienne étaient légèrement enflammées, assez cependant pour que sur quelques points l'épithélium se détachât. « De là, dit-il, une douleur vive, surtout au contact d'un liquide nonseulement froid, mais même frais.

Pour le second groupe, ce furent les accidents de la muqueuse respiratoire qui dominèrent la scène; ce qui, du reste, s'explique par l'exquise sensibilité de cette muqueuse, comparée à celle des muqueuses buccale et pharyngienne.

Vapeurs d'eau surchauffée. — Vous pourrez observer quelques cas de stomatites produites par les vapeurs d'eau à la suite de fumigations faites par erreur avec des vapeurs trop chaudes. Mais ce sont là des cas bien rares. Les plus fréquents sont ceux qui résultent de l'échappement de la vapeur d'eau d'une chaudière que l'on vide, ou qui éclate. Le docteur Juvenal cite également deux exemples d'éclatement de chaudières, celles du *Comte d'Eu*, en 1847, et celle du *Roland*, en 1858.

Dans l'accident du *Comte d'Eu*, sur vingt-deux hommes qui se trouvaient dans la chambre de chauffe, dix-neuf furent atteints.

Le docteur Juvenal passe en revue les divers symptômes présentés par les victimes ; et, arrivé à ceux qui nous intéressent, il les décrit en ces termes :

« Les lèvres sont blanchâtres, comme macérées ; l'intérieur de la cavité buccale, pâle, présente des plaques rougeâtres et saignantes, là où la muqueuse est enlevée : le contact des liquides occasionne une douleur vive et cuisante ; la muqueuse du pharynx présente çà et là des boursouflures au milieu de sa surface décolorée ».

« Quelques jours après, toutes ces parties sont le siège d'une exfoliation abondante de la muqueuse, qui se détache par lambeaux plus ou moins grands. »

Même accident sur *le Roland* ; une seule personne, sur vingt-cinq, est épargnée.

« Les lésions du côté du pharynx, des cavités nasales et de la bouche, dit le docteur Juvenal, existaient chez tous les malades. Il n'en était pas de même des lésions des voies respiratoires. Nulles sur les uns, elles ont été au contraire rapidement mortelles sur les autres ».

Et plus loin : « La bouche, le pharynx, les amygdales, les piliers et les voiles du palais sont pâles ; la muqueuse nasale est blanchâtre et sèche ; la langue est épaisse, couverte d'un enduit jaunâtre chez les uns, et, chez les autres, l'épithélium s'enlève par larges plaques, et laisse à nu une surface d'un rouge vif ».

Enfin, dans une autopsie, revenant sur ces altérations le docteur Juvenal les décrit de la manière suivante :

« La muqueuse des lèvres est pâle, comme macérée, quoique assez résistante; il est très facile de la détacher des tissus sous-muqueux et glanduleux.

« La langue, complètement dépouillée, est rouge et saignante ; on distingue facilement la direction des fibres des génio-glosses mises à nu. La voûte et le voile du palais, également privés de muqueuse, ont aussi une teinte pâle, et paraissent moins atteints que la langue.

« La surface interne des joues offre des érosions profondes au niveau des arcades dentaires; rien de semblable n'apparaît dans le sillon dento-labial, où la muqueuse paraîtrait saine, si elle ne se laissait détacher par lambeaux avec facilité.

« Examinée dans la partie reculée de l'entonnoir pharyngien, la muqueuse est pâle, plissée, soulevée partiellement, ou réduite à une espèce de pulpe blanchâtre mêlée à du mucus gluant.

« Ces lésions diminuent et s'effacent peu à peu, à mesure que l'on approche de l'orifice inférieur de cette cavité ».

Telles sont les causes de la stomatite primitive. Vous le voyez, elles sont presque toujours d'origine externe; je passe maintenant à l'étiologie de la stomatite secondaire.

Les causes de la *forme secondaire* ne sont pas moins nombreuses. Je vous citerai d'abord le travail de dentition. Souvent, il est vrai, ces accidents dépassent l'érythème; mais, dans certains cas, le processus ne va pas plus loin. Ces inflammations sont surtout fréquentes pour la première dentition; elles sont rares pour la seconde; et, si elles reparaissent pendant l'éruption de la dent de sagesse, le plus souvent c'est en affectant la forme gangréneuse.

Puis viennent les *fièvres dites essentielles*, depuis la fièvre éphemère jusqu'aux formes les plus graves, telles que la fièvre typhoïde, la fièvre typhoïde bilieuse des pays chauds, la fièvre bilieuse inflammatoire, les fièvres paludéennes graves et la fièvre jaune. Dans toutes ces affections, qui, plus ou moins, ont un retentissement sur les voies digestives, il est fréquent d'observer l'érythème buccal. Il en est de même dans les *fièvres éruptives*, dans de nombreuses *phlegmasies*, ainsi que dans le *rhumatisme*. — Je me suis plu bien souvent à le faire constater aux jeunes collègues qui suivaient mes visites.

Symptomatologie. — Les parties les moins atteintes de la muqueuse présentent une arborisation plus ou moins riche, facile à constater. Sur ce point, tout d'abord, on ne trouve qu'une sensation de sécheresse. Sur d'autres, et, s'il s'agit d'une forme secondaire, plus particulièrement sur les gencives, on trouve des plaques blanchâtres fort bien décrites par le docteur Bérenger-Féraud, qui leur a donné le nom de *liseré gingival;* et que d'autres auteurs, à l'exemple de Laboulbène, ont désignées sous le nom de *bandelette nacrée,* ou, tout simplement, de *plaques blanchâtres* (Cornil et Ranvier).

Le siège de prédilection de ce liseré est la gencive, et surtout la gencive supérieure. La meilleure idée que l'on en puisse donner est de la comparer à la trace que laisse après lui un pinceau trempé dans une solution de nitrate d'argent.

Cette couche blanchâtre, sur la nature de laquelle je

vais revenir en vous parlant de l'anatomie pathologique, s'enlève assez facilement ; et même, quelques jours après sa formation, tombe spontanément. Elle laisse voir alors un tissu de couleur rouge-foncé, d'aspect tomenteux et facilement saignant : C'est le chorion qui est à nu, son revêtement ayant été détruit entièrement ou en partie.

C'est là, je dois le dire, qu'elle soit primitive ou secondaire, la forme érythémateuse la plus légère. Mais d'autres, moins bénignes, peuvent se montrer sous l'influence des mêmes causes, mais agissant avec plus d'intensité. Surtout dans les cas de causes externes, nous verrons cette teinte blanche prendre plus d'étendue, et se généraliser presque, comme l'a souvent indiqué le docteur Juvenal.

Enfin, aux phénomènes précédents, on peut voir se joindre un gonflement plus ou moins considérable de la totalité ou de certaines parties de la muqueuse. Ce gonflement peut même atteindre un tel degré, que le malade ait quelque peine à fermer la bouche. Dans ce cas, l'érythème est accompagné d'une salivation abondante qui condamne le malade à cracher à chaque instant, et qui même peut entraîner un écoulement continu de salive.

Cette quantité de liquide, je dois le dire, du reste, reconnaît deux origines : une partie vient des glandes salivaires dont la sécrétion est augmentée, soit par action réflexe, soit que plus ou moins elles participent à ce mouvement fluxionnaire par continuité de tissu ; et l'autre partie est le mucus buccal proprement dit, qui, de même que dans l'inflammation de toutes les muqueuses, est augmenté.

Les sensations éprouvées par le malade varient.

Dans de nombreux cas de stomatites secondaires, l'affection, dans le cours de laquelle elles se sont développées, a jeté le malade dans un tel état de prostration, que la complication buccale passe inaperçue. Cependant, il n'est pas rare d'entendre des malades s'en plaindre, et même plus que de l'affection principale. Le plus souvent elle se manifeste par une sensation de sécheresse insupportable, sollicitant le malade à boire constamment, sans que rien puisse éteindre sa soif. On le voit faire des mouvements de mastication, comme pour provoquer l'arrivée du liquide des glandes salivaires.

Dans la forme primitive, ce qui domine, c'est une sensibilité exagérée, qui souvent existe d'une manière spontanée, ou qui est réveillée par le moindre contact, principalement des corps acides, sucrés ou froids. Pour peu qu'il y ait du gonflement, il paraît considérablement augmenté, surtout si l'on prend pour guide les indications que donne la langue. Puis, peu à peu, ces sensations douloureuses diminuent; elles cessent d'être spontanées, ne sont plus rappelées que par le contact des corps durs, et bientôt tout revient à l'état normal.

Dans cet état, les diverses fonctions de la cavité buccale sont toutes plus ou moins altérées. Je viens de parler de l'insalivation, et de vous dire combien elle est exagérée. Mais ce n'est pas là sa seule modification. D'une part, si la salive est augmentée comme quantité, rien ne prouve que sa composition soit la même, ni qu'elle contienne la même quantité de diastase salivaire; et d'autre part, vu la douleur provoquée par le contact, la mastication étant gênée, le mélange intime de la salive avec le bol alimentaire n'a pas lieu, ou seulement d'une manière imparfaite. Ainsi, modification probable de la salive d'abord, et mélange moins intime, ensuite, telles sont les deux modifications que subit l'insalivation. La mastication, je viens de le dire, est incomplète. Or, elle n'a pas seulement pour but de favoriser l'insalivation; ce n'est même là que la partie la moins importante de son but. Son but principal, nous le savons, est la division des aliments; cette partie de cette fonction laissera donc beaucoup à désirer.

Il est rare que le goût ne soit pas profondément altéré et même aboli. Vous devez vous rappeler que Juvenal l'a presque toujours observé.

Enfin, la prononciation est souvent gênée. Mais plusieurs causes la font varier; et, de toutes, la plus importante est le siège de la lésion. Nous savons que les sons, correspondant aux voyelles et aux consonnes, ne sont obtenus que grâce à des modifications imprimées au tuyau vocal. L'altération précise de la prononciation correspondra donc à certaines modifications de ce tuyau, ou du moins à l'impossibilité dans laquelle il se trouvera de prendre la forme indispensable à la prononciation de telles consonnes ou de telles voyelles. Je reviendrai, du reste, sur cette question quand il s'agira de la forme chronique.

Il est rare que la stomatite, tant qu'elle reste dans la limite de la forme érythémateuse provoque des *phénomènes à distance*. Ce n'est également que tout à fait exceptionnellement qu'elle retentit sur les ganglions lymphatiques. Les adénites sont très rares.

Il en est de même des *phénomènes généraux*. Néanmoins, dans les formes intenses avec gonflement de la muqueuse, on peut constater un mouvement fébrile, sans que pourtant ce retentissement sur l'état général puisse prendre de l'importance.

Anatomie pathologique. — Dans un degré modéré, d'après Laboulbène, la muqueuse présente une coloration rouge diffuse plus ou moins foncée; elle est épaissie. Les vaisseaux capillaires turgescents forment des arborisations, et les saillies granduleuses sont plus marquées qu'à l'état normal. A son état plus avancé, la muqueuse est le siège d'une hyperémie considérable, et recouverte d'un enduit blanchâtre (bandelette nacrée).

Enfin, nous avons vu, dans l'autopsie donnée par le docteur Juvénal, que toute la muqueuse bucco-pharyngienne peut être couverte d'une pellicule blanchâtre, s'enlevant même par lambeaux.

« Cet enduit (1) est constitué par des cellules abondantes d'épithélium pavimenteux buccal. Ces cellules sont aplaties, lamelliformes, parfois repliées sur les bords, imbriquées et stratifiées entr'elles. Leur bord n'est pas crénelé ».

« Les dimensions sont les suivantes : les cellules mesurent 40 à 80 millièmes de millimètre (0,04, à 0,08), le noyau, relativement petit, de 3 à 4 millièmes de millimètre ».

« On observe constamment des granulations moléculaires, fines, punctiformes, noirâtres ou grisâtres, ayant de 1 à 2 millièmes de millimètre, et d'autres granulations à bords nets, réfractant fortement la lumière, jaunâtres, variables de grandeur entre 2 et 3 μ ».

« Les globules purulents sont assez rares; enfin, des spores ou corps reproducteurs de mucédinées et de végétaux inférieurs se trouvent souvent dans cet enduit ».

(1) Laboulbène pages 6 et 7. — Anatomie pathologique

« L'alcool dilué, l'acide acétique, l'acide picrique et le picro-carminate d'ammoniaque rendent très nets les contours des cellules épithéliales ; elles sont gonflées par des solutions de potasse et de soude. L'acide acétique dissout une partie des granulations moléculaires ; l'éther et le chloroforme dissolvent les granulations de nature graisseuse ».

« Les spores ne sont pas attaquées par les réactifs ordinaires, mais seulement par les acides concentrés. »

Enfin, je dois ajouter que dans les formes les plus graves avec gonflement, un véritable exsudat séreux se forme dans l'épaisseur du chorion et du tissu conjonctif sous-jacents. On peut même trouver des cellules plasmatiques en voie de prolifération.

Mais toutes ces lésions sont peu avancées, et quelques jours suffisent généralement pour que tout revienne à l'état normal.

Vous allez trouver ici une première application des notions d'histologie que je vous ai exposées.

Nous allons voir, en effet, que les altérations durables ne dépassent pas l'épithélium. Tantôt, seules, les couches les plus superficielles sont atteintes ; les cellules plates disparaissent, laissant au-dessous les cellules polyédriques ; et la disparition des premières suffit pour donner lieu à une rougeur plus vive. D'autres fois, une partie de ces cellules polyédriques formant la couche épithéliale intermédiaire, sont profondément atteintes ; leur contenu devient granuleux ; elles perdent leur transparence, et leur réunion forme cette membrane décrite sous des noms divers par les auteurs : couche blanchâtre de Juvénal, liseré gingival, bandelette nacrée. — Dans les cas de stomatite secondaire, quelques cellules lymphatiques ont eu le temps de glisser entre les cellules épithéliales ; dans les cas de cause externe, au contraire, ces cellules lymphatiques font défaut.

Le plus souvent, c'est cette couche qui s'enlève par lambeaux ; il est rare, en effet, que le chorion soit mis à nu. Il peut l'être cependant, et c'est dans ce cas que de petites hémorrhagies se produisent.

Les arborisations, le gonflement du corps muqueux dont je vous ai parlé, ne persistent pas. Les premières tiennent au développement du tissu capillaire du chorion, et le gonflement à un léger épanchement qui s'est fait dans son épaisseur.

En somme, je le répète, et c'est ce que vous devez retenir, les véritables altérations caractéristiques de notre affection, celles qui sont durables, se passent toutes dans l'épithélium, et c'est ce qui distingue la forme érythémateuse de celles que nous étudierons bientôt.

Marche et Durée. — A la condition de ne pas irriter la stomatite primitive par des contacts incessants ou par un traitement intempestif, l'affection marche d'elle-même vers la guérison ; et quelques jours, souvent quelques heures, lui suffisent. Même pour les cas avec gonflement, on peut compter que le septenaire est la limite extrême.

Quant aux formes secondaires, et leur étiologie doit le faire prévoir, elles suivent la marche de l'affection dont elles ne sont qu'un symptôme, et leur durée est subordonnée à celle de cette affection.

Diagnostic. — Le diagnostic, s'il ne s'agit que de reconnaître la stomatite, n'offre pas de difficulté. Mais il n'en est pas toujours ainsi, quand il s'agit de la spécifier. L'inflammation buccale est-elle simple, ou bien est-elle née sous l'influence de la syphilis, de la tuberculose, etc. ? Ce diagnostic ne pourra être discuté que plus tard, quand j'aurai passé les autres stomatites en revue. Pour le moment, qu'il me suffise de dire que les commémoratifs constituent les moyens de diagnostic les plus précieux. S'il s'agit de la stomatite primitive, le malade, le plus souvent, vous en indiquera lui-même la cause. Le mal la suit de si près, que l'erreur n'est pas permise. Quant aux formes secondaires, c'est d'après la connaissance de l'état général du malade que nous nous guiderons. Ici encore les cas difficiles me paraissent devoir être rares.

Pronostic. — Même dans ses formes les plus profondes et les plus étendues, la stomatite érythémateuse aiguë est sans gravité. Elle ne peut dépasser quelques jours d'incapacité de travail. On peut dire que cette affection ne peut causer que des ennuis, et jamais de réels soucis.

Traitement. — La première indication qui se présente est de calmer la douleur ; c'est tout d'abord ce que vous demandera le malade en proie quelquefois à des souffrances très vives. Ce sont les *émollients* qui répondront le mieux à cette indication. Vous les rendrez plus efficaces encore en y joignant quelque préparation *opiacée,* et surtout la décoction de tête de pavot.

Ces préparations, employées en lotions souvent répétées, ne tarderont pas à amener un soulagement fort apprécié (1). Si vous vous trouviez en présence

(1) Les formules des préparations émollientes et calmantes, ainsi que leur mode d'emploi, seront donnés à la fin de cette leçon.

d'une douleur très vive, et surtout si la douleur était
localisée, vous pourriez utiliser l'action anesthésique,
si précieuse et si sûre, de la *cocaïne*. Pour ces cas, les
titres de la préparation peuvent varier de 1 à 5 grammes de chlorhydrate de cocaïne pour 100. Comme
excipient vous pouvez employer l'eau distillée, la
vaseline, ou mieux encore la vaseline liquide de préférence à la glycérine, qui souvent est irritante. Selon
l'excipient, vous aurez ainsi, soit une solution, soit une
pommade, que vous pourrez étendre avec un pinceau,
et renouveler plusieurs fois par jour. Vous savez, de
plus qu'à son action anesthésique, la cocaïne joint
une action puissante contre les congestions locales.
Elle excite la contraction des vaisseaux, et peut devenir
un véritable hémostatique. J'ai eu l'occasion de le
constater tout dernièrement dans plusieurs opérations
faites avec l'aide de ce précieux agent.

La cocaïne, outre son action calmante, aurait donc
aussi une action, permettez-moi le mot, décongestion-
nante.

S'il s'agit de la stomatite secondaire, surtout de celle
qui accompagne les affections graves, l'état du malade
ne permet pas les soins fréquents de la bouche que
nécessite l'emploi des émollients, et la douleur n'est
pas assez vive pour justifier l'emploi de la cocaïne.
Mais, dans ces conditions, ce qui fatigue le plus le
malade, c'est la sécheresse de la gorge. Or, sachez que
vous pouvez atténuer ces souffrances, dont le malade se
plaint parfois vivement, en badigeonnant de temps en
temps la bouche et le voile du palais avec de la glycérine; c'est un moyen au moins inoffensif, et qui vous
réussira dans de nombreux cas.

Lorsque les douleurs vives sont passées, notre rôle

est à peu près terminé. Le gonflement, s'il existait, diminue bientôt ; le malade ouvre et ferme la bouche avec plus de facilité ; et quelques jours suffisent pour que toute trace de cette affection légère disparaisse. Cependant si la guérison se faisait attendre, si un peu d'œdème persistait, je vous engagerais à prescrire quelques préparations légères de chlorate de potasse à 2 %. C'est la seule que je vous conseille de préférence à tout autre. Je vous en donnerai la raison dans une prochaine leçon.

Formules. — I. LOTIONS ÉMOLLIENTES

Racine de guimauve.......... 20 grammes.
Faites bouillir dans eau....... 1 litre.

Laissez reposer pendant quinze minutes et passez ; s'en servir tiède pour lotionner la bouche, cinq à six fois dans les vingt-quatre heures.

II. LOTIONS CALMANTES

Tête de pavot............................ N° 1
Ecrasez, rejetez les graines, et faites
    bouillir dans eau.................... 750 gr.

Faites réduire d'un tiers ; passez et servez-vous en tiède ; aromatisez légèrement avec quelques gouttes d'eau dentifrice ; cinq à six fois dans les vingt-quatre heures.

III. POMMADE CALMANTE

Chlorhydrate de cocaïne.......... 0 gr. 50
Vaseline blanche................. 10 gr. »

Etendre avec un pinceau, sur les points les plus douloureux, plusieurs fois par jour.

IV. LOTION ASTRINGENTE

Chlorate de potasse.............. 5 gr.
Sirop de mûres.... .... 30 »
Eau distillée.................... 220 »

Servez-vous en tiède pour lotionner la bouche, cinq à six fois dans les vingt-quatre heures.

Résumé. — 1º *Les stomatites simples constituent la première division;*

2º Leur étude a été un peu négligée; et je pense que dans la pratique, elles méritent plus d'attention qu'on ne leur en accorde;

3' Les meilleures descriptions des stomatites simples ont été données par Damaschino et par les auteurs des deux articles : Stomatite *des deux dictionnaires : Chauffard, pour celui de Jaccoud, et Bergeron pour celui de Dechambre;*

4º La stomatite érythémateuse aiguë est primitive ou secondaire;

5º La première est toujours de cause externe, et la seconde peut se développer sous l'influence de la dentition, des fièvres graves, des maladies des voies digestives et des phlegmasies;

6º Dans les deux cas, toutes les fonctions de la bouche sont plus ou moins gênées;

7º Les phénomènes à distance, ou généraux, sont peu importants;

8º Anatomiquement, elle n'est caractérisée que par des lésions de l'épithélium; les autres sont peu marquées et passagères;

9º Elle est sans gravité et marche le plus souvent d'elle-même vers la guérison;

10º Son traitement consiste à combattre d'abord la douleur, et ensuite la congestion du chorion.

TROISIÈME LEÇON

(23 *Mars* 1888).

STOMATITE ÉRYTHÉMATEUSE CHRONIQUE

ET

STOMATITE ULCÉREUSE SIMPLE

Stomatite érythémateuse chronique.

SOMMAIRE. · Définition. — Division. — Étiologie. — Symptômes. — Anatomie pathologique. — Diagnostic. — Durée. — Marche. — Traitement.

Stomatite ulcéreuse simple.

SOMMAIRE. — Définition. — Division. — Anatomie pathologique. — Symptômes. — Diagnostic. — Marche. — Durée. — Pronostic. — Traitement. Résumé.

STOMATITE ÉRYTHÉMATEUSE CHRONIQUE

MESSIEURS,

La stomatite érythémateuse chronique me paraît avoir peu préoccupé les auteurs ; et cependant, elle fait le tourment des malades ; et les malades qui en sont atteints, ne sont pas rares.

Définition. — Elle est caractérisée par un *gonflement* plus ou moins général de la muqueuse buccale, par une coloration rouge-foncé, et aussi par une desquamation qui, en la privant plus ou moins de son épithélium, exagère sa sensibilité. C'est à cette forme, plus qu'à toute autre, que conviendrait le nom de *catarrhe buccal*.

Division et étiologie. — De même que la précédente, elle est *primitive* ou *secondaire*.

Cette dernière peut se présenter sous l'influence de plusieurs affections générales ; mais, de toutes, la plus fréquente est le *diabète*. Elle est assez fréquente dans cette affection pour que la vue d'une stomatite chronique vous oblige toujours à faire examiner les urines; et trop souvent vous aurez à constater que cette affection, qui paraissait d'abord toute locale, n'est que le symptôme d'un état général des plus graves. Ce fait me paraît d'autant plus important à vous signaler, que le diabète, vous le savez, est une affection insidieuse; et qu'on ne saurait avoir à sa disposition trop de moyens pour le soupçonner et le reconnaître. Au diabète, je dois joindre l'*anémie,* quelle que soit son origine; qu'elle soit essentielle, comme celle des pays chauds, ou qu'elle ne soit elle-même que consécutive à une affection chronique, diarrhée, dysenterie, tuberculose, etc.

Quant aux formes primitives, elles dépendent surtout de trois causes : l'*usage du tabac,* l'*usage du bétel et le port des appareils de prothèse.*

Les inconvénients *du tabac* varient d'importance avec son mode d'emploi; et de tous, c'est l'usage de la *chique* qui les provoque le plus souvent. Le cigare, la pipe, peuvent également les produire, mais d'une manière plus lente.

A côté de l'usage du tabac se place tout naturellement celui *du bétel* (1). Vous savez que cet usage est très répandu dans l'Indoustan, dans l'Indo-Chine et dans de nombreuses îles de l'Asie. Or, les cas de stomatite se développant sous cette influence ne sont pas rares. J'ai pu le constater souvent; et, s'ils ne sont pas plus fréquents, je l'attribue à l'emploi simultané de la chaux qui maintient la réaction alcaline de la

---

(1) La chique de bétel se compose · 1° d'une feuille de poivre bétel renfermant de la chaux et du cachou ; 2° d'un morceau de noix d'arec ; 3° d'une pincée de tabac.

bouche, et à celui du cachou qui, par son astringence, prévient la congestion (1).

Heureusement, l'habitude du tabac, au moins de celui à chiquer, diminue de plus en plus ; et, sauf dans quelques centres ouvriers, dans les armées en campagne et dans la Marine, vous le trouverez maintenant rarement.

Mais, il en est tout autrement de l'autre cause : des appareils de *prothèse dentaire*. Ceux-ci se multiplient de plus en plus ; leur nombre grandit avec les progrés de cette partie de la prothèse. Eh bien ! je tiens à vous le dire, il est bien peu d'appareils, quelque bien faits que vous les supposiez, qui, de temps en temps, ne provoquent une poussée de stomatite ; et beaucoup de personnes qui les portent sont sujettes à de véritables stomatites chroniques à *répétition*. La pratique de la clientèle vous révèlera un jour leur fréquence. Il vous arrivera, j'en suis convaincu, d'entendre dire que tel de vos malades a la migraine, maladie que l'on avoue, quand vous viendrez de lui prescrire des lotions au chlorate de potasse !

Le support des dents, quelque bien adapté qu'il soit, finit, à la suite des petits mouvements incessants de glissement qu'entraîne la mastication ou la parole, par altérer les tissus. Une exsudation légère se fait ; elle est retenue par la plaque de l'appareil, elle s'altère, devient irritante et bientôt la stomatite apparaît.

Symptômes. — La *couleur* de la muqueuse, je l'ai dit, est rouge-foncé, parfois traversée par des vaisseaux, qui manifestement, sont variqueux. Sur les

(1) Quoique l'usage du bétel ne soit répandu que dans les pays lointains, j'ai cru devoir le signaler ici. D'une part parce qu'il existe chez plusieurs centaines de millions d'hommes et ensuite parce que grâce à l'immigration hindoue, il est, dès maintenant, répandu dans presque toutes nos colonies.

points les plus irrités, la muqueuse est facilement saignante. Enfin, si l'on exerce une pression légére, on constate qu'elle est œdématiée, et qu'elle conserve l'empreinte du doigt. Ce phénomène est sensible particulièrement sur les gencives et sur la voûte palatine. Il se peut même, quand la langue participe à ce mouvement fluxionnaire, que ses bords gardent les *empreintes* des dents avec lesquelles ils sont en contact.

Enfin, pour peu que le malade ait négligé les soins de la bouche, à ces symptômes vient se joindre la *fétidité de l'haleine,* fétidité dont il peut lui-même se rendre compte. En même temps, il est tourmenté par des douleurs plus ou moins vives, et surtout par une *salivation* qui le force à cracher à chaque instant, moins abondante toutefois que dans la forme aiguë.

Sous l'influence du gonflement et de l'hypéresthésie de la muqueuse, tout mouvement, tout contact devenant douloureux, la *parole* est toujours gênée; de sorte que, comme dans la forme aiguë, nous retrouvons ici les troubles de la prononciation; et avec cette différence de plus, que chez certains malades ils passent à l'état d'habitude. Aussi, quoique la douleur soit moins vive, et par suite la gêne moins grande, les troubles de la prononciation sont plus accentués. C'est qu'en effet, dans la forme aiguë, le malade cherche encore à bien prononcer, tandis que dans la forme chronique, il y renonce souvent, prenant son parti d'un défaut de prononciation, contre lequel il est fatigué de lutter.

Pour vous permettre de saisir la valeur de ces troubles de prononciation, je rappellerai que les différences des sons, produisant les voyelles *u, i* et *a* dépendent de la longueur du tuyau vocal, compris entre la glotte et l'orifice buccal. La voyelle *u*, correspondrait à la longueur maxima de cet espace; la voyelle *i*, à la longueur minima, et la voyelle *a*, à la longueur intermédiaire.

On comprend donc déjà que toute inflammation qui gêne le mouvement d'une partie quelconque de ce tuyau vocal, en entravant son allongement ou son raccourcissement, se traduise par une prononciation moins nette de ces voyelles. Il en sera de même, et à plus forte raison, pour les voyelles auxquelles Fournier a donné le nom de *gutturales,* de *linguo-palatine,* et de *labio-linguo-palatine,* dont la prononciation exige l'intégrité du palais, de son voile et de la langue.

Mais c'est surtout dans l'articulation des consonnes que nous trouverons l'nfluence de ces lésions. Nous savons, en effet, que les consonnes ne sont obtenues que par une disposition exacte et très précise de toutes les parties de la cavité buccale, et que non-seulement il faut que cette disposition ne laisse rien à désirer, mais qu'aussi, pour que la prononciation soit assurée, il faut que cette disposition, si variable, soit obtenue sans hésitation ni retard, en suivant le mouvement si rapide de la pensée. Or, que le défaut de la sensibilité de la muqueuse, que la raideur des parties gêne ces mouvements si délicats, et forcément un certain nombre de ces consonnes, si non toutes, seront mal prononcées (1).

(1) Le docteur Fournier a divisé les consonnes de la manière suivante :

Glottique......................	h.
Linguo-palatines postérieures.	g. ng. k.
— moyennes...	ch. j. gn. d. tch.
— antérieures..	s. z. n. d. t.
— latérales.....	t. ll. r.
Labio-dentales................	f. v.
Labiales......................	m. b. p.

La salivation, je l'ai dit, est moins abondante que dans la forme aiguë ; mais les troubles qui en résultent, vu leur durée, sont bien autrement importants.

L'organisme, en effet, supplée à une mastication et à une insalivation incomplètes qui ne durent que quelques jours ; mais ces deux fonctions ne sauraient être troublées pendant longtemps sans que la digestion s'en ressente. Aussi est-il fréquent de constater des troubles gastriques et intestinaux dans ces cas.

Vous le voyez donc, quoique cette affection ne provoque que bien rarement des phénomènes généraux ou même à distance, elle ne trouble pas moins profondément l'existence ordinaire du malade ; elle peut même, avec le temps, retentir sur l'état de sa nutrition ; et, ne serait-ce qu'à ce point de vue, elle mérite toute votre attention.

Anatomie pathologique. — « Quand la stomatite est passée à l'état chronique, dit Laboulbène, à qui j'emprunte cette description, on la reconnaît à l'œil nu par la coloration de la muqueuse devenue d'un rouge sombre ou brunâtre, parfois un peu ardoisé. Le chorion muqueux est plus épais, les glandules sont saillantes, les varicosités vasculaires ; plus rarement, de petites hémorrhagies peuvent être observées ».

« Ces altérations, tant à l'état aigu qu'à l'état chronique, sont dues à une hypérhémie poussée parfois jusqu'à l'extravasation sanguine, et amenant l'infiltration séreuse des tissus muqueux et sous-muqueux. Dans le chorion, il y a manifestement multiplication des éléments cellulaires, des cellules lamineuses ou du tissu conjonctif, pourvues d'un ou de plusieurs noyaux.

« L'hémorrhagie, qui a lieu souvent, laisse après ses

ecchymoses, des hématies rarement reconnaissables. Ordinairement, il reste des granulations pigmentaires, provenant par décomposition de la matière colorante des globules rouges.

« Les glandules, devenues plus volumineuses, offrent, sur des coupes transversales, après durcissement, une multiplication de leurs éléments particuliers (noyaux et cellules), une dilatation des capillaires périphériques, et parfois une ectasie de leur conduit excréteur ».

Telles sont les lésions indiquées par Laboulbène. Mais, de même que pour la forme aiguë, je veux vous faire remarquer que les altérations essentielles résident dans l'épithélium ; celles du chorion ne sont que secondaires, et surtout passagères. C'est là le fait caractéristique des formes érythémateuses, qui sont des formes surtout *épithéliales*. Si la cause, au contraire, quelle qu'elle soit, s'est fait sentir plus profondément, si le chorion est atteint, l'affection cessera d'être *érythémateuse*; nous aurons à faire à une des formes que nous étudierons bientôt, ulcéreuse, gangréneuse, etc.

Diagnostic. — Si le diagnostic de la forme aiguë laissait peu de place au doute, vu la relation bien évidente avec la cause qui était toujours facile à découvrir, il n'en est pas de même pour la forme chronique. Ici, sans présenter de grandes difficultés, le diagnostic demande cependant à être discuté. Je ne m'occuperai, pour le moment, que du diagnostic des stomatites syphilitiques, tuberculeuses. Quant à celui des stomatites *ulcéro-membraneuses* et *mercurielles* ou du *noma,* etc., je renvoie son étude au moment où il s'agira de ces affections.

La plupart des manifestations vénériennes de la bouche se présentent sous la forme ulcéreuse ; telles sont les diverses formes de chancres, les plaques muqueuses et les gommes ulcérées. Le diagnostic différentiel de ces affections sera donc facile.

Quelques autres se manifestent par une teinte blanchâtre ; et, si des doutes existent, ce sera pour les distinguer, soit de la forme aiguë, soit plus difficilement de la stomatite scléreuse, dont je vous parlerai bientôt. Seule, la roséole, en s'étendant à la muqueuse buccale, revêt parfois un aspect qui peut faire hésiter. Cependant, on sera guidé d'abord par la couleur même de la muqueuse qui, dans la roséole, est loin d'être aussi foncée, par les traces manifestes de roséole existant en même temps sur les téguments, et par les antécédents.

Enfin, sauf cette forme syphilitique, qui revêt parfois une teinte uniforme, toutes les autres sont localisées, et ne portent que sur des points peu étendus.

La *tuberculose buccale* est rare, même sous la forme consécutive, et à plus forte raison comme primitive. Elle se manifeste par des saillies rouges, disséminées, conservant encore leur épithélium et s'ulcérant rapidement. En même temps, l'examen du malade ne laissera que peu de doute sur l'existence de la tuberculose dans les organes respiratoires, poumons et larynx.

Pronostic. — Peu sévère, si l'on prend comme base de la gravité la menace de la vie du malade, cette affection le devient, si l'on tient compte de ses inconvénients. Ceux-ci, je l'ai dit, sont nombreux et des plus gênants. La stomatite chronique, surtout celle qui reconnaît le port des appareils de prothèse, tyrannise les malades ; elle pèse très lourdement sur leur existence. Ils ne sont jamais sûrs de pouvoir être disponibles le lendemain. Aussi est-ce avec les plus vives insistances qu'ils vous demanderont à en être débarrassés ; et cela surtout si à ces ennuis, dont au moins ils sont seuls à souffrir, vient s'ajouter la fétidité de l'haleine qui fait partager les inconvénients de leur maladie à tous ceux qui les approchent.

Marche et Durée. — La stomatite chronique est une affection à *paroxysmes* ou à *répétition*. Elle passe constamment par des états divers de gêne ; et ce sont ces rechutes constantes qui jettent les malades dans le découragement, ou finissent par leur faire accepter cette maladie comme une infirmité incurable, compagne désormais inséparable de leur existence. Cependant, sachez-le, elle est souvent curable ; il vous suffira, pour la guérir, d'en bien dégager la cause, et de savoir imposer votre volonté.

Traitement. — Le traitement de la *forme secondaire* est presque tout entier dans celui de l'affection générale dont la stomatite n'est qu'un symptôme. Le traitement local, cependant, ne doit pas être négligé.

Le premier soin est de *désinfecter l'haleine* ; et, dans ce but, je ne saurais trop vous recommander trois moyens qui, réunis, l'atteindront presque sûrement.

1o Les soins de propreté, qu'il faudra faire complets, matin et soir, et après chaque repas ; 2o l'usage à chacune de ces toilettes de la *poudre de charbon* largement employée ; 3o l'emploi de lotions faites avec quelques gouttes d'une solution de *permanganate de potasse* à 1 0/0 jetées dans un verre d'eau tiède.

Pour la *forme primitive,* l'indication qui domine toutes les autres, est la suppression de la cause qui a produit le mal ; et, ici, vous le pouvez souvent. S'il s'agit de l'*usage du tabac* ou du *bétel* vous le ferez cesser au moins momentanément ; sachez, du reste, que, sans cette suppression, tous vos efforts resteront vains.

Il vous sera plus difficile, parfois, de faire renoncer à un *appareil,* qui, depuis des années, a masqué la perte d'une ou plusieurs dents. Il faut vous rendre compte vous-même de l'effet que produit l'absence d'appareil, et donner votre avis en toute sincérité. Je dois vous dire que quelques-uns de ces appareils ne satisfont que la coquetterie ; et, pour ceux-là, vous pouvez vous montrer sévères. Mais il en est d'autres qui sont de *nécessité* ; et sans lesquels la mastication serait incomplète ou la prononciation impossible. Dans ces conditions, vous ne sauriez exiger leur suppression ; il faut donc que vous cherchiez à atténuer leurs inconvénients.

Il faudra, tout au moins, si l'inflammation est vive, supprimer l'appareil pendant quelques jours, ou ne le laisser porter que pendant les repas.

Puis, tant que l'inflammation est vive, vous la combattrez par les *émollients,* comme je l'ai indiqué pour la forme aiguë ; et en viendrez ensuite aux *astringents légers* : décoction de thé, de feuilles de ronces ou solution de chlorate de potasse. Vous ferez avec ce sel des solutions légères ne dépassant pas 2 grammes pour 100 grammes d'eau. Toutes ces préparations doivent être employées tièdes.

Ce sont là les seuls moyens que je vous conseille, et je suis convaincu qu'ils vous suffiront.

Vous verrez souvent, dans ces cas, prescrire les préparations d'*alun*. Je ne saurais trop vous mettre en garde contre leur emploi. Sachez que l'alun a une action destructive puissante sur l'émail, et que ce n'est pas impunément que vous continueriez son usage pendant un temps aussi long (1), que celui que comporte le traitement de cette maladie. L'alun est un agent à rejeter complètement de la thérapeutique de la bouche, ne l'oubliez pas.

Il en est de même de la *teinture d'iode* (1), dont on fait également un trop fréquent usage. La teinture d'iode altère profondément l'émail, véritable couche protectrice de la dent, et livre la dentine sans défense à tous les acides qui se produisent dans la bouche, l'exposant ainsi à une destruction rapide.

RÉSUMÉ. — 1º *Cette affection trop négligée est fréquente et tourmente beaucoup les malades.*

2º *Comme la forme aiguë, elle est primitive ou secondaire.*

3º *La primitive est produite par l'abus du tabac ou du bétel, ou par les appareils de prothèse.*

4º *La secondaire se développe surtout dans le cours du diabète, de l'anémie ou des maladies chroniques du tube digestif.*

5º *Les symptômes subjectifs sont des troubles chroniques de toutes les fonctions de la bouche.*

6º *Les symptômes objectifs sont surtout : l'œdème. la rougeur foncée de la muqueuse et souvent la fétidité de l'haleine.*

(1) Traité de la carie dentaire, par E. Magitot. — Paris. – 1867. Maurel. — De l'action locale de certaines substances sur les dents. — Bulletin général de thérapeutique, 15 juin et 1er juillet 1888.

7° Anatomiquement, elle est caractérisée par une altération de l'épithélium et par une congestion plus ou moins accentuée du chorion, lésions auxquelles s'ajoutent souvent celles des glandes.

8° Son diagnostic est basé sur la rougeur foncée, le gonflement, la douleur obtuse et l'absence de cause spéciale.

9° Son pronostic n'est jamais grave ; mais elle est souvent entretenue par la persistance de la cause.

10° Le traitement de la forme secondaire n'est que palliatif, et se réduit à la désinfection de la bouche.

11° Le traitement de la forme primitive comprend d'abord la suppression de la cause, et ensuite l'emploi des émollients suivi de celui des astringents.

12° Il faut repousser de ce traitement les caustiques puissants (acides et basiques), la teinture d'iode et l'alun.

STOMATITE ULCÉREUSE

Définition. — La troisième forme de stomatites simples, je vous l'ai dit, est la *forme ulcéreuse*. Tandis que dans les formes érythémateuses, qu'elles soient aiguës ou chroniques, l'épithélium seul est détruit, et que le chorion, si parfois il est atteint, ne peut être qu'hyperhémié, dans la forme dont je vais m'occuper, le fait capital, la lésion essentielle, est la *perte de substance du chorion*, tout au moins en partie. Sans cette perte de substance, la stomatite ulcéreuse ne saurait exister.

Pour la stomatite précédente, j'ai cru devoir vous décrire séparément une forme aiguë et une forme chronique; c'est qu'en effet, comme vous l'avez vu, elles diffèrent entre elles, et par leur étiologie, et par leurs caractères, et aussi en partie par le traitement; l'une et l'autre sont la manifestation d'un processus pathologique distinct. Ici, au contraire, vous le verrez, quelle que soit la cause de l'ulcération, cette ulcération, une fois produite, revêt les mêmes caractères, suit la même marche et relève du même traitement. Je pense donc que les étudier séparément serait s'exposer à des redites inutiles.

Cette affection n'est pas la seule dans laquelle j'aurai à vous signaler l'ulcération. Nous la retrouverons d'abord dans la forme suivante, la forme gangréneuse, dans une forme toute spéciale, l'ulcéro-membraneuse, et aussi, comme je vous l'ai dit, dans les stomatites tuberculeuses, syphilitiques. Mais elle se distingue de toutes les autres, en ce que ses ulcérations ne relèvent d'aucune diathèse, qu'une fois formées, elles ne réclament par conséquent qu'un traitement local, et qu'enfin elles tendent d'elles-mêmes vers la guérison.

Division et étiologie. — Comme les deux formes précédentes, les stomatites ulcéreuses se divisent en *primitives* et en *secondaires*.

Les causes de la forme *primitive* sont nombreuses. C'est qu'en effet d'abord elle peut être dûe à la plupart de celles que nous avons reconnues aux deux formes précédentes, et qu'ensuite à ces causes viennent s'en ajouter d'autres, qui lui sont propres. Cependant, disons-le, si les *corps chauds* peuvent produire une brûlure au deuxième degré, entraînant une ulcération, il est rare que les *sucs végétaux*, les divers *condiments* et les *corps irritants* puissent étendre leur action aussi profondément. Ce n'est donc que d'une manière exceptionnelle que nous aurons à les invoquer. Bien plus souvent nous retrouverons ici deux des causes de la stomatite érythémateuse chronique primitive : le *tabac* et les *appareils de prothèse*. Il suffira, en effet, que leur action soit un peu plus prolongée, pour que l'ulcération apparaisse.

Puis viennent les causes qui lui sont spéciales ; et, parmi elles se trouvent les traumatismes, soit qu'ils se produisent brusquement, comme l'écorchure, la plaie faite par une épine, un morceau d'os, etc., soit que l'ulcération ne résulte que d'une action lente, comme le frottement de la langue ou de la joue contre une dent cariée, déviée, ou simplement faisant saillie. C'est là une des causes les plus fréquentes de ces ulcérations qui ont résisté à tous les gargarismes, désespéré les malades, et qu'un coup de lime, donné à propos, eût fait disparaître rapidement et sans retour.

Je dois vous signaler même qu'après beaucoup de discussion, c'est cette cause que l'on s'accorde à reconnaître, comme produisant les petites ulcérations observées sur le frein de la langue dans la *coqueluche*. Pendant la toux, la langue étant constamment projetée au dehors de la bouche, surtout chez l'enfant, le frein vient frotter sur les incisives inférieures, s'irriter et même finir par s'ulcérer ; et ce qui le prouve, c'est que lorsque les incisives manquent, et que les canines existent, on peut voir cette ulcération se produire non sur la ligne médiane, mais sur les côtés de la langue, c'est-à-dire là où s'exerce le frottement.

A côté de ces causes mécaniques, sur lesquelles j'appelle toute votre attention, se placent les *caustiques* acides et basiques. Je ne fais que les citer ici, parce que je me propose de les étudier plus longuement dans la forme gangréneuse ; mais il est évident que, si leur contact est peu prolongé, ou leur application peu étendue, les lésions qu'ils provoqueront, relèveront plutôt de cette forme que de la suivante.

Ce sont là les causes les plus fréquentes de la stomatite ulcéreuse primitive ; mais, je l'ai dit, de même que pour les précédentes, elle peut être *secondaire.* Or, deux séries d'affections bien différentes peuvent donner lieu aux ulcérations simples de la bouche. La première a déjà été indiquée à propos de l'érythémateuse aiguë ; je veux parler de la *dentition.* Et, en effet, si la seconde dentition, je vous l'ai dit, s'accomplit souvent sans phénomènes morbides, ou du moins sans réclamer notre intervention ; si la première, en nous en tenant aux phénomènes locaux, ne provoque le plus souvent que des inflammations érythémateuses ; l'apparition de la *dent de sagesse,* au contraire, produit souvent des stomatites ulcéreuses et des plus étendues. Il n'est même pas rare de voir son éruption accompagnée de véritables plaques gangréneuses. Le processus inflammatoire et ulcéreux, il est important que vous le sachiez, ne reste pas limité aux abords de cette dent ; par continuité de tissus, il suit le liseré gingival, et on voit souvent un cordon ulcéreux border la gencive de toute une machoire. Il peut même se faire que la muqueuse de la joue, irritée par le contact, s'enflamme et s'ulcère à son tour ; et l'on a ainsi une série de lésions qu'on ne distingue qu'avec peine d'une autre forme de stomatite beaucoup plus grave, l'ulcéro-membraneuse. Je me propose de revenir sur ce point intéressant en vous parlant de cette dernière affection.

Ces ulcérations, provoquées par l'éruption de la dent de sagesse, sont si fréquentes. qu'elles ont pu revêtir les caractères d'une épidémie. Si vous supposez, en effet, une réunion de jeunes hommes de 20 à 25 ans, période de la vie pendant laquelle la dent de sagesse fait son éruption, vous pourrez voir, dans l'espace d'une année, la plupart de ces jeunes gens frappés de la même affection ; et, en tenant compte de leur existence en commun, de leurs rapports fréquents, on peut être amené à trouver un caractère épidémique, là où n'existe en réalité que la manifestation souvent répétée d'une évolution toute naturelle.

Enfin, pour terminer ce qui a trait à l'étiologie, je dois citer les ulcérations qui apparaissent dans le cours des affections graves, tels que la *fièvre typhoïde*. Dans cette pyrésie, ces ulcérations sont assez fréquentes, et elles ont été étudiées depuis longtemps. Généralement elles sont peu étendues, et ne peuvent être reconnues que par un examen attentif ; mais, dans d'autres cas, elles sont larges et profondes, et s'imposent à notre attention. On peut même voir ces ulcérations se confondre avec d'autres siégeant sur le pharynx, et donner ainsi lieu à une forme que certains auteurs ont désignée sous le nom de *pharyngo-typhus*.

Anatomie pathologique. — Il faut que vous le sachiez, quelle que soit l'origine de l'ulcération, son aspect sera bientôt le même. Une couche jaune-grisâtre, rappelant un peu la fausse membrane, la recouvrira. C'est là, du reste, le sort de toutes les plaies de la cavité buccale.

C'est cet aspect, j'aurai plus tard l'occasion de vous le redire, que revêtent même les plaies chirurgicales, telles que celles de l'amygdalotomie.

Ce détritus, assez résistant les premiers jours, s'enlève facilement les jours suivants. Il est surtout composé de globules purulents, d'hématies, de cellules épithéliales pavimenteuses et d'une quantité considérable de micro-organismes, que je me propose d'étudier d'une manière complète dans la leçon suivante en vous parlant de la stomatite gangréneuse.

Le pourtour de l'ulcération est limité par une zone rouge due à la congestion des vaisseaux. Si l'on fait une coupe à travers l'ulcération, on voit qu'une partie du chorion a été détruite, que celle qui reste est le siège d'une prolifération nucléaire, et qu'il en est de même du tissu conjonctif sous-jacent.

Plus tard, ce travail de multiplication s'accentuant, de véritables bourgeons charnus apparaissent, et l'ulcération guérit par le processus ordinaire de toutes les cicatrices.

Ce travail est le même, du reste, quelle que soit l'origine de l'ulcération.

« Dans la stomatite de la fièvre typhoïde, disent Cornil et Ranvier (1), on observe quelquefois des ulcérations arrondies de 1 à 2 ou 3 millimètres de diamètre à la face interne des lèvres et sur la langue. »

« L'examen au microscope des coupes passant à travers ces ulcérations montre qu'à leur niveau le revêtement épithélial de la muqueuse est tombé, et que la couche superficielle du chorion est détruite. La base et le bord de ces ulcérations sont constitués par le tissu du chorion infiltré de cellules lymphatiques ; cette altération se poursuit dans une certaine étendue tout autour du point ulcéré. »

(I) Page 288. Manuel d'histologie pathologique.

Symptomatologie. — Déjà, en faisant l'anatomie pathologique, je vous ai décrit l'aspect des ulcérations de la bouche, je n'y reviendrai pas.

Leur *étendue* varie ; mais, en général, elle ne dépasse pas un centimètre, et souvent elle n'a que quelques millimètres. Quant à la profondeur, ce n'est que rarement que les ulcérations dépassent le derme ; ce sont presque toujours ses couches profondes qui en forment le fond.

Leurs lieux d'élection dépendent des causes qui les ont produites. Celles qui résultent de la chaleur, des caustiques, se trouveront plus fréquemment sur la langue ou la voûte palatine ; celles qui sont dues aux frottements se rencontreront sur le bord de la langue ou sur les joues ; enfin celles que provoque l'éruption de la dent de sagesse débuteront toujours par la muqueuse qui la recouvre.

Plus souvent que dans les formes précédentes, la forme ulcéreuse est suivie d'engorgement ganglionnaire ; mais il est très rare de voir cet engorgement se terminer par suppuration. La durée moyenne ne dépasse pas quelques jours, et cela, sans qu'il ait demandé aucun soin particulier.

Lorsque l'ulcération est étendue, on peut voir survenir un mouvement fébrile ; mais il n'est jamais intense, et, comme l'engorgement ganglionnaire, il disparaît sans traitement.

Diagnostic. — Le diagnostic de l'ulcération simple soulève quelques difficultés. On pourrait, en effet, la confondre avec celles qui sont de nature syphilitique, tuberculeuse, diphthérique, aphtheuse ou ulcéro-membraneuse.

Une des indications les plus précieuses pour ce diagnostic est le rapport que nous pouvons souvent établir entre la cause et l'ulcération; c'est ce qui aura lieu pour l'éruption de la dent de sagesse, pour l'ulcération due aux frottements, ou au contact d'un caustique. Si ces renseignements nous manquent, nous pourrons tirer quelques indications de la forme même de l'ulcération. L'ulcération simple a rarement ses bords taillés à pic, comme ceux des *ulcérations tuberculeuses*, ou de quelques ulcérations *syphilitiques*. Ses bords sont plutôt en pente douce. Encore moins la verrons-nous faire saillie, comme les plaques muqueuses ou certains chancres. L'ulcération résultant des aphthes est généralement plus petite; et, de plus, il est rare qu'on ne puisse pas constater en même temps un aphthe moins avancé, qui nous fixe sur la nature de l'inflammation.

La forme *diphthérique* a ses caractères propres : ici il n'y a pas d'ulcère; la plaque ne laisse après elle qu'une surface plus ou moins saignante, mais sans perte de substance. Quant au diagnostic avec la stomatite *ulcéro-membraneuse*, il est des plus difficiles dans certains cas. Disons cependant que, dans la forme ulcéreuse simple, il n'y a pas l'apparence de fausse membrane, et que la couche pulpeuse, qui recouvre le fond de l'ulcération dès le second jour, s'enlève facilement, non sous forme de membrane, comme dans l'ulcéro-membraneuse ou la diphthérie, mais bien sous forme d'un amas pulpeux.

Enfin, tandis que l'ulcération simple marche facilement vers la cicatrisation, les deux autres ont de la tendance à se reproduire.

Comme on le voit, quoique ces diverses formes d'ulcérations présentent quelques points communs, cependant, grâce à ces différences, aidées des commémoratifs, il me semble qu'il sera toujours possible de porter un diagnostic précis. Il me paraît difficile que parmi tous ces caractères différentiels, nous n'en trouvions pas un nombre suffisant pour nous éclairer d'une manière complète.

Marche, Durée et Pronostic. — L'ulcération simple, je l'ai dit, marche d'elle-même vers la cicatrisation, pourvu qu'elle ne soit pas entretenue par la cause elle-même, ou par le manque de soins hygiéniques.

Son existence serait de courte durée, si un bon diagnostic, porté dès le début, venait éclairer le traitement. Cependant quelques-unes sont soumises à une évolution assez longue ; telles sont celles qui accompagnent soit les fièvres graves, soit l'éruption des dents. Cette dernière est, en effet, parfois très longue, sans qu'il nous appartienne d'en abréger la durée d'une manière sensible.

Sauf celles qui accompagnent l'éruption de la dent de sagesse, les ulcérations de la bouche sont toujours bénignes. Pour ces dernières, au contraire, quoique d'une manière exceptionnelle, on peut voir survenir d'abord des hémorrhagies, et plus tard des rétractions, ou des cicatrices vicieuses contre lesquelles il est souvent difficile de lutter.

Traitement. — C'est l'état de la zone périphérique qui doit nous guider dans le traitement. Cette zone est-elle rouge, épaisse, il faut avoir recours aux émollients, comme je l'ai indiqué pour la stomatite érythémateuse aiguë, et les continuer jusqu'à ce que cette zone se soit affaissée. Ce traitement peut durer plusieurs jours. Ce n'est qu'après qu'on doit en venir aux astringents. Mais, auparavant, il est souvent indispensable de satisfaire à quelques indications étiologiques. S'agit-il, par exemple, d'ulcérations produites par les dents cariées, fracturées, déviées, etc.? il est évident que notre premier soin doit être de faire disparaître cette cause. Les dents seront obturées, limées ou redressées. Ce sont là toutes opérations simples et abordables à tout praticien.

S'agit-il d'un appareil de prothèse? Après l'avoir fait enlever pendant quelques jours, et lorsque la gencive sera revenue à son état normal, il sera indispensable de faire reprendre l'empreinte, pour être sûr que le contact est exact.

Enfin, s'agit-il de l'éruption de la dent de sagesse? Il faut, dès que le diagnostic est porté et que la muqueuse paraît bien tendue, pratiquer une large excision. Ne vous contentez pas, en effet, d'une simple incision; elle sera sûrement insuffisante. Après l'excision, il sera même bon de compléter cette perte de substance ou du moins de la maintenir, et nul agent n'est aussi propre à ce but que l'*acide chromique*. Je vous engage à l'employer à l'exclusion de tous les autres. Plus actif que le nitrate d'argent, et à plus forte raison que les sels de cuivre et de zinc, l'acide chromique offre de plus l'avantage d'être sans action sur les tissus de la dent.

Le thermo-cautère ou le galvano-cautère paraissent tout d'abord utiles pour la cautérisation et la destruction de la muqueuse. Je vous engage cependant à les rejeter. A côté de cet avantage réel, de détruire rapidement les tissus, et cela sans hémorrhagie, la cautérisation actuelle a cet inconvénient, je dis même ce danger capital, d'exposer à la perte de la deuxième molaire et de celle qui va paraître. Le contact d'un corps incandescent, en effet, outre qu'il peut provoquer une pulpite aiguë, peut faire éclater l'émail et produire des fissures, qui exposent la dentine à l'action de la salive. Enfin, quand vous aurez tenté de dégager quelques dents de sagesse, vous saurez qu'il est difficile de le faire. D'abord parce que le malade ne peut ouvrir la bouche que d'une manière incomplète; et ensuite, parce que la deuxième grosse molaire, placée en avant, rend plus difficile l'accès du théâtre de l'opération. Il est donc préférable de donner le choix à un instrument d'un maniement plus commode.

Ces indications étiologiques remplies, il suffira le plus souvent de quelques attouchements légers avec l'acide chromique ou l'acide phénique, pour voir la plaie se déterger; et les lotions avec le chlorate de potasse ne tarderont pas à conduire l'ulcération à la guérison complète.

Quant à celles qui accompagnent les fièvres graves, on ne peut souvent les soumettre qu'à un traitement palliatif, tant que l'affection générale persiste. Quand son évolution est terminée, il est fréquent de voir les ulcérations marcher d'elles-mêmes vers la guérison. Dans le cas contraire, elles relèvent du même traitement, c'est-à-dire, des émollients, du chlorate de potasse et de quelques attouchements avec l'acide chromique.

CONCLUSIONS. — 1º *La stomatite ulcéreuse est caractérisée par une perte de substance du chorion et l'absence de toute cause spéciale.*

2º *Elle est primitive ou secondaire.*

3" *Les causes de la primitive sont, outre celles qui ont été énumérées pour les deux formes précédentes, le frottement et les caustiques.*

4° *La secondaire apparaît surtout à propos de l'éruption de la dent de sagesse et dans les fièvres graves.*

5° *Son siège d'élection et son étendue, varient avec la cause qui l'a produite.*

6° *Elle constitue une affection presque toujours exclusivement locale.*

7° *Sa lésion caractéristique est la perte d'une partie du chorion.*

8° *Son diagnostic repose sur ces trois faits : 1° perte de substance du chorion; 2° cette perte se fait par sa désagrégation moléculaire; 3° absence de toute cause spéciale.*

9° *Son pronostic est sans gravité.*

10° *Elle relève surtout d'un traitement étiologique, aidé de quelques attouchements modificateurs par l'acide chromique.*

QUATRIÈME LEÇON

(13 *Avril* 1888).

STOMATITE GANGRÉNEUSE

MESSIEURS,

Je reprends aujourd'hui les leçons que les vacances de Pâques, et les examens sont venus interrompre à peine commencées ; et peut-être ne sera-t-il pas inutile de vous rappeler rapidement ce que nous avons fait ensemble jusqu'à présent.

En commençant la description des maladies de la bouche, j'ai tenu d'abord, vous n'avez pas dû l'oublier, à résumer devant vous l'*anatomie* et la *physiologie* de cette cavité ; puis, abordant sa pathologie, je vous ai exposé la *classification* que je me proposais de suivre ; et c'est à ces deux sujets qu'a été consacrée ma première leçon. Passant ensuite à l'étude de chacune des maladies que comprend cette classification, dans la leçon suivante, je vous ai décrit la *stomatite érythémateuse simple aiguë* en lui donnant un développement assez long ; et enfin dans la troisième leçon, je me suis occupé en même temps et de la *stomatite érythémateuse chronique* et de la *stomatite ulcéreuse*.

Or, si vous jetez un coup d'œil sur la classification que j'ai adoptée, vous verrez que, pour compléter son premier groupe, celui des STOMATITES TOTALES SIMPLES, il ne nous reste qu'à nous occuper de la *stomatite gangréneuse;* c'est donc cette affection que nous étudierons aujourd'hui.

Définition. — La stomatite simple gangréneuse est caractérisée par une perte de substance de la muqueuse, se faisant en masse, et en dehors de toute cause spéciale.

Deux faits la distinguent donc plus particulièrement de toutes les autres affections buccales. Le premier, c'est que la perte de substance, à laquelle aboutit son processus anatomique, se fait en masse, et non par désagrégation moléculaire, comme pour la précédente ; et le second, c'est que cette perte de substance s'opère en dehors des influences diathésiques : tuberculose, syphilis, cancer, etc.

Division et étiologie. — Il semblerait donc tout d'abord que cette affection ne pût être que primitive, et que seules. des causes agissant localement puissent le faire d'une manière assez limitée pour produire une eschare ; et cependant il n'en est rien. De même que pour les formes précédentes, nous trouvons pour celle-ci des formes *primitives,* et d'autres qui sont *secondaires.*

Les formes *primitives* peuvent d'abord être dues à la cautérisation actuelle dans certaines interventions chirurgicales ; mais ces cas sont forcément rares. Ceux que vous rencontrerez le plus souvent dans votre pratique, sont ceux qui relèvent de l'action des caustiques potentiels, acides ou alcalins, pris soit par mégarde soit dans un but de suicide ; ce sont surtout : les acides sulfurique, azotique, chlorhydrique pour les premiers; la soude, la potasse, etc., pour les seconds. Ces cas pourraient donc être réunis sous le nom de *stomatites toxiques*, comme il y a pour la plupart des auteurs des *gastrites toxiques*.

Quant aux formes *secondaires*, leur cause la plus fréquente est le *diabète*; non que cette affection puisse produire la gangrène de la bouche d'emblée, mais parce que la moindre contusion, la moindre plaie, peut devenir chez le diabétique le point de départ d'un processus gangréneux, dont il est difficile de calculer l'étendue.

Enfin, je dois ajouter, de plus, que l'on a signalé quelques cas de gangrène de la bouche se manifestant dans le cours de la fièvre typhoïde (1), et même à la suite de fièvres intermittentes (2).

Symptômes. — Nous retrouverons ici, vous devez vous y attendre, les mêmes symptômes subjectifs, à quelques différences près, que dans les formes précédentes, et tout particulièrement dans la forme ulcéreuse. Que l'ulcération soit produite lentement, comme dans la forme ulcéreuse, ou rapidement, comme dans l'affection que nous étudions, le résultat ne saurait varier beaucoup. J'ai donc de nouveau à vous signaler : la douleur, l'excès de la salivation, la gêne de la mastication et celle de la prononciation; je n'insisterai pas.

Je dois même dire qu'après l'apaisement des premières douleurs, le malade ne se rend compte de la lésion

---

(1) *Revue des sciences médicales*, tom. XXIII.
(2) H. Rendu. Bull. de la Soc. anat., février 1880, et *Revue des sciences médicales*, tom. XIX; p. 137.

que d'une manière fort imparfaite. Les parties destinées à la mortification ne lui donnent d'autre sensation que celle d'un corps étranger dont il est fréquent de le voir chercher à se débarrasser par des mouvements incessants de la langue.

Seuls les phénomènes objectifs sont changés, et encore ces différences n'existent-elles qu'au début. En examinant la cavité buccale, nous trouverons, sur un point de son étendue, un changement de coloration qui nous révèlera la présence de l'eschare. Cette eschare, bien entendu, variera de largeur et de profondeur selon l'intensité de la cause, et cela quelle que soit sa nature ; mais, de plus, à la condition de l'examiner quelques heures après sa production, sa couleur, sachez-le, pourra vous déceler son origine.

Elle sera noire et sèche, si elle résulte d'une cautérisation actuelle ; moins noire ou brun foncé et surtout moins sèche, si elle est due au contact de l'acide sulfurique ; jaune pour l'acide azotique, et noire également pour les alcalins, la soude et la potasse caustique.

Ce sera là son aspect, je l'ai dit, quelques heures après la cautérisation. En ce moment la ligne de démarcation entre les parties mortifiées et les parties saines n'est pas encore marquée ; mais dans les vingt-quatre heures ou les quarante-huit heures qui suivent, cette ligne apparaît et prend des contours bien définis ; d'une part, la couleur et les autres caractères propres à l'eschare s'accentuent ; et d'autre part les parties saines sont limitées par un liseré rouge et plus épais que le reste de la muqueuse, bordé bientôt lui-même d'un mince liseré jaune. Ces deux liserés, rouge et jaune, constituent la zone d'élimination.

C'est surtout à partir de ce moment que les troubles

fonctionnels sont sensibles, et ils ne feront que s'accentuer davantage pendant tout le temps que va durer le travail d'élimination.

Ce même liseré jaune que nous avons vu, bordant l'eschare, se produisant également au-dessous d'elle, sous la forme d'une nappe uniforme; elle se détache d'abord sur quelques points isolés, ce qui la rend flottante; puis enfin, soit par les seuls efforts de la nature, soit que nous y aidions, elle tombe en masse, laissant après sa chute une ulcération dont l'évolution se confond, à partir de ce moment, avec celle de la forme précédente.

Cette ulcération, je vous l'ai déjà dit dans la leçon précédente, présentera pendant quelques jours une coloration jaunâtre, et sera recouverte d'une couche épaisse de matières pultacées, remplacée ensuite par un simple liquide plus franchement purulent, qui lui-même disparaîtra pour laisser voir le tissu de réparation.

Dans les formes simples, quelques jours suffisent pour que cette réparation soit complète; tandis que le temps qu'elle demandera se prolongera beaucoup, plus s'il s'agit d'une forme secondaire.

Enfin, aux caractères subjectifs et objectifs, déjà énumérés, je dois en ajouter un autre, qui ne vous échappera pas plus qu'au malade lui-même. C'est une odeur fétide, toute spéciale de la bouche, l'odeur de la gangrène, que vous trouverez plus accentuée dans cette affection que dans aucune de celles étudiées jusqu'à présent.

Il est assez fréquent, dans la stomatite gangréneuse, surtout dans les formes primitives, de voir la lésion buccale retentir sur les ganglions voisins, qui deviennent le siège d'un gonflement plus ou moins marqué, sans que jamais cependant on les voie suppurer.

Quant aux troubles généraux, ils ne sauraient dépasser un léger mouvement fébrile, apparaissant à la fin du premier jour ou pendant le second, au moment où se fait l'élimination ; et encore reste-t-il toujours très modéré.

Anatomie pathologique. — L'étude de l'anatomie pathologique comprendra celle de l'*eschare*, celle de la *zone d'élimination*, et enfin celle de la *matière pulpeuse* qui se forme entre les deux précédentes. C'est en m'occupant de cette matière pulpeuse que je donnerai la description des micro-organismes que j'ai renvoyée jusqu'ici.

La couleur et la consistance de l'*eschare*, je l'ai dit, varient avec la cause qui l'a produite. Quant à sa structure, l'examen microscopique fait reconnaître ses divers éléments plus ou moins altérés ; mais sans que toutefois l'on puisse y trouver les traces d'un processus inflammatoire. Il en est surtout ainsi, on le comprendra, quand il s'agit d'une eschare résultant d'une cause externe, cas dans lesquels la mortification a été pour ainsi dire instantanée. Pour les cas d'origine interne, au contraire, il peut en être autrement ; et, en outre des éléments constitutifs normaux, il sera fréquent d'y rencontrer des corpuscules migrateurs plus ou moins nombreux.

Si maintenant nous passons à la *zone limitante*, l'étude de la coupe faite perpendiculairement à la muqueuse nous fera constater, que les vaisseaux sont congestionnés ; que le tissu conjonctif est le siège d'un exsudat en même temps que d'une infiltration plus ou moins considérable de cellules migratrices ; et enfin que les cellules du tissu conjonctif sont en voie de multiplication. Ces lésions, sur lesquelles je n'insiste pas, sont, du reste, les mêmes que je vous ai décrites pour la forme précédente.

Quant à la *matière pultacée* qui sépare l'eschare des parties restées saines, elle est composée par des globules purulents, des hématies, des granulations pigmentaires résultant de leur destruction, des cellules épithéliales, des débris d'aliments, et aussi de nombreux micro-organismes que nous allons étudier un peu longuement.

Ces infiniment petits contenus dans la cavité buccale ont été étudiés en 1883 par Rappin, dans sa thèse inaugurale (1) et l'année suivante par Cornil et Ranvier, dans leur traité d'anatomie pathologique.

Ces auteurs décrivent successivement le *leptothrix buccalis*, le *bacillus trémulus et subtilis*, le *spirochœte denticola*. Le *bactérium termo*, les *vibrio lineola* et *rugula*, des *micrococcus*, et même des *infusoires* tels que le *cercomonas intestinalis*.

Nous les suivrons dans leur description.

---

(1) *Bactéries de la bouche à l'état normal et dans la fièvre typhoïde. — Thèse de Paris*; 1881.
L'auteur s'occupe successivement : 1o Du mode de formation et de la composition des enduits buccaux ; 2o de l'historique de la question ; 3o de la technique qu'il a suivie ; 4o des divers microphytes et microzoaires qui, d'après lui, sont : des *bacillus trémulus*, des *bacillus subtilis*, des *vibrio lineola* et *rugula*, des *leptothrix buccalis*, des *spirochœte denticola* et des *cercomonas intestinalis*; 5o enfin, il essaie de rendre compte du rôle des bactéries de la bouche dans les saburres, et applique ces données à la fièvre typhoïde.
Ses conclusions sont les suivantes : 1o La cavité buccale est sans cesse habitée par plusieurs espèces de bactéries représentées chacune par une quantité innombrable d'individus ; 2o les bactéries qui, pour la plupart sont les agents ordinaires des fermentations putrides ou autres, jouent un rôle semblable dans la bouche ; 3o en dehors des modifications chimiques qu'elles déterminent dans les enduits qui recouvrent la muqueuse buccale, elles sont probablement aussi le point de départ des ulcérations que l'on observe sur cette muqueuse dans la fièvre typhoïde. Il y aurait lieu de rechercher si elles ne jouent pas un rôle important dans l'étiologie d'un certain nombre de processus pathologiques.

Le *leptothrix buccalis*, de tous ces infiniment petits, est incontestablement le plus fréquent. A une époque, et elle n'est pas encore bien loin de nous, où cette fréquence n'était pas connue, on a cru pouvoir lui faire jouer un rôle important dans l'interprétation de certains phénomènes pathologiques, et tout particulièrement dans la production de la carie dentaire. Mais les recherches opérées dans la cavité buccale à l'état sain, ayant démontré qu'il existait même dans les bouches les mieux entretenues et les plus saines, on a dû successivement réduire son influence, et aujourd'hui sa présence n'est plus citée que comme un épiphénomène sans importance. Ce microphyte, j'aurai, en effet, l'occasion de vous le dire plusieurs fois, existe non seulement dans la cavité buccale, mais dans toute l'étendue du tube digestif. Quant à la cavité buccale, si sa présence est si commune, je l'ai dit, qu'on peut le considérer comme existant dans toutes, même dans celles qui sont les plus soignées, il n'en est pas moins vrai que la richesse de sa végétation est en proportion avec son mauvais entretien, et toutes les causes qui l'entraînent. Toutes les stomatites, nous l'avons vu, sont de ce nombre ; mais il n'en est pas dont l'action se fasse sentir d'une manière aussi active que celle que nous étudions aujourd'hui, la gangréneuse.

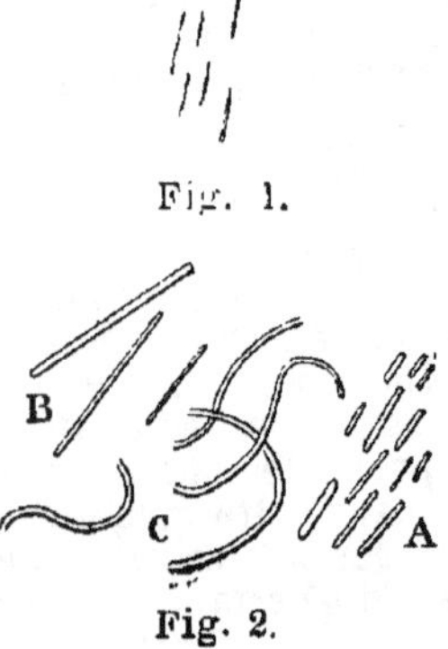

Fig. 1.

Fig. 2.

Cette algue microscopique (*fig*. 1 et 2), se présente sous la forme de filaments, dont la longueur varie avec les conditions de repos laissées à la cavité buccale. Les soins de propreté sont-ils très rares ? le leptothrix a-t-il pu par conséquent se développer en toute liberté ? nous trouverons ses filaments très longs, entrelacés de mille manières vers l'extrémité adhérente, libres au contraire et formant des houppes élégantes à l'autre extrémité. L'extrémité adhérente se perd, sans qu'on puisse préciser comment, dans un amas de granulations qui ne sont pas étrangères à l'évolution du leptothrix, mais dont on n'a pu, jusqu'à présent, préciser le rôle d'une manière bien nette. Ainsi le leptothrix, à l'état de complet développement, comprendrait, d'après nous, deux éléments : les granulations et les filaments.

Ces granulations, quand on les sépare des amas dont elles font ordinairement partie, sont animées de mouvements browniens des plus actifs. Enfin, je dois dire que, sans pouvoir être affirmatif, il m'a semblé que dans certains tubes qui ont un diamètre un peu plus grand que celui des filaments ordinaires, mais que cependant on doit considérer comme appartenant au même genre, j'ai vu des granulations semblables (*fig.* 3). Robin, du reste, a décrit ces granulations dans les tubes dès 1883.

Fig. 3.   Dans une préparation ordinaire, les filaments de leptothrix paraissent homogènes dans toute leur étendue, et par conséquent sans septa. Mais si on les traite, soit par la teinture d'iode, soit par les acides faibles, qui colorent la substance hyaline des filaments et non les septa, ces derniers sont rendus très apparents. C'est là un résultat des recherches que j'ai faites dès 1872, en m'occupant de la cause de la carie dentaire.

Mais le leptothrix ne se présente pas toujours avec cette richesse de végétation, et en tenant encore au zooglea dans lequel il a pris naissance. Il vous arrivera bien plus souvent de le trouver sous forme de filaments isolés, droits ou courbes. Ce qui le caractérise, c'est son immobilité, sa longueur considérable relativement à son diamètre, et enfin les septa que révèlent la teinture d'iode et les acides étendus.

Le *bacillus trémulus* se rapproche beaucoup du précédent. Il en diffère cependant d'abord par les dimensions qui sont moindres ; mais surtout, en ce que ses filaments, qui ne sont souvent composés que de quelques articles, se déplacent dans le sens de leur longueur, et sont animés de tremblements, qui lui ont valu son nom, ou même des mouvements giratoires.

Le diamètre du *bacillus subtilis* diffère peu de celui du trémulus ; mais ses articles et surtout ses filaments paraissent plus longs ; et enfin, dans son déplacement, il subit une série d'inflexions lentes, et des plus gracieuses. La longueur de ces bâtonnets, d'après Cornil et Ranvier, serait de 10 à 16 μ ; et leur épaisseur de 1 μ seulement.

Le *spirochæte denticola* (Cohn, Koch) se distingue facilement des trois microphytes précédents. Tous les trois sont rectilignes ou légèrement courbes ; le leptothrix est immobile, et les deux autres se déplacent, je vous l'ai dit, soit par un mouvement giratoire, soit par des ondulations. Le spirochœte, au contraire, est contourné en hélice (*fig* 4), ses éléments formant au moins deux tours, et souvent trois ou quatre (*fig*. 5), rarement plus ; il se déplace par un mouvement hélicoïdal ; enfin son épaisseur est de 0,2 à 0,3 de μ et sa longueur de 10 à 20 μ.

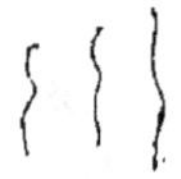

Fig. 4.

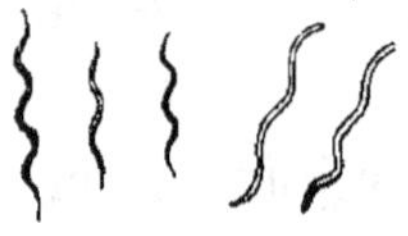

Fig. 5.

Des quatre éléments qui précèdent, c'est le dernier qui est le plus rare ; et le bacillus trémulus et subtilis, quoique plus fréquents que lui, sont loin cependant de l'être autant que le leptothrix.

Après le spirochœte, mais avec une fréquence encore moindre, je dois vous signaler les *vibrio lineola* et *rugula*.

Ce dernier, le *vibrio rugula*, se présente comme un élément de leptothrix, mais rectiligne et de dimension au moins double ou même triple. Son contenu paraît homogène et sans septa.

Il se déplace lentement dans le sens de la longueur ; à peine le voit-on quelquefois affecter de légers mouvements de balancement.

Je crois que c'est à tort que l'on a séparé le *vibrio lineola* (*fig.* 6) du spirochœte denticola. Comme lui il est contourné en hélice, et comme lui il se déplace par un mouvement hélicoïdal. Ne serait-ce donc qu'à ces deux

Fig. 6.

points de vue, je pense qu'on pourrait les rapprocher. Mais, de plus, certaines observations personnelles me font admettre plus qu'un rapprochement. J'ai pu m'assurer plusieurs fois, que les liquides qui contenaient des spirochœte les moins développés, n'en possédaient plus vingt-quatre ou quarante-huit heures après ; et que ces spirochœte de petite dimension avaient été remplacés, soit par de plus grands, soit par des spirilles lineola.

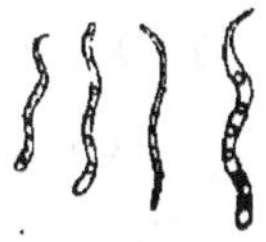

Je suis donc porté à croire que ce dernier ne représenterait qu'une phase plus avancée du développement du premier.

Ce n'est guère que dans le cas de stomatites chroniques, et dans ceux de stomatites gangréneuses que vous trouverez soit le rugula, soit le lineola.

Par contre, vous rencontrerez d'une manière constante certaines *bactéries*, soit à l'état isolé (*fig.* 7), soit en zooglea (*fig.* 8). Vous observe-rez les isolées, réunies deux par deux, trois par trois, ou bien encore, mais plus rarement, plus nombreuses et consti-tuant alors une véritable chaînette.

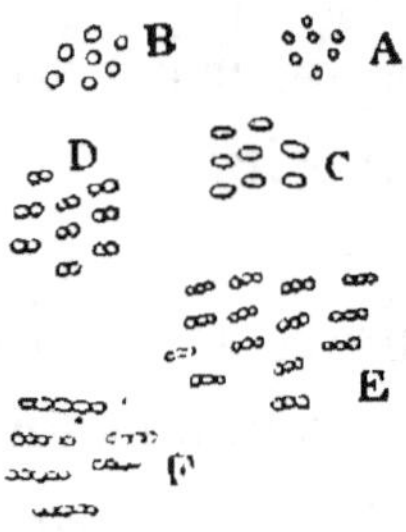

Les *micrococcus* de la bouche sont très variables. Vous vous l'expliquerez facilement quand vous saurez que ces cham-pignons n'ont rien de spécial (*fig.* 9, 10, 11 et 12).

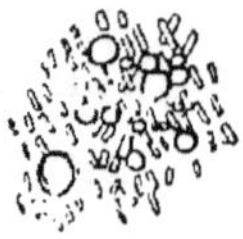

Fig. 7.

Fig. 8.

Un seul me paraît présenter des caractè-res particuliers, c'est celui qui, signalé par Renault et Malassez, produirait la négritie ; il s'agirait ici d'un micrococcus chromogène. Je vous en parlerai dans une prochaine leçon.

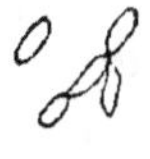

Fig. 9. 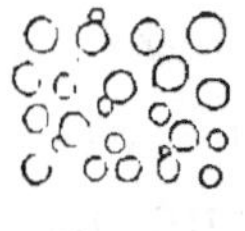   Fig. 10.

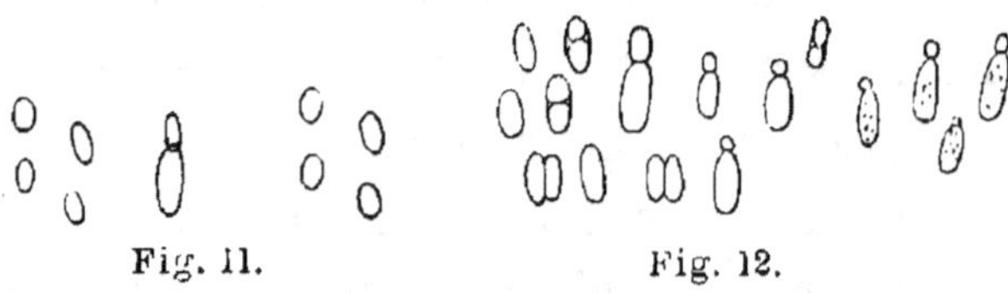

Fig. 11.   Fig. 12.

Quant aux autres, ce sont les micrococcus que nous voyons communément dans toutes les matières végé-tales en décomposition.

Ils se présentent, soit à l'état isolé, soit en zoogleas; et leurs éléments peuvent être sphériques ou ovales.

Enfin, sachez que de même que dans toutes matières animales en putréfaction, vous pouvez rencontrer même des *monades* (*fig.* 13, 14, 15). Mais, bien entendu, vous n'observerez ces infusoires que dans des bouches abandonnées à l'incurie,

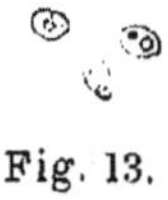

Fig. 13.

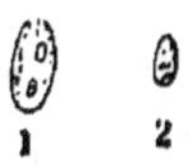

Fig. 14. soit par négligence, soit par suite de maladie.

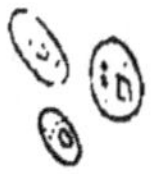

Dans les autres cas, si vous les trouvez, ce ne sera que dans la matière pulpeuse que l'on retire d'une dent profondément cariée. Je vous figure ici quelques-unes des monades que j'ai trouvées le plus souvent.

Fig. 15.

Quant aux formes plus avancées, les flagellés et les ciliés, il est bien rare de les rencontrer même dans les bouches les plus négligées; Rappin aurait cependant trouvé le cermononas intestinales.

J'ai tenu à vous décrire ces divers infiniment petits vivants le plus souvent dans les bouches mal entretenues. Mais avant de terminer, je veux appeler votre attention sur ces deux points :

Le premier c'est que ces infiniment petits n'ont rien de spécial. Ce sont ceux que vous rencontrerez dans tous les milieux en putréfaction ; et ils ne se trouvent dans la cavité buccale, de même que vous pourrez les trouver plus tard dans d'autres segments du tube digestif, que parce que les matières organiques, végétales et animales, y subissent cette transformation.

Le second point découle de ce qui précède. C'est qu'en outre des éléments que j'ai indiqués, il pourra vous arriver d'en trouver d'autres, et même d'une organisation plus avancée. Je ne serais pas étonné, en effet, que comme Rappin vous rencontriez même de véritables infusoires ciliés. Je le répète, tous ces infiniment petits, quel que soit le degré de leur organisation, n'apparaissent dans la bouche que parce qu'elle contient des substances en décomposition, et la forme de ces infiniment petits variera avec le degré et l'activité de cette transformation des matières organiques.

Durée. — La chute de l'eschare ne dépasse pas un septénaire; et cela, on peut le dire, quelle que soit son étendue. Le propre de ces eschares, en effet, est de se former en masse. Le travail, qui doit les éliminer, commence par conséquent sur tous ces points à la fois, et s'achève en même temps. Seule la réparation peut présenter des différences; différences qui dépendent surtout de la nature de la cause et de l'étendue de la perte de substance aussi bien en profondeur qu'en largeur.

Diagnostic. — Deux caractères, je l'ai dit en commençant, distinguent cette affection. Le premier est une perte de substance se faisant en masse, et le second l'absence de toute diathèse. Ce sont donc là les deux caractères qui devront servir de base à son diagnostic.

La production de l'eschare servira à la distinguer de la forme *ulcéreuse*, dans laquelle la perte de substance se fait peu à peu, et par désagrégation moléculaire. Quant au noma et la stomatite ulcéro-membraneuse, qui présentent avec elle le caractère commun de provoquer une eschare, je me promets d'en faire le diagnostic différentiel plus complet en faisant leur étude. Mais, dès maintenant, je puis vous dire que le *noma* se distingue de la stomatite gangréneuse simple par la profondeur considérable de son eschare, et surtout par sa marche essentiellement envahissante, tandis que notre affection tend d'elle-même vers la guérison; et pour la stomatite *ulcéro-membraneuse*, que d'une part elle se montre toujours sous l'influence d'une cause qui a un caractère spécial, et ensuite que son eschare est toujours plus molle, plus mince et se rapproche plus par ses caractères d'une fausse membrane.

Pronostic. — Quels que soient les ennuis que la stomatite gangréneuse simple puisse occasionner aux
malades, surtout au moment où l'eschare se détachant
entrave toutes les fonctions de la cavité buccale et
répand son odeur repoussante, vous pouvez toujours
porter un pronostic rassurant; sauf, en effet, pour les
cas se développant chez les diabétiques, je l'ai dit,
c'est une affection sans gravité, et marchant d'elle-
même vers la guérison. Les seules inquiétudes qu'elle
puisse vous donner, sont une légère hémorrhagie au
moment du détachement de l'eschare; et plus tard,
lorsque la réparation se fait, des cicatrices vicieuses, si
la perte de substance a été très étendue en profondeur.

Traitement. — Tant que l'eschare n'est pas détachée,
deux indications se présentent : combattre l'inflammation, et supprimer autant que possible la fétidité de
l'haleine qui est ici des plus repoussantes.

Les émollients et les calmants remplissent la première; la poudre de charbon, les attouchements phé-
niqués, et surtout l'emploi du permanganate de potasse répondent à la seconde. Vous avez déjà quelques formules vous indiquant les doses et le mode
d'emploi de plusieurs de ces agents; et, pour les autres,
je compléterai ce que j'ai à vous dire à leur sujet à la
fin de cette leçon.

Lorsque l'eschare se sera détachée, vous aurez souvent à intervenir localement. Il est rare, en effet,
qu'elle laisse au-dessous d'elle une couche de bourgeons charnus bien nette. Le plus souvent on trouve
une couche d'un détritus jaunâtre se détachant facilement, mais se reformant presque aussitôt. Ce n'est
que quelques jours après que cette surface se nettoie, et

on peut activer ce travail par des attouchements de nitrate d'argent ou de sulfate de cuivre. Les deux peuvent conduire au même résultat.

Lorsque l'ulcération s'est nettoyée, et qu'il ne reste plus qu'une plaie de bonne nature, vous pourrez en venir au chlorate de potasse, qui combattra la congestion périphérique, et, en même temps, favorisera la formation du revêtement épithélial.

Enfin, dès ce moment, il y aura lieu de surveiller la marche de la cicatrisation, et commencer à lutter contre les tendances des cicatrices vicieuses, si elles se produisent.

FORMULES (1)

V. (2) LOTIONS ÉMOLLIENTES

Fleurs de mauve................. 10 grammes.
*Faites bouillir pendant 10 minutes
    dans :*

Eau........................ .... 1 litre.

Passez et servez-vous en tiède toutes les deux heures.

VI. COLLUTOIRE CALMANT

Extrait gommeux d'opium............ 0 gr. 20
Faites dissoudre dans :

Eau . ... 50 gr.
Glycérine.......................... 50 gr.

Badigeonnez avec un pinceau toutes les deux heures.

VII. COLLUTOIRE CALMANT

Chlorhydrate de cocaïne............ 0 gr. 20
Eau distillée...................... 10 gr.
Touchez la partie douloureuse ou congestionnée quatre fois par jour avec un pinceau.

(1) Je prie M. Timbal-Lagrave, pharmacien de 1re classe à Toulouse, qui a bien voulu m'aider de ses conseils pour la rédaction de ces formules, de recevoir ici tous mes remerciements.

(2) Les formules I, II, III, et IV ont été données à la fin de la deuxième leçon.

VIII LOTIONS ASTRINGENTES

Teinture de Monésia........ de 10 gr. à 20 gr.
Eau .... 125 gr.

S'en servir pour se lotionner la bouche deux fois par jour.

IX. LOTIONS ASTRINGENTES

Sirop de Monésia............ 20 gr. à 30 gr.
Eau......................... 125 gr.

Même mode d'emploi.

X. PAQUETS ASTRINGENTS

Chlorate de potasse.................... 20 gr.

Faites 10 paquets.

*Laissez fondre un paquet dans un verre d'eau tiède;
aromatisez avec 10 gouttes d'eau de Botot.*

XI. ÉLIXIR TONIQUE

Teinture alcoolique de pyrethre forte..... 20 gr.
Teinture de quinquina.................. 20 gr.
Eau distillée de menthe............... . 20 gr.

Filtrez.

*Dix gouttes dans un verre d'eau tiède pour lotions après
chaque repas.*

XII. POUDRE DÉSODORANTE

Poudre de charbon végétal............... 5 gr.
Magnésie anglaise .... 0 gr. 50

Mélangez et aromatisez avec :

Essence de menthe....................... v gouttes.
  ou de bergamote....................... v   »
  ou de vanille......................... v   »

XIII. LOTIONS DÉSODORANTES

Permanganate de potasse................. 1 gr.
Eau..................................... 100 gr.

*Laissez tomber 5 gouttes de cette solution dans un verre
d'eau tiède.*

XIV. COLLUTOIRE ANTISEPTIQUE

Iodol.....................................	3 gr.
Alcool....................................	35 gr.
Glycérine.................................	65 gr.

Touchez les ulcérations une fois par jour.

XV. LOTIONS ANTISEPTIQUES

Teinture d'encalyptus....................	20 gr.
Teinture de canelle de Ceylan...........	10 gr.
Teinture de romarin.....................	5 gr.
Alcool à 85°	65 gr.

Une cuillerée à café dans un grand verre d'eau tiède pour lotions courtes et fréquentes dans le courant de la journée.

XVI. CAUSTIQUES

Acide chromique pulvérulent.............	3 gr.
Eau pour dissoudre......................	q. s.

Touchez les ulcérations et les fougosités tous les deux jours ; essuyez avant et après.

Résumé. — 1° *La stomatite gangréneuse simple est caractérisée par une perte de substance s'effectuant en masse, et en dehors de toute cause spéciale ;*

2° *Elle est primitive ou secondaire ;*

3° *Les causes de la première sont surtout les caustiques, acides et basiques ; et celles de la seconde, le diabète, la fièvre typhoïde et la fièvre intermittente ;*

4° *Sous son influence, toutes les fonctions de la bouche sont plus ou moins altérées ;*

5° *L'étude de ses lésions comporte celle de l'eschare, celle des tissus sous-jaccents, et celle de la substance pulpeuse qui les sépare ;*

6° *Dans la forme primitive, l'eschare diffère peu de l'état normal ; dans la forme secondaire on y rencontre, de plus, des cellules migratrices plus ou moins nombreuses ;*

7° *La matière pulpeuse contient quelques débris de tissu conjonctif, de globules de pus, des globules rouges, des granulations pigmentaires, et la plupart des infiniment petits que l'on rencontre au début de la putréfaction;*

8° *Ces infiniment petits sont : le leptothrix buccalis, les bacillus trémulus et subtilis, le vibrio rugula, le spirochæte denticola, le vibrio linéola, des bactéries mono ou pluri-loculaires, des micrococci et des infusoires à divers degrés de développement;*

9' *Au-dessous de cette zone, les tissus présentent les caractères des tissus de nouvelle formation;*

10° *Son diagnostic ne peut être discuté qu'avec la forme ulcéreuse, le noma et la forme ulcéro-membraneuse;*

11° *Seule, celle qui naît sous l'influence du diabète, peut donner de sérieuses inquiétudes;*

12° *Son traitement est tout entier dans l'emploi des émollients et des désinfectants jusqu'à la chute de l'eschare, et de quelques attouchements modificateurs ensuite.*

CINQUIÈME LEÇON

(16 *Avril* 1888).

STOMATITES SIMPLES PARTIELLES

MESSIEURS,

Les stomatites simples, vous devez vous le rappeler, ont été réparties en deux groupes : les *totales* et les *partielles*. Les stomatites totales, comprenant l'*érythémateuse aiguë*, l'*érythémateuse chronique*, l'*ulcéreuse* et la *gangréneuse*, venant d'être étudiées dans les leçons précédentes, c'est donc du groupe des partielles dont nous allons avoir à nous occuper; et parmi ces affections, en suivant le tableau des stomatites, c'est par la gingivite que nous commencerons.

Notions anatomiques. — La gencive, nous le savons, n'est qu'une partie de la muqueuse buccale; et, par conséquent, comme à cette dernière, on peut lui compter trois couches. Mais ce n'est pas cependant sans présenter de différences, et quelques-unes assez marquées pour mériter de vous être signalées au point de vue pathologique.

D'abord son chorion, fortement augmenté de volume et de consistance, revêt les caractères des fibro-muqueuses ; ensuite, sa couche celluleuse est si amincie, qu'elle se confond avec le périoste, qui, d'après quelques auteurs, existerait même seul sur certains points ; et enfin, tandis que ses papilles sont un peu plus nombreuses, les glandes lui manquent d'une manière complète.

Quoique appartenant au même type, la gencive, et la muqueuse buccale prise en général, se distinguent donc par des différences notables quant à leurs deux couches profondes ; seule, la plus superficielle, l'épithéliale, ne présente rien de spécial.

Définition des gingivites en général. — Le nom de *gingivite* s'applique à toutes les inflammations de la gencive, quelles que soient leur cause et la profondeur de leur processus anatomique.

Etymologie. — L'origine du mot *gingivite* (de *gengiva, gencive*) est latine et non grecque, ce qui a lieu le plus souvent. Nous trouvons cependant trace de l'étymologie grecque dans les mots un peu moins employés aujourd'hui, *époulis, épulis* ou *épulie*, et *paroulis* ou *paroulie,* venant de ἐπί ou παρά (sur ou auprès), et de οὖλον (*gencive*).

Les premiers servent à désigner les fougosités volumineuses venant sur les gencives, et les seconds les abcès gingivaux.

Division. — Les gingivites décrites par les divers auteurs sont des plus nombreuses. Magitot, qui a résumé les divers travaux faits sur ce sujet, n'en compte pas moins de vingt. De là, on le conçoit, la nécessité de les diviser, de les séparer en groupes différents.

Cette question de la division des gingivites a été longuement discutée par Bontemps dans sa thèse, faite sous l'inspiration de Magitot ; et, en tenant compte en même temps de l'étiologie et du processus anatomique, il les a réparties en quatre groupes : les *traumatiques,* les *essentielles,* les *toxiques* et les *spécifiques.* Je donne, du reste, le tableau de Bontemps, en ajoutant les trois gingivites argyriques, cupriques et du Jaborandi, que Magitot a décrites en plus dans son article si complet du dictionnaire encyclopédique.

Division des Gingivites d'après Magitot

TRAUMATIQUES	avec dépôts charbonneux	*G. des Fumeurs.*
	id. de tartre..........	*G. tartrique.*
	de certaines industries........	*G. des verriers.*
ESSENTIELLES	superficielle localisée........	*G. simple.*
	érosions épithéliales.........	*G. aphtheuse.*
	profonde suppurée...........	*G. phlegmoneuse*
	avec des fongosités........	*G. fongueuse.*
	avec masses hypertrophiques..	*G. hypertrophiq.*
TOXIQUES	Sous l'influence de certains médicaments ou poisons spéciaux.	*G. mercurielle.* *G. iodique.* *G. phosphorique.* *G. cyanique.* *G. fuschinique.* *G. argyrique.* *G. cuprique.* *G. du Jaborandi.*
SPÉCIFIQUES	épidémique...................	*G. ulcéro-memb.*
	liée au scorbut	*G. scorbutique.*
	liée à certaines pyrexies.......	*G. gangréneuse.*
	liée à la grossesse............	*G. des femmes enceintes.*

A cette classification, dont les divisions sont cependant faciles à justifier, j'en ai pourtant préféré une autre, qui la modifie sur certains points et à laquelle je trouve l'avantage, pour notre cours, d'avoir les mêmes bases que celles que je vous ai donnée pour les stomatites elles-mêmes, et que j'adopterai pour les angines.

J'ai pensé, en effet, qu'il y aurait un intérêt sérieux à ne pas multiplier les divisions et à réunir les affections de la gencive, de la muqueuse buccale en général et de la région tonsillo-pharyngienne dans les groupes semblables, en donnant la même base à chacune de leurs divisions.

C'est ainsi que je suis arrivé à constituer le tableau que vous avez sous les yeux.

Tableau synoptique des Gingivites.

GINGIVITES SIMPLES	Érythémateuse.	
	Congestive.	
	Ulcéreuse	des fumeurs
		tartreuse.
		des verriers
		cuprique.
	Phlegmoneuse.	
	Hypertrophique.	
GINGIVITES SPÉCIALES — 1° Restant locales	Vésiculo-ulcéreuse.	
	Ulcéro-membraneuse.	
	Gangréneuse.	
2° Toxiques ou médicamenteuses.	Mercurielle.	
	Iodique.	
	Plombique.	
	Phosphorique.	
	Cyanique.	
	Argyrique.	
	Fuschinique.	
	du Jaborandi.	
3° De causes générales	Tuberculeuse.	
	Diphthérique.	
	Syphilitique.	
4° Parasitaire . . .	**Crémeuse.**	

Comme vous pouvez le voir, j'ai divisé les gingivites en SIMPLES et en SPÉCIALES. Les premières comprennent les formes *érythémateuses, congestives, ulcéreuses* (avec leurs variétés) et *phlegmoneuses*. Quant à celles de causes spéciales, elles sont, comme les stomatites, réparties en quatre groupes comprenant : le premier, celles qui restent LOCALES ; le second, les TOXIQUES ; le troisième, celles de CAUSES GÉNÉRALES ; et enfin le quatrième, celles de CAUSE PARASITAIRE.

Le nombre total de ces gingivites s'élève ainsi à dix-neuf. Mais vous pensez bien que ce nombre peut varier, soit que l'on confonde plusieurs d'entre elles en une seule, soit que d'autres viennent s'y ajouter.

Mais si toutes les formes de gingivites que j'ai comprises dans ce tableau, comme des formes distinctes, méritent d'y figurer, parce qu'elles présentent réellement quelques particularités qui les différencient des autres, il est évident que toutes n'ont pas la même importance, et que, dans un cours didactique, il nous est impossible de consacrer à chacune d'elles une étude séparée. Il me paraît, du reste, d'autant moins nécessaire de le faire, que d'abord certaines d'entre elles ne diffèrent des autres que par quelques points, qu'il me suffira de vous signaler ; que d'autres, faisant partie des stomatites de même nature, seront décrites avec elles ; et qu'enfin d'autres ne sont qu'une des manifestations d'un état général, et que c'est avec cet état général qu'elles seront étudiées.

Celles dont il me suffira de vous signaler les particularités, sont : l'*iodique*, la *phosphorique*, la *cyanique*, l'*argyrique*, la *fuschinique* et celle *de Jaborandi*. Celles qui seront étudiées avec les stomatites sont : la *vésiculo-ulcéreuse*, l'*ulcéro-membraneuse*, la *gan-*

gréneuse, la *mercurielle* et la *crémeuse*. Enfin, celles dont la description doit être renvoyée à l'étude des affections générales sont : la *diphthérique*, la *syphilitique* et la *tuberculeuse*.

Il ne nous restera donc à étudier, vous pouvez le voir en suivant le tableau, que le groupe des GINGIVITES SIMPLES, qu'elles soient primitives ou secondaires; et c'est d'elles seulement que je vais m'occuper.

Cependant, de même que je l'ai déjà fait pour les stomatites, pour que ce qui a trait aux diverses autres gingivites ne vous soit pas tout à fait inconnu, en attendant que vous puissiez compléter vos connaissances à ce sujet, je vous en dirai ce qu'il y a de plus important en vous parlant du diagnostic.

GINGIVITES SIMPLES

Définition. — Les gingivites simples sont toutes celles qui naissent en dehors des causes spéciales dont je viens de vous parler. Mais elles peuvent elles-mêmes se développer sous l'influence soit de causes locales, soit de causes générales; et c'est là une de leurs divisions les plus importantes. Les premières constituent le groupe des *primitives*, et les secondes celui des *secondaires*.

Mais, de plus, comme vous le verrez, nous aurons, surtout quand il s'agira de l'anatomie pathologique et de la symptomatologie, à les diviser en *érythémateuses, congestives, ulcéreuses* et *phlegmoneuses*; et enfin, en tenant compte de la plus ou moins grande rapidité de leur évolution, à les répartir en *aiguës* et en *chroniques*.

Fréquence. — Ces affections, en général peu graves, se recommandent cependant à votre attention par leur extrême fréquence. Songez, en effet, que s'il s'agit de l'enfant, elles accompagnent souvent la dentition ; que chez l'adulte elles se développent sur l'influence de deux causes dont bien peu de bouches sont exemptes, les chicots et le tartre dentaire ; que parfois il suffit pour les voir apparaître des simples phénomènes menstruels ; et qu'enfin elles sont si souvent liées à la grossesse, qu'on a pu en compter 45 cas sur 75 femmes enceintes.

Bibliographie. — C'est cette extrême fréquence qui doit vous expliquer que malgré son peu de gravité la gingivite ait été l'objet de travaux si importants. Sans remonter aux époques les plus reculées, en effet, et outre les articles qui leur ont été consacrés par les divers dictionnaires et les traités classiques, ceux qui méritent de vous être signalés sont déjà assez nombreux. Je vous citerai tout particulièrement l'ouvrage de Fauchard, que l'on doit réellement considérer comme le père de la chirurgie dentaire (1) ; et qui, dès 1746, donnait une bonne description de la gingivite, et notamment des formes fongueuses et phlegmoneuses ; et les travaux d'Ondet parus à diverses époques, mais dont les principaux ont été réunis dans un même volume en 1862 (2).

Puis, à une époque beaucoup plus rapprochée de nous : la thèse de mon ami et collègue de la marine, le docteur Martin-Dupont, décrivant, sous le nom *de gingivite des matelots*, la forme à laquelle j'ai réservé

---

(1) *Le Chirurgien dentiste ou Traité des dents* par Fauchard, 1746.
(2) *Recherches anatomiques et physiologiques sur les dents et leurs maladies*, J. B. Baillière. — Paris, 1862.

le nom de *tartreuse* (1); le traité de chirurgie dentaire de John et Charles Tomes traduit par Darin ; en 1877, un premier travail de Pinard signalant la fréquence de cette affection chez les femmes enceintes ; en 1880, la thèse de Bontemps, inspirée par Magitot, thèse dans laquelle l'auteur présente la classification que j'ai déjà fait connaître ; peu de temps après, l'article aussi complet que possible du dictionnaire encyclopédique dû à la plume la plus autorisée, à celle de Magitot; enfin, en 1883, la thèse de Didsbury, revenant sur le fait signalé par Pinard, et appuyant les conclusions de cet auteur par des observations nouvelles et nombreuses.

Etiologie. — *Primitive.* — Les causes de la gingivite primitive sont toutes de nature externe.

Je ne reviendrai pas sur les corps chauds (air, gaz, vapeurs d'eau), ni sur les corps irritants (acides ou basiques); aucun de ces corps, en effet, n'agit d'une manière exclusive sur les gencives ; de sorte qu'ils produisent plus souvent une véritable stomatite qu'une simple gingivite.

Mais il en est autrement pour les causes suivantes : les *appareils de prothèse*, les *corps durs*, les *chicots*, le *tartre dentaire*, et enfin les *poussières de verre* ou *de cuivre.*

Je ne ferai que mentionner les *appareils* dont j'ai déjà parlé dans les stomatites, et qui, évidemment, agissent au moins autant sur les gencives que sur le reste de la muqueuse buccale ; mais je dois m'arrêter un instant sur les autres.

Grâce à la densité du chorion, les gencives peuvent résister à des pressions encore assez fortes; et vous

_____

(1 Martin-Dupont, *Gingivite des matelots.* — Paris, 1872.

verrez souvent des vieillards, qui, privés de leurs dents, mâchent cependant des aliments, comme la viande, d'une manière suffisante pour assurer leur alimentation. Mais ce qui est dangereux pour les gencives, c'est moins la dureté des aliments que leurs irrégularités et leurs aspérités. Or, sous ce rapport, aucun d'eux n'est plus à redouter pour les gencives que le biscuit de marine; et le docteur Martin-Dupont a eu raison d'insister sur cette cause de la gingivite, si fréquente à bord des navires et au milieu de toutes les troupes qui sont condamnées à son usage. Outre les ébranlements constants auxquels sont soumises les dents pour casser et diviser ce biscuit, en effet, les bords ou arêtes vives de ses parties fragmentées viennent incessamment heurter les gencives et les irriter. Aussi quelques jours de cette alimentation suffisent-ils parfois pour que ces dernières soient meurtries et douloureuses. Dès lors, les soins de la bouche étant négligés, les matières séjournent dans les interstices dentaires; et, aux effets mécaniques de la mastication, viennent se joindre ceux dus aux corps irritants qui se développent par la fermentation de ces aliments. Aussi, sous cette double influence, les gencives ne tardent-elles pas à devenir saignantes et à s'enflammer.

La présence des chicots dans une gencive est également une cause fréquente d'inflammation. Assez souvent elle reste limitée à leur pourtour et ne se manifeste que par un liseré purulent. Mais il peut se faire aussi que de ce point l'inflammation gagne les dents voisines, et que même, de proche en proche, tout un côté de la mâchoire soit envahi.

A côté des chicots et agissant par le même mécanisme, comme corps étranger, vient tout naturellement se placer le *tartre dentaire*. C'est là, sachez-le, de toutes les causes de gingivite, la plus fréquente et la plus active. Que le tartre dentaire agisse primitivement, ou qu'il ne se dépose que lorsque le liseré gingival est déjà enflammé, on peut dire qu'il n'est pas de gingivite où ses dépôts ne jouent un rôle des plus importants.

Le tartre dentaire, on le sait, n'est qu'un composé de carbonate et de phosphate de chaux, à parties inégales et variables, provenant de la salive. Il se dépose de préférence sur les points que la mastication laisse libres de frottement. La vérification de ce fait est des plus faciles. Vous savez que, soit par simple habitude, soit qu'elles y aient été contraintes par la souffrance, beaucoup de personnes mâchent d'un côté plutôt que de l'autre. Or, examinez leur bouche, et toujours vous trouverez que le dépôt de tartre dentaire se fait sur le côté qu'elles ont condamné au repos.

Enfin, c'est également ici que doivent se placer deux influences professionnelles, les poussières de verre et celles de cuivre.

Dès 1860, le docteur Putégnat a signalé des gingivites chez les tailleurs de cristal; et, quoiqu'il fasse intervenir de nombreuses causes dans leur apparition, une des plus importantes est pour lui la poussière de verre qui remplit l'atmosphère des ateliers.

Il en serait de même de la gingivite des ouvriers en cuivre. Cette dernière était considérée autrefois comme consécutive seulement à l'absorption de cette substance. Elle était donc placée à côté de la gingivite plombique, argyrique et iodique. Mais les expériences de Galippe ont rendu cette hypothèse peu admissible. Il a pu, en effet, faire prendre des quantités considérables de cuivre à des chiens, sans jamais voir les gencives s'enflammer. Aussi considère-t-il la gingivite des ouvriers en cuivre comme purement traumatique ; et, avec Magitot, je me range à son avis.

Passons maintenant à l'étiologie des formes *secondaires*.

La première cause que nous trouvions ici, comme fréquence, est l'*éruption des dents*. Ses manifestations varient. Pendant la première dentition, peu d'enfants y échappent ; mais il est rare que son processus dépasse la forme érythémateuse. Pendant la deuxième dentition, le nombre de ses apparitions diminue ; mais sa fréquence et surtout sa gravité s'accroissent avec la troisième. A cette époque, comme je l'ai déjà dit en étudiant les stomatites, cette fréquence peut être telle que l'on a pu croire à une influence épidémique.

La seconde cause est le *scorbut*. On sait que, sous son influence, la gingivite est constante. Elle en est souvent le premier symptôme, et peut même en être le seul.

Puis vient tout le groupe des *fièvres graves* (fièvres typhoïdes, fièvres rémittentes paludéennes, pernicieuses, fièvre jaune, etc.), et aussi le *diabète*.

Dans cette dernière affection, la gingivite peut se révéler sous deux formes différentes : tantôt sous la forme d'une inflammation franche, atteignant le bord libre de la gencive ; et tantôt, au contraire, et c'est la forme la plus fréquente, se localisant sur la portion réfléchie de la gencive, et donnant naissance à l'affection si redoutable pour le système dentaire, la périostite alvéolo-dentaire.

C'est également parmi les gingivites secondaires que je placerai celles qui se développent sous l'influence de la *pulpite suppurée*. Il s'agit ici d'une forme phlegmoneuse. Le pus formé dans la cavité dentaire ne pouvant trouver une issue que par le sommet des racines, s'accumule d'abord au fond de l'alvéole ; puis, tantôt traverse une lamelle osseuse, tantôt fuse sous le périoste, et vient se collecter sous la gencive qui s'abcède.

Enfin, je dois vous rappeler l'influence de la *menstruation* et de la *grossesse* sur l'apparition de cette affection.

La première de ces influences a été signalée par Delestre, qui aurait remarqué qu'assez souvent, pendant la période menstruelle, les gencives seraient gonflées et ramollies. Ces altérations peu prononcées, comme nous le voyons, et constituant tout au plus la forme érythémateuse, ne seraient de plus que passagères.

Mais il n'en est pas ainsi pour l'influence de la grossesse. Celle-ci, signalée par Pinard, comme je l'ai dit, a été ensuite longuement étudiée à son instigation par Didsbury, qui en fait le sujet de sa thèse inaugurale. Sa fréquence sur le personnel dont il s'agit serait considérable. Plus de la moitié, à des degrés divers, en serait atteint : 45 sur 75. Quant à l'explication, Didsbury en discute plusieurs. Mais on voit qu'il n'en accepte aucune ; et aucune, en effet, ne me paraît satisfaisante.

Symptomatologie. — *Formes primitives.* — En vous donnant les divisions des gingivites, je vous ai dit que leur processus anatomique variait ; et que, selon ses degrés, il imprimait à ces affections des aspects divers que nous retrouverions dans la symptomatologie. Le moment est donc venu de nous en occuper.

Dans le degré le plus léger, vous verrez la gingivite constituée seulement par un liseré rouge vif, courant sur le bord libre de la gencive dans l'espace correspondant à une ou plusieurs dents, et cela avec une grande régularité. Mais cette forme est rare, ou n'est du moins que passagère, soit qu'elle guérisse rapidement, soit que, son évolution continuant, elle arrive à un état plus avancé.

Cet état lui-même est caractérisé par le gonflement de la gencive et par une couleur rouge plus ou moins foncée occupant presque toute sa surface. Ce gonflement se montre d'abord au niveau des languettes inter-dentaires, qui s'allongent et forment des saillies coniques que l'on peut facilement écarter des dents. Puis, continuant à s'étendre, il gagne toute la gencive, qui manifestement augmente de volume.

Dans ce cas, la portion des gencives comprise entre les languettes, remonte également sur la face libre des dents, de telle manière que celles-ci paraissent raccourcies. Quant à la couleur, ainsi que je l'ai dit, elle est devenue rouge-foncé, et finit même, quand l'affection passe à l'état chronique, par être ardoisée. Il s'agit ici, nous le voyons, de la *congestion de la gencive.* Mais il est rare qu'elle reste dans cet état. Le plus souvent l'épithélium ne tarde pas à être atteint; les couches les plus superficielles tombent; et nous nous trouvons en présence d'une des formes les plus fréquentes, la *gingivite érythémateuse aiguë ou chronique.*

Ces deux formes elles-mêmes, je dois le dire, du reste, se maintiennent rarement à cet état de simplicité.

Dès qu'elles durent un certain temps, on voit apparaître, en dedans du liseré rouge que j'ai signalé tout d'abord, un autre liseré, de couleur jaunâtre, c'est-à-dire de nature purulente. Puis, la bordure rouge perdant son épithélium d'une manière complète, le chorion lui-même est mis à nu, et une véritable ulcération s'est produite ; c'est la *forme ulcéreuse* qui commence.

Celle-ci, limitée d'abord au liseré gingival, peut s'étendre sur la face libre de la gencive et atteindre deux ou trois millimètres de largeur. Mais ce n'est pas dans ce sens cependant que l'ulcération a le plus de tendance à gagner ; de même que le liseré érythémateux, elle le fait, le plus souvent, en suivant le bord libre de la gencive. Observez, en effet, le point rouge qui apparaît sur la gencive contournant une dent malade ; et, dans les quelques jours qui suivront, vous le verrez en faire le tour complet, sans que cependant sa largeur ait augmenté. Suivez cet autre liseré qui se développe au niveau des dernières grosses molaires au moment où naît une dent de sagesse ; et vous le verrez, gagnant de proche en proche, passer d'une dent à sa voisine, et les border toutes sans que sa largeur se soit accrue.

C'est là une forme que vous rencontrerez souvent ; mais, si le mal persiste, elle ne sera elle-même qu'un état de transition. D'une part, en effet, la mastication, à chaque repas, irritera cette bordure privée de son épithélium, et par conséquent facilement saignante ; et, d'autre part, les douleurs rendant les soins de propreté plus difficiles, ceux-ci seront négligés. Or, sous l'influence de ces deux causes, la gingivite ne tardera pas à prendre les caractères sous lesquels elle apparaît le plus souvent : ceux de la forme *tartreuse*.

Que le tartre dentaire, en effet, soit lui-même la cause de cette inflammation, ou qu'il ne se soit déposé qu'à partir du moment où les soins de propreté ont fait défaut, ses dépôts, d'une manière constante, compliquent de leur présence la gingivite ulcéreuse. Se formant d'abord au niveau du collet de la dent, au point de rencontre de l'émail et du cément, puis, de là, gagnant dans les deux sens, ils s'étendent, d'une part, sur la couronne, et, d'autre part, sur la racine, en s'insinuant sous la gencive, qui, repoussée par ce corps étranger, devient de plus en plus douloureuse, et saigne au moindre contact.

C'est là le premier degré de la gingivite que Martin-Dupont a décrite sous le nom de *gingivite des matelots;* et que moi-même, depuis mes premières recherches sur les dents, en 1867, je désigne sous le nom de *gingivite tartreuse.* Elle n'est, en effet, nullement spéciale aux gens de mer; et, si elle est plus fréquente chez eux, si même elle les atteint souvent sous ses formes les plus graves, c'est que leur existence les expose plus souvent à une de ses causes les plus actives, l'usage du biscuit.

Ainsi, si cette affection est fréquente chez les marins faisant campagne, je le répète (et je ne crois pas avoir besoin d'insister), elle ne leur est pas spéciale; elle apparaît toutes les fois que le tartre s'accumule, soit primitivement, soit consécutivement. Sa véritable cause, celle qui lui donne son caractère propre, celle qui la rend si rebelle, c'est donc le tartre dentaire ; et c'est pour cela que je l'ai appelée *tartreuse.*

Mais, ce n'est là, je l'ai dit, que son premier degré. Lorsqu'elle se prolonge, la nature réagit; et les efforts qu'elle fait donnent à l'affection un autre caractère. La surface ulcérée se recouvre bientôt d'une couche de tissu de nouvelle formation; de véritables bourgeons charnus apparaissent. Or, ces efforts de la nature, loin de remédier à l'affection, vont ici plutôt l'aggraver. Ces

7

bourgeons charnus, en effet, dépassant le niveau de la gencive, forment souvent des masses fongueuses, parfois assez volumineuses, qui s'élèvent jusqu'à la partie moyenne des dents, sans y adhérer, et finissent par constituer de véritables productions d'aspect polypeux. C'est là le dernier terme de cette évolution : c'est la gingivite *fongueuse*.

Rendue à cet état, la gingivite est une affection des plus repoussantes. Les gencives sont rouges et gonflées sur une partie de leur surface libre ; et l'autre, celle qui avoisine les dents, est ulcérée, saignante, couverte de sanie ou de fougosités mollasses, parfois ulcérées elles-mêmes ; le tout répandant une odeur que l'on ne surmonte qu'avec peine.

Ce sont là les diverses formes de la gingivite primitive, de celles qui succèdent à l'action de causes externes, chicot, tartre dentaire ; voyons maintenant sous quels aspects se présentent les formes secondaires.

Formes secondaires : La forme la plus fréquente des gingivites dues à la première *dentition* est presque exclusivement érythémateuse ; et il en est de même des quelques cas provoqués par la deuxième. Quant à celles qui se développent sous l'influence de l'éruption de la dent de sagesse, elles sont presque toujours ulcéreuses et même gangréneuses. Cette ulcération primitive ou consécutive à la chute de l'eschare est plus ou moins étendue. Elle siège toujours au niveau de la dent qui fait son éruption. C'est là, du moins, son point de départ ; mais elle peut le dépasser, et gagner soit l'infundibulum, soit la muqueuse de la joue. Cette extension n'est même pas rare.

Les gingivites des *fièvres graves* restent ordinairement à l'état érythémateux. A peine voit-on parfois un léger liseré ulcéreux les compliquer.

Celles du *scorbut*, au contraire, sont toujours ulcéreuses et assez souvent même gangréneuses. Sous leur influence, la portion de gencive qui avoisine les dents, et parfois même toute la muqueuse gingivale, n'est plus qu'un putrilage, constamment saignant et donnant à l'haleine une fétidité caractéristique.

Enfin, la gingivite consécutive à la *pulpite* est celle qui fournit presque exclusivement les formes phlegmoneuses. Le pus, après s'être formé dans la cavité dentaire et avoir donné lieu à tous les phénomènes de la pulpite, que j'ai décrite dès 1873 (1), peut se faire jour par des voies différentes. Tantôt une mince lamelle de dentine, le séparant de la cavité produite par la carie, on voit cette lamelle céder et l'abcès se vider par cette ouverture, laissant la gencive intacte ; c'est la terminaison la plus heureuse, mais aussi la plus rare. Tantôt, au contraire, le pus remontant le canalicule dentaire, et passant entre la dent et le tissu osseux, vient sourdre entre la dent et la gencive en donnant lieu à une périostite alvéolo-dentaire ; enfin, dans d'autres cas, on voit le pus respecter le collet de la dent, gagner les parties profondes de la gencive et celles-ci s'enflammer à leur tour : c'est l'abcès gingival, la *gingivite phlegmoneuse* ou encore la fluxion dentaire.

Après les douleurs vives de la pulpite, une douleur sourde et plus supportable la remplace et se localise sur un point de la gencive. Celui-ci devient le siège de battements isochrones à ceux du pouls. Une tumeur apparaît ; elle devient molle, fluctuante ; et,

(1) *De la pulpite aiguë et chronique*, par M. le Dr E. Maurel. (Paris, 1873).

après un ou deux jours, si l'on n'intervient pas, on la voit s'ouvrir et donner lieu à un flot de pus odorant, mais le plus souvent de nature franchement phlegmoneuse.

Généralement on peut espérer que tout est fini, et que, l'abcès vidé, l'affection va marcher rapidement vers la guérison. Il n'en est pourtant pas toujours ainsi. Parfois, le pus est mal lié et présente manifestement les caractères d'un pus osseux. C'est que dans sa marche vers l'extérieur, le liquide contenu dans la cavité dentaire a altéré l'os avec lequel il a été en contact, et a produit des lésions plus ou moins étendues. C'est dans ces cas (ostéo-périostite alvéolo-dentaire) que l'abcès gingival est suivi de fistule, soit que cette fistule succède immédiatement à l'abcès, soit que l'abcès, après s'être fermé, apparaisse de nouveau, devenant ainsi un de ces *abcès à répétition* que vous rencontrerez souvent au-dessus des dents cariées. C'est la *fistule dentaire*.

La gingivite de la *menstruation* (1) signalée par Delestre, ne se manifeste, je l'ai dit, que par du gonflement et du ramollissement. Mais il n'en est pas de même de celle qui est liée à la grossesse.

D'après Pinard et Didsbury, son élève, celle-ci se montrerait parfois dès le deuxième mois de la *grossesse*, mais le plus souvent à partir du quatrième. Elle persisterait autant que la grossesse et pourrait même se prolonger après elle ; elle se montrerait sous les formes congestives et ulcéreuses, sans que toutefois elle revêtît les caractères les plus sévères de cette forme ; l'état pulpeux et la fétidité de l'haleine seraient rares. Enfin, ces dangers viendraient

---

(1) **Gingivites** des femmes enceintes. *Bulletin général de thérapeutique*, XCII, 157.

d'abord des hémorrhagies qui, en se répétant, affaibliraient le malade, et ensuite de la chute des dents qui serait fréquente.

Jusqu'à présent, dans la description que j'ai faite des différentes formes de gingivite, je n'ai parlé que des phénomènes objectifs ; mais il est évident que ces diverses altérations de la gencive, surtout s'il s'agit de formes graves, pulpeuses, phlegmoneuses, n'existent pas sans que les fonctions de la cavité buccale soient troublées.

Déjà j'ai mentionné les difficultés qui en résultent pour la *mastication*, qui, d'abord douloureuse et incomplète, ne tarde pas à devenir impossible. Dès lors, les malades sont condamnés soit à une alimentation spéciale, qui, au milieu des obligations de la vie, devient une gêne pour beaucoup d'entre eux, soit à une nutrition insuffisante.

Il en est de même de *l'insalivation*. Celle-ci, pour se faire dans de bonnes conditions, a besoin, vous le savez, de la mastication. Cette dernière, en effet, d'abord favorise l'écoulement de la salive ; et ensuite la salive, une fois arrivée dans la bouche, c'est encore elle qui la mêle intimement aux aliments. De là, par conséquent, deux causes de troubles digestifs : la salive est secrétée en moindre abondance ; et, de plus, elle arrive dans l'estomac sans avoir été mêlée aux aliments.

La gingivite, quelle que soit sa forme, reste le plus souvent localisée à son point d'origine. Je ne saurais, en effet, considérer comme un symptôme à distance l'extension de l'inflammation à la muqueuse buccale. Ou bien, en effet, dans ce cas, cette extension est peu marquée et elle reste sans importance ; ou elle se généralise, et la gingivite s'efface pour faire place à la stomatite.

Les seuls phénomènes à distance que l'on puisse considérer comme lui appartenant sont : d'abord, une inflammation légère des *ganglions* sous-maxillaires, quand il s'agit de la partie médiane de la gencive inférieure ; et des ganglions cervicaux, quand l'inflammation siège soit à la partie postérieure de cette mâchoire, soit à la mâchoire supérieure ; et ensuite un certain *engorgement* de la muqueuse tapissant l'infundibulum, et rendant parfois difficile et douloureux le mouvement de la mâchoire inférieure.

Quant aux phénomènes généraux, ils sont toujours légers et souvent nuls. On peut voir des gingivites érythémateuses, ulcéreuses et même fongueuses, durer des années sans qu'elles s'accompagnent du moindre mouvement fébrile. Ce que l'on observe le plus souvent, et c'est là un fait important, ce sont des troubles digestifs, dont on cherche parfois vainement la cause ailleurs, et qui n'ont pas d'autre origine. Seule, la forme phlegmoneuse donne souvent lieu à un mouvement fébrile, et encore est-il toujours léger.

Complications. — La seule qui mérite de nous occuper est la *périostite alvéolo-dentaire*. Quelque opinion que l'on se fasse de la mince couche de tissu conjonctif qui existe entre la dent et l'alvéole, il est incontestable qu'elle est en continuité de tissu avec la partie extérieure de la gencive par son tissu conjonctif et par ses vaisseaux ; mais que, malgré cette continuité, il existe entre ces deux régions des différences suffisantes pour que chacune d'elles puisse être atteinte séparément : nous pouvons voir l'inflammation du périoste dentaire exister seule, et réciproquement. Lorsque l'inflammation de la partie externe de la gencive ou gingivite s'étend à ce tissu périostique, c'est donc une *complication*.

Cette complication, je dois le dire, est des plus sérieuses ; c'est elle surtout qui menace l'existence des organes de la mastication, des dents. Ce n'est, en effet, que lorsqu'elle vient compliquer la gingivite que nous voyons ces organes perdre de leur solidité.

Je vous ai parlé d'une forme de cette inflammation à propos du diabète, de la forme connue sous le nom de *gingivite expulsive*. Mais, je dois vous le dire, toutes les périostites alvéolo-dentaires, heureusement, n'ont pas cette gravité. Cette affection, développée seulement sous l'influence d'une gingivite et prise à temps, est parfaitement curable. Son pronostic ne s'aggrave que si on la néglige.

Elle est surtout caractérisée par l'ébranlement des dents, par une sensation d'allongement due au gonflement du périoste, qui, effectivement, fait saillir la dent au-dessus du niveau des autres, par la douleur à la pression, au simple contact de la dent opposée, souvent par la sensibilité du collet, au contact des acides ou des corps trop chauds ou trop froids, et enfin, par un même liseré purulent qui existe d'une manière constante au tour de la dent, et qui s'exagère par la pression dans le sens vertical.

Anatomie pathologique. — Dans la gingivite *érythémateuse aiguë*, les altérations anatomiques, de même que dans tous les érythèmes, siègent surtout dans la couche épithéliale. Le chorion ne présente qu'un léger exsudat et un peu de congestion.

Dans la couche épithéliale, au contraire, nous trouverons d'abord certaines cellules profondes en voie de prolifération; et, de plus, entre elles, dans les canaux intercellulaires, des corpuscules migrateurs plus ou moins nombreux, et aussi quelques hématies.

Enfin, tandis que les couches profondes présentent ce surcroît d'activité, les plus superficielles sont vouées à la destruction. Nous retrouvons ici, en effet, cette *bandelette nacrée* ou *liseré gingival* que je vous ai déjà signalé en vous parlant des stomatites aiguës et chroniques. Je vous rappelerai seulement que cette production est la caractéristique de l'état aigu ou des périodes aiguës. Quant à sa composition, elle est surtout constituée, vous le savez, par les cellules épithéliales plates des couches les plus superficielles, auxquelles se sont jointes des cellules lymphatiques migratrices, et quelques micro-organismes, le plus souvent des leptothrix.

La forme *congestive* ne diffère de la précédente que par l'exagération de l'état conjonctif des vaisseaux du chorion. Celui-ci, outre ses vaisseaux normaux largement dilatés, en contient d'autres de nouvelles formations. Les uns et les autres sont gorgés de globules rouges et blancs; et cela, parfois à ce point, qu'ils affectent un aspect variqueux. Enfin, des cellules migratrices en grand nombre existent en dehors des vaisseaux.

C'est généralement sous ce double aspect que se présente *l'état chronique*, c'est-à-dire qu'il réunit les deux processus de l'érythème et de la congestion.

Quant à la forme *ulcéreuse,* je vous ai décrit ses lésions dans la dernière leçon; je n'y reviendrai pas. Sachez seulement que, comme précédemment, nous aurons à étudier ici la zone limitante et la matière pulpeuse, dans laquelle nous retrouverons les infiniment petits que je vous ai longuement décrits.

Un seul point doit nous arrêter un instant : c'est la structure des productions caractérisant la gingivite *fongueuse*; elles ne sont, du reste, que des bourgeons charnus fortement développés, pouvant atteindre cinq ou six millimètres. Outre le même revêtement épithélial, elles ne sont composées que de vaisseaux de nouvelle formation, décrivant un riche lacis, dont les mailles sont remplies par du tissu embryonnaire, au milieu duquel figurent des cellules migratrices en assez grand nombre.

Quant à la gingivite *phlegmoneuse,* ses lésions anatomiques sont celles de toutes les inflammations purulentes franches, et il me paraît inutile de m'y arrêter.

Durée. La description que je vous ai donnée de la gingivite doit vous faire prévoir qu'elle constitue une affection de longue durée. Sauf quelques formes, telles que celles de la menstruation, ou celles qui accompagnent les fièvres, aucune d'elles ne tend d'elle-même vers la guérison. Nous avons même vu celle de la grossesse persister jusqu'après l'accouchement. C'est qu'en effet, comme j'ai cherché à le faire ressortir, dès que la gingivite dure un certain temps, elle se complique de la présence du tartre dentaire. Or, à partir de ce moment, quel que soit son point de départ, elle passe à l'état de gingivite tartreuse ; et, dès lors, elle ne guérira plus sans une intervention qui la débarrasse de ce corps étranger.

Sa durée pourra également être prolongée par l'existence d'une périostite alvéole-dentaire, ou mieux encore d'une ostéo-périostite alvéole-dentaire. Quant à la fistule dentaire, nous devons la considérer comme la complication d'une affection dentaire, pulpite, cémentite, etc. ; et je pense que c'est plutôt à propos de ces affections qu'il convient d'en faire l'étude.

Marche. — Nous avons vu que la marche de la plupart des gingivites est envahissante. Le plus souvent, en effet, ses diverses formes ne font que marquer les étapes successives d'un même processus. Erythémateuse d'abord, la gingivite devient ensuite ulcéreuse, puis pulpeuse. Voilà ce qui a lieu, si l'on s'en tient au processus anatomique.

D'autre part, l'inflammation, après avoir envahi la gencive, gagne le périoste alvéole-dentaire ; et c'est ainsi que les dents sont ébranlées et finissent par disparaître.

Mais, la nature, dans cette lutte, vous le savez, ne reste pas inactive. Elle met en œuvre ses moyens ordinaires de réparation ; et c'est ainsi qu'assez souvent, pour peu qu'une médication intelligente vienne à son aide, nous la verrons, au moins momentanément, arrêter le mal. Aussi est-il fréquent de voir des périodes stationnaires et même d'amélioration, interrompre la marche progressive de ces affections. Mais, il faut que vous le sachiez, ces efforts de la nature resteront impuissants, sans votre intervention. Les gingivites, en effet, constituent une des affections, contre lesquelles notre action est des plus évidentes. Elles ne guérissent pas sans nous. Livrées à elles-mêmes, elles restent stationnaires ou ne se terminent que par la perte de toutes les dents, et après des souffrances qui peuvent durer des **années.**

Diagnostic. — Le diagnostic ne nous arrêterait pas longtemps, si nous n'avions qu'à différencier la gingivite des autres affections. Mais, vous devez vous le rappeler, quand j'ai établi la division des nombreuses gingivites, je vous ai dit que, ne pouvant les décrire toutes, je me réservais de vous dire quelques mots sur chacune d'elles, à propos du diagnostic. Ce chapitre comprendra donc deux parties : la première consacrée à différencier la gingivite des autres affections; et la seconde, la plus longue, à différencier les diverses gingivites entre elles.

Affection d'une localisation bien nette, à limites bien précises, et, de plus, facile à constater, la gingivite ne compte pas parmi les affections qui auront à exercer votre sagacité. Il vous suffira de faire ouvrir la bouche au malade pour la reconnaître. Je ne crois pas, en effet, que vous puissiez la confondre avec l'*aphthe*, le *muguet*, le *noma*. Chacune de ces affections a des caractères qui la séparent nettement de la nôtre. Il ne peut y avoir quelque doute qu'entre sa forme ulcéreuse et la stomatite *ulcéro-membraneuse*. Pour distinguer ces deux affections, du reste, vous vous rappelerez que cette dernière est constituée par une membrane qui siège le plus souvent sur la muqueuse génale; que, quand elle siège sur la gencive, elle ne suit pas le liseré gingival; et qu'elle a plutôt de la tendance à envahir toute la hauteur de la gencive. La gingivite ulcéreuse, au contraire, peut donner lieu à un dépôt pulpeux, mais jamais à une fausse membrane; elle est presque exclusivement localisée sur le liseré gingival, qu'elle suit sans envahir le reste de la surface libre de la gencive; enfin sa largeur dépasse rarement deux millimètres. Sa tendance est de gagner en longueur, en envahissant de proche en proche le pourtour des dents, mais non en surface.

Passons maintenant au diagnostic des diverses gingivites entre elles, et voyons, dans leur symptomatologie, quels sont les caractères qui peuvent permettre de les distinguer des autres, et qui, par conséquent, ont autorisé les auteurs à leur accorder une description spéciale.

Suivons donc la classification que nous avons admise, et passons successivement en revue chacune de ces formes, en commençant par les simples.

Je vous ai assez longuement décrit les gingivites *érythémateuses* et *congestives*; je n'y reviendrai pas. L'ulcéreuse nous a également tenus assez longtemps; et, outre sa forme la plus commune, je vous ai signalé deux de ses variétés fréquentes : la *tartreuse* et la *pulpeuse* ; je n'insisterai pas davantage. Mais trois autres méritent de nous arrêter un instant; ce sont : la gingivite des fumeurs, celle des verriers et celle des ouvriers en cuivre.

La gingivite des *fumeurs*, désignée également sous le nom de *charbonneuse* ou de liseré charbonneux, est des moins importantes. Elle ne dépasse pas la forme congestive, et se trouve surtout caractérisée par la présence de dépôts charbonneux, brun-foncé ou noir, dans les interstices dentaires, au collet des dents et sur les bords libres des gencives. C'est sur ces points, du moins, que ces dépôts sont le plus apparents; mais c'est surtout dans les caries dentaires qu'on trouve les plus abondants. Ils tapissent ces cavités accidentelles parfois d'une couche assez épaisse et assez résistante pour constituer une véritable couche protectrice ; et peut-être se trouve ainsi justifiée cette opinion, assez accréditée dans le public, que le tabac guérit des maux de dents.

La *gingivite des verriers* a été décrite par Putégnat dès 1862. C'est à tort, du reste, qu'on lui a donné le nom de gingivite des verriers ; les verriers, proprement dits, n'y étant nullement sujets. Ce sont, en effet, les tailleurs de cristal de verre qui en sont atteints ; et c'est seulement chez eux que Putégnat l'a signalée.

Quoique de nombreuses causes semblent entrer dans son étiologie, celle qui, pour l'auteur et pour Magitot, paraît jouer le rôle principal, est l'action mécanique produite par la poussière du verre existant dans l'atmosphère des ateliers, action mécanique qui, par l'irritation qu'elle produit au niveau du bord libre des dents, est suivie d'une modification du liquide buccal, qui, sur ce point, devient acide. Ainsi s'expliquerait donc le caractère le plus important de cette affection : l'altération du collet de la dent, et la chute de la couronne, sous l'influence d'une carie serpigineuse.

Comme la précédente, la gingivite des ouvriers en *cuivre,* d'après Galippe et Magitot, serait de nature traumatique. Galippe, je l'ai dit, a pu, en effet, faire absorber des quantités considérables de cuivre à des animaux sans voir cette affection survenir. Cette gingivite, du reste, ne produit jamais de bien grands désordres ; et surtout, nous ne la voyons pas, comme la précédente, compromettre les dents.

Enfin, au dernier rang des gingivites simples, vous voyez figurer la *gingivite hypertrophique.*

Cette forme rare a été fort bien étudiée par Magitot dans son article si complet (Gencives), du dictionnaire encyclopédique. Anatomiquement, elle est caractérisée par l'hypertrophie de l'élément fibreux de la gencive; et, au point de vue des symptômes, elle est constituée par un épaississement et une dureté remarquables, d'une partie plus ou moins étendue de cet organe. Sa marche est lente et progressive. Elle succède à certaines formes chroniques dont elle représente une terminaison. Son traitement relève surtout de la cautérisation ponctuée.

Passons maintenant au groupe des SPÉCIALES. Trois gingivites composent sa première subdivision : la vésiculo-ulcéreuse, l'ulcéro-membraneuse et la gangréneuse.

La *vésiculo-ulcéreuse* est rarement limitée à la gencive ; et, dans ce cas, ses caractères sont si identiques à ceux qu'elles présentent toujours, que je ne trouve aucune raison pour justifier une description séparée ; et cela, d'autant plus que nous étudierons plus tard la stomatite aphtheuse. Qu'il me suffise de vous dire que le siège le plus fréquent des aphthes, quand ils se développent sur la gencive, est le sommet de cet organe chez les nourrissons et sa face antérieure chez l'adulte.

L'inflammation *ulcéro-membraneuse* atteint souvent la gencive ; mais il est rare qu'elle s'y localise d'une manière exclusive. Dans tous les cas, quand elle l'envahit, ses caractères restent ceux que nous décrirons en traitant de cette affection. Quant à ceux dans lesquels l'inflammation resterait limitée à la gencive, il y a lieu de rechercher s'il ne s'agit pas seulement d'une gingivite ulcéreuse simple ; qu'il s'agisse soit d'une gingivite de dentition, soit d'une gingivite tartreuse.

Enfin, si le *noma* peut se montrer sur la gencive, sa nature envahissante ne le laissera que peu de temps limité sur cette région ; et dès le second ou le troisième jour, le doute ne saurait subsister.

Le groupe suivant, celui des gingivites TOXIQUES ou MÉDICAMENTAIRES, est le plus riche ; mais aussi le plus bénin, et, en même temps, celui qui prête aux considérations spéciales les moins nombreuses.

La *gingivite mercurielle,* qui se présente la première, demande cependant à être bien connue.

C'est généralement par elle, en effet, que se révèle dès le début l'intoxication mercurielle ; et, si elle est combattue à temps, c'est à cette manifestation qu'elle peut rester limitée. Ne serait-ce donc qu'à ce point de vue, il est important que vous la diagnostiquiez facilement. Mais de plus, elle se distingue des autres par sa plus grande tendance à gagner le périoste alvéolo-dentaire ; et il faut qu'au point de vue du pronostic cette particularité vous soit connue.

Je ne crois pas que l'on ait observé la gingivite *iodique* primitive. Les effets des préparations d'iode se montrent d'abord, vous le savez, sur la muqueuse pituitaire, et ne gagnent celle de la bouche qu'en passant par l'arrière cavité des fosses nasales. Si donc vous constatez une gingivite iodique, c'est qu'il existe en même temps un coryza et une pharingite de même nature.

Il n'en est pas de même de la gingivite *plombique* ou *saturnine.* Les manifestations buccales de cette intoxication sont, au contraire, presque toujours limitées à la gencive et à son bord libre. L'inflammation n'est jamais bien prononcée. On constate, dans ce cas, de l'érythème, ou tout au plus une mince bordure ulcérée. Si les lésions sont plus profondes, c'est que la gingivite tartreuse est venue se joindre à la saturnine. Quant à cette dernière, qui peut persister longtemps sans produire de grands désordres, elle est surtout constituée, outre les lésions que je viens d'indiquer, par une bordure bleuâtre ayant un ou deux millimètres de largeur, et suivant toutes les sinuosités du liseré gingival.

Le *phosphore*, comme le plomb et le mercure, pris à l'intérieur, peut produire une gingivite. Les cas de cette gingivite sont encore rares, mais peut-être ne faut-il l'attribuer qu'au peu d'usage que l'on fait des préparations phosphorées. Dans tous les cas, d'après les recherches de Magitot et une observation qui lui est personnelle, l'existence de cette affection me paraît désormais indiscutable.

Il en est de même de la gingivite *argyrique*, produite par les préparations d'argent prises à l'intérieur. Sa rareté s'expliquerait de la même manière. Quant à son existence, les deux faits de Guipon (de Laon), me paraissent ne laisser aucune place au doute.

Enfin, ce n'est que pour être complet, au contraire, que je cite les trois dernières, les gingivites *cyanique*, *fuschinique* et celle de *Jaborandi* ; je pense, en effet, qu'avant de les admettre, il faut attendre de nouvelles preuves cliniques.

On a constaté, il est vrai, l'influence du *cyanure de potassium* sur la muqueuse pituitaire, et on peut en conclure que, comme pour l'iode, cette inflammation peut gagner la cavité buccale et même les gencives. Mais, en admettant que cette gingivite cyanique fut bien prouvée, il faudrait encore établir que, dans certains cas, le processus se localise au moins avec une certaine préférence sur la gencive pour que l'on pût justifier l'introduction d'une *gingivite cyanique* dans le cadre nosologique. Or, cette démonstration n'a pas été faite.

Les gingivites *fuschinique* et celle du *Jaborandi* sont encore moins prouvées.

Pour la première, il résulterait d'expériences faites par Feltz et Ritter (de Nancy), que la fuschine prise pendant quelques jours produirait du prurit et du gonflement des gencives. Or, outre qu'il me paraît difficile de trouver dans ces quelques symptômes des caractères suffisants pour constituer une véritable gingivite fuschinique, Bergeon répétant sur lui les mêmes expériences, n'a rien éprouvé du côté de la cavité buccale. Nous sommes donc condamnés, tout au moins, à une grande réserve à son égard.

Enfin, celle du Jaborandi, elle ne me paraît pas mieux démontrée. Si, en effet, cette substance a une action sialagogue puissante, rien ne prouve que, même en continuant son action, on puisse arriver à produire une inflammation des gencives. J'ai donné bien souvent le Jaborandi, qui est non seulement, vous le savez, une sialagogue, mais aussi un sudorifique des plus sûrs ; et je n'ai jamais rien constaté qui put me faire admettre une action congestionnante ou irritante sur la muqueuse gingivale.

Vous le voyez donc, comme je vous l'ai dit en commençant l'étude de ce groupe, il ne nous a offert que peu d'intérêt pratique ; passons maintenant au troisième, à celui qui est composé des gingivites se développant sous l'influence d'une CAUSE GÉNÉRALE.

La première qui se présente se recommande tout particulièrement à notre attention. C'est la *gingivite scorbutique*. Très fréquente sur les navires autrefois, et même à l'époque où j'ai commencé à naviguer, en 1863, la gingivite scorbutique est devenue beaucoup plus rare.

Elle accompagne presque toujours le scorbut, mais elle peut aussi se présenter isolée ; et c'est à cet état que je l'ai souvent observée.

Elle est restée sur nos navires comme la dernière manifestation de la terrible affection qui, à une époque, pesait si lourdement sur nos équipages. Aujourd'hui, grâce aux progrès de l'hygiène, et surtout de l'hygiène de la bouche, elle est devenue exceptionnelle et moins sévère ; et les derniers cas graves que j'ai vus appartenaient au personnel des prisons.

La *gingivite scorbutique* est surtout de nature ulcéreuse. Mais, fait qui a son importance, surtout au point de vue du diagnostic, ses ulcérations sont plus larges. Tandis que l'ulcéreuse simple que je vous ai décrite, gagne surtout en suivant le liseré gingival, les ulcérations du scorbut s'étendent en même temps sur la surface libre des gencives et principalement sur leur face vestibulaire.

Presque dès le début, ces ulcérations s'accompagnent d'une fétidité toute spéciale, bien distincte, dans tous les cas, de celle des affections mercurielles ulcéro-membraneuses et gangréneuses. Le périoste alvéolo-dentaire est également rapidement atteint; et aussi n'est-il pas rare de voir les dents tomber, même saines. Enfin, les dépôts de tartre dentaire viennent toujours les compliquer.

Autrefois, le traitement le plus employé consistait en attouchements avec les acides minéraux, et surtout l'acide chlorhydrique fumant et le nitrate acide de mercure. Sous l'influence de ces agents puissants, en effet, les gencives guérissaient, et j'ai pu le contater souvent ; mais c'était presque toujours au détriment de quelques dents, surtout quand c'était l'acide chlorhydrique qui avait été employé.

L'action de cet acide était double. Si, d'une part, en effet, il attaquait les dépôts tartreux et modifiait heureusement les ulcérations, d'autre part, il agissait puissamment sur les dents et les détruisait chimiquement.

J'ai conservé pendant longtemps des dents exemptes de toute carie, tombées de la bouche d'un jeune marin ainsi traité, et devenues transparentes sous l'influence des attouchements réitérés de cet acide. Aussi ne saurais-je trop m'élever contre son emploi, de même que contre celui de tous ces agents puissants. Le tartre doit être enlevé mécaniquement ; et, quand vous l'aurez fait, quelques attouchements avec des substances bien moins actives, et surtout inoffensives pour les dents, conduiront l'affection tout aussi promptement à la guérison.

Je vous ai déjà parlé de la gingivite *diabétique* en vous parlant de l'étiologie ; je n'y reviendrai pas. Qu'il me suffise de vous rappeler que, de même que la précédente, et la gingivite mercurielle, elle a une grande tendance à envahir le périoste-alvéolo-dentaire ; mais que son processus dépasse rarement la forme érythémateuse.

La *gingivite de la diphthérie* atteint rarement la cavité buccale ; or, la stomatite diphthérique primitive est encore plus rare, et je ne sais si l'on a vu la diphthérie atteindre isolément la gencive.

Enfin, quoique diverses affections *syphilitiques*, primitives ou secondaires, puissent se présenter sur les gencives, ces manifestations sont rares. Les gencives constituent même un des points de la muqueuse buccale où on les rencontre le moins souvent.

Quant aux gingivites de la *menstruation* et celles de la *grossesse* qui complètent ce groupe, je vous en ai parlé assez longuement dans la symptomatologie pour que je n'aie pas à m'y arrêter ici.

Enfin le quatrième groupe, vous le savez, ne comprend qu'une gingivite, la gingivite *crémeuse*, Je ne puis, du reste, vous dire à son sujet que ce que je vous ai déjà dit à propos de quelques autres, les gingivites vésiculo-ulcéreuses, ulcéro-membraneuses, etc.; c'est que dans ces cas, la gencive n'est jamais atteinte d'une manière exclusive; et que, par conséquent, il ne convient pas de séparer l'étude de la gingivite de celle de la stomatite de la même cause, que nous ferons dans une leçon ultérieure.

Pronostic. — Ce que j'ai dit sur la marche, la terminaison et le diagnostic de cette affection me dispensera d'insister longuement sur le pronostic. Sans gravité dans le cas de gingivite de la dentition, ce pronostic est lié à celui de l'affection générale, fièvre grave, scorbut, diabète, dont elle est une manifestation. Les formes idiopathiques, érythémateuses aiguës ou chroniques sont peu graves. Il en est de même des formes phlegmoneuses, si les parties osseuses ne sont pas atteintes. Quant à celles qui sont suivies d'une fistule et aux formes ulcéreuses, surtout compliquées par l'inflammation du périoste dentaire, nous avons vu qu'elles peuvent retentir de la manière la plus fâcheuse sur l'état général ; et que, même lorsqu'elles guérissent, elles ne le font qu'en laissant la bouche démunie d'une partie des organes de la mastication, et par conséquent plus ou moins incapable d'assurer désormais cette importante fonction.

Traitement : *Formes secondaires*. — Vous serez assez souvent consulté pour la gingivite de *première dentition*. Dans les quelques jours qui précèdent l'*éruption des dents*, vous verrez, en effet, la gencive rouge, tuméfiée et ramollie. C'est là véritablement une gingivite souvent localisée à l'espace occupée par une ou deux dents, quelquefois cependant s'étendant plus au loin. Il faudra, dans ces conditions, supprimer le *hochet dur* que l'on donne souvent aux enfants, et qui ne pourrait qu'augmenter l'irritation de la muqueuse. Du reste, je puis vous le dire, puisque l'occasion se présente, ces hochets sont complètement à rejeter. On a dit en leur faveur que, par la pression constante qu'ils exercent sur la gencive comprise entr'eux et la dent, cette muqueuse est, pour ainsi dire, usée, coupée, et que l'éruption de la dent est ainsi favorisée. Je crois que c'est là une erreur. Il n'y a pas de raison pour que les pressions souvent réitérées, agissent autrement dans l'enfance qu'aux autres âges. Or, quel est le résultat de ces pressions, dans les cas où nous pouvons facilement le constater, comme chez le vieillard privé de dents ?

Dans ces cas, nous voyons, au contraire, ces pressions durcir, tasser la gencive de telle manière qu'elle en arrive presque à remplacer les dents; et il n'y a pas de raison pour que les pressions fréquentes agissent autrement chez l'enfant. Je pense donc, je le répète, que le hochet dur est à rejeter.

Dans tous les cas, vous n'hésiterez pas à le faire lorsque l'inflammation existe. Cependant, comme l'enfant éprouve un besoin fréquent de mâcher, de placer un corps quelconque dans la bouche, vous lui ferez donner un corps mou et moins irritant ; celui qui est le plus avantageux est un morceau de *racine de guimauve*. Après quelques instants, cette racine sera transformée en un corps mou inoffensif, et dont les propriétés mucilagineuses seront, de plus, utiles contre l'irritation de la gencive. A l'emploi de ce moyen, qui est le plus important, vous pourrez joindre quelques onctions calmantes sur les gencives. Je vous conseille d'employer, dans ce but, les solanées ayant un corps gras liquide comme excipient, huile d'olive, vaseline liquide, ou même, si la douleur était très vive, defaire quelques applications de *chlorydrate de cocaïne*, mais que vous n'emploierez qu'à faible dose, et en ayant soin d'en faire vous-même l'application avec un pinceau.

Vous pourrez également vous conformer à l'usage et employer le sirop de dentition de Delabarre, qui doit son action calmante surtout au safran.

Il est rare que la gingivite de *deuxième dentition* vous oblige à intervenir. Dans tous les cas, ses indications sont les mêmes que celles de l'*éruption de la dent de sagesse*.

Pour celle-ci l'intervention, au contraire, est fréquente. C'est par l'*excision et la cautérisation avec l'acide chromique* que vous obtiendrez le meilleur résultat. Je vous ai donné les raisons de cette préférence, même sur le thermo ou le galvano-cautère, en vous parlant de la stomatite ulcéreuse.

Les gingivites des *fièvres graves* demandent plus de soins qu'on ne leur en accorde habituellement. Il faut, dans toutes ces affections, qui rendent le malade si peu soucieux de sa personne, que, sur les indications du médecin, son entourage supplée à cet oubli. Je ne saurais trop vous recommander, par exemple, de faire enlever avec le plus grand soin les *fuliginosités* que vous trouverez non seulement dans la fièvre typhoïde, mais dans toutes les fièvres et les phlegmasies graves. Vous ne sauriez croire combien les malades apprécient ces soins et combien ils peuvent leur être utiles, non seulement au point de vue de la conservation des dents, mais même pour l'évolution générale de la maladie.

La gingivite du *diabète* devra être l'objet d'une attention constante. Vous pourrez ainsi, sinon guérir, au moins assez souvent raffermir, ne serait-ce que momentanément, quelques-unes des dents branlantes, et rendre la mastication plus facile au malade.

Le premier soin devra être de ne laisser séjourner aucune parcelle de tartre sur les dents ; leur collet sera minutieusement surveillé. Ensuite vous pourrez toucher les points les plus irrités de la gencive avec l'acide chromique pulvérulent. C'est là le moyen sur lequel vous devrez fonder le plus d'espérances. Enfin, les soins de propreté devront être constants. La bouche sera lavée matin et soir et avant chaque repas, et chaque fois avec une solution de chlorate de potasse à 1 0/0. Si, malgré ces soins, l'ébranlement ne fait que s'accentuer, s'il est tel que la mastication devienne impossible, il ne faut plus hésiter et en venir à un sacrifice complet. Vous enlèverez successivement les dents les plus ébranlées; puis, quand elles auront disparu, vous ferez porter un appareil de prothèse. C'est un des cas rares dans lequel les médecins doivent le conseiller. Mais, ici, son emploi s'impose, si vous ne voulez voir se joindre aux symptômes de la gingivite tous ceux de l'alimentation insuffisante.

Quant à la *gingivite scorbutique*, elle est toujours ulcéreuse, je l'ai dit; et son traitement va se confondre avec celui de l'ulcéreuse primitive.

Le traitement de la gingivite se développant sous l'influence de la *menstruation*, ne demande que quelques astringents. Ce sont les préparations de chlorate de potasse et de monésia qui seront ici les plus utiles.

Pinard, et après lui Didsbury, se sont bien trouvés d'un mélange de chloral et d'alcoolat de cochléaria, ainsi que de celui de la teinture d'iode, dans le traitement de la gingivite de la *grossesse*. Je ne fais aucune difficulté pour adopter cette pratique en ce qui concerne leur première formule; mais vous savez que j'ai déjà combattu l'emploi de la teinture d'iode dans la thérapeutique de la bouche. Or, ses inconvénients sont encore plus marqués, quand il s'agit des gencives, que pour tout autre point de cette cavité.

Formes primitives. — Le traitement de la *forme érythémateuse primitive* se réduit, le plus souvent, à quelques précautions d'hygiène et à des lotions émollientes d'abord, astringentes ensuite. Vous savez que, parmi ces derniers agents, je donne la préférence au chlorate de potasse et que je repousse l'alun. La forme congestive pourra, de plus, nécessiter quelques scarifications.

L'abcès gingival réclamera tout d'abord les émollients et l'incision ensuite. Parmi les premiers, outre les lotions avec les infusions de mauve, de guimauve ou d'hibiscus dont je vous ai déjà parlé, je dois vous signaler un moyen des plus actifs et des mieux tolérés par le malade : c'est le cataplasme de coton. Un léger morceau d'ouate est trempé dans une solution mucilagineuse et calmante, ou même dans une solution de chlorate de potasse, et appliqué sur la gencive.

Ce coton, ainsi maintenu par la pression de la lèvre, exerce une action des plus calmantes. Quant à l'incision, je n'ai rien à vous dire ; si ce n'est qu'il faut la faire large et profonde ; et que, vu la facilité de cicatrisation que présente la gencive, il est souvent nécessaire de la maintenir ouverte par un tube plongeur.

J'arrive maintenant au traitement de la *gingivite ulcéreuse*, qui, le plus souvent, je vous l'ai dit, est d'origine tartreuse ; et j'y joins celui de la gingivite scorbutique.

Quelle que soit l'origine de l'ulcération, vous le savez, le *tartre* ne tarde pas à se déposer ; et dès lors il devient la cause la plus importante de sa persistance.

Votre premier soin doit donc être de l'enlever. C'est en vain qu'avant cette opération vous tenteriez l'emploi des émollients, des calmants, des astringents, des caustiques même les plus actifs ; sachez bien que ce sont là des souffrances, et du temps perdus pour le malade.

Vous devez procéder à *l'ablation du tartre*, même lorsque la gencive vous paraît le plus irritée. Je dirai même, que plus la gencive est fongueuse et saignante, et plus vous serez frappés de l'efficacité de votre intervention.

L'enlèvement du tartre dentaire dans ces conditions, en effet, aura, en outre, l'avantage de produire une saignée locale des plus utiles.

Je n'ai pas à vous décrire ici l'opération du nettoyage

des dents. Sachez seulement que c'est là une opération facile et abordable à tout médecin ; qu'il existe, pour la pratiquer, une série d'instruments commodes ; et qu'enfin les résultats que vous en obtiendrez seront si satisfaisants, que facilement vous passerez sur le petit ennui qu'elle vous imposera.

En même temps que vous enlèverez le tartre dentaire, il faudra vous occuper des *fongosités,* s'il en existe. Celles qui sont volumineuses seront enlevées avec un bistouri, des ciseaux ou avec le galvano-cautère. Comme ces parties sont très riches en vaisseaux, je vous préviens que si vous voulez éviter l'hémorrhagie, vous devez aller lentement et ne pas dépasser le rouge-sombre. Le galvano-cautère est préférable au thermo-cautère, parce qu'il donne moins de calorique rayonnant.

Le nettoyage de la bouche et la destruction des fongosités ne sont pas les seules opérations que vous imposera la gingivite ulcéreuse. Les dents malades devront également être soignées et parmi elles surtout les chicots.

Je ne puis ici vous parler du traitement de la carie dentaire ; mais je dois vous dire que beaucoup de gingivites ne sont entretenues que par elle ; et que, par conséquent, vous ne pourrez en triompher qu'en vous adressant d'abord à la cause qui les produit.

Gardez-vous de sacrifier les dents trop facilement. Il est rare qu'une dent ayant encore une partie de sa couronne ne puisse être conservée, même lorsqu'elle est atteinte de carie pénétrante. Il suffira de l'obturer avec les précautions voulues, pour que pendant longtemps encore elle rende des services.

Je pousse si loin la conservation des dents, que je les garde même lorsqu'elles sont réduites à leurs racines, pourvu que ces fragments ne soient pas branlants.

Lorsque la couronne aura disparu, il faudra donc vous assurer si les racines sont encore solidement implantées ; et si elles le sont, il suffira d'égaliser leur surface, d'abattre les angles trop vifs et d'obturer leur cavité, dussiez-vous le faire en la drainant.

Si, au contraire, la racine joue dans la gencive, vous pourrez essayer de la consolider par quelques attouchements avec de l'acide chromique ; et si vous échouez, il faut l'enlever. Vous ne pourrez assurer le bon entretien de cette bouche qu'à ce prix. Du reste, dans ces cas, l'avulsion est d'autant plus facile, que la racine est déjà branlante ; et que, de plus, l'emploi de la cocaïne la rend indolore.

Ce n'est qu'après ces opérations, enlèvement du tartre dentaire, destruction des fongosités, obturation des caries, consolidation ou avulsion des racines, que vous pourrez compter sur l'efficacité des autres moyens pour combattre l'ulcération.

De tous ces moyens, le meilleur est l'acide chromique. Mais je vous dois, à propos de son mode d'emploi, quelques explications.

Un nuage de coton sera roulé et fortement tassé à l'extrémité d'une rugine, d'un excavateur, etc., et sera ensuite trempé dans de l'acide chromique pulvérulent, en solution seulement dans l'eau qu'il attire par son hygrométricité. Le contact du coton avec le liquide ne doit laisser sur le premier qu'une tache de deux millimètres seulement.

Le point de la gencive que vous vous proposez de toucher sera, sur le moment même, essuyé avec soin avec un tampon de coton, en agissant surtout par pression ; et c'est sur cette surface ainsi préparée que vous appliquerez le bout de l'instrument chargé d'acide chromique.

Vous pourrez ainsi toucher toute l'ulcération, si elle est peu étendue, ou le faire en plusieurs jours différents, si elle est trop vaste; si elle courait le long de toute une mâchoire par exemple. Après chaque attouchement, et avant de laisser les lèvres se mettre en contact avec les gencives, il est indispensable d'essuyer le point que l'on vient de cautériser, si l'on ne veut voir le caustique se répandre sur les parties environnantes.

Quelques attouchements ainsi répétés, à plusieurs jours d'intervalle, suffiront pour transformer une gencive. Vous serez parfois étonné de la rapidité avec laquelle s'accomplit cette heureuse modification.

Comme je l'ai dit déjà plusieurs fois, c'est à l'acide chromique que je donne la préférence sur tous les autres caustiques. C'est, qu'en effet, je lui trouve deux avantages précieux : d'une part, il est facile à manier, et d'autre part il est sans action sur les tissus durs de la dent.

C'est pour des considérations de même nature que je repousse d'une manière complète, je vous l'ai déjà dit, une série d'agents que j'ai vu employer, tels que *l'acide azotique, l'acide sulfurique, le nitrate acide de mercure et l'acide chlorhydrique.*

Il se peut, que sous l'influence de ces cautérisations vigoureuses, l'inflammation marche vers la guérison; mais ce n'est qu'au détriment des dents qui tombent une à une, en partie détruites déjà par l'action de ces mêmes agents auxquels on demandait leur conservation.

Le traitement sera complété par des soins de propreté pour lesquels l'usage de la brosse est indispensable, et aussi par l'emploi des lotions désinfectantes et rendues astringentes et excitantes par la quinine, la cannelle, le pyrèthre, la bistorte et le chlorate de potasse.

Je vous parlerai des soins d'hygiène que réclame la convalescence de cette affection à la fin de nos leçons sur ces maladies.

Résumé. — 1° *Le nom de gingivite s'applique à toutes les inflammations des gencives, quelles que soient leurs causes et la nature de leur processus anatomique;*

2° *De même que les stomatites, je les ai divisées en simples et en spéciales;*

3° *Les spéciales devant être étudiées avec les stomatites de même nature, je ne me suis occupé que des simples;*

4° *Celles-ci sont, selon le point de vue auquel on les envisage, primitives ou secondaires, aiguës ou chroniques, érythémateuses, congestives, ulcéreuses ou phlegmoneuses;*

5° *Les causes principales des primitives sont : les traumatismes, les chicots et surtout le tartre dentaire;*

6° *Les causes des secondaires sont : l'éruption des dents, les fièvres graves, le diabète, la pulpite, la menstruation et la grossesse;*

7° *Au point de vue des symptômes on doit diviser les gingivites en érythémateuses, congestives, ulcéreuses (comprenant la fongueuse et la tartreuse) et en phlegmoneuses;*

8° *Les phénomènes locaux, objectifs et subjectifs, diffèrent pour chacune de ces formes;*

9° *Les phénomènes à distance sont peu marqués, ainsi que les phénomènes généraux immédiats; mais* les symptômes généraux tardifs peuvent acquérir une sérieuse importance ;

10º *L'anatomie pathologique diffère avec chaque forme ;*

11º *La durée, la marche, la terminaison dépendent de la cause ;*

12º *Le diagnostic ne présente quelque difficulté qu'au point de vue étiologique ;*

13º *Le pronostic est parfois grave en ce sens que l'affection peut entraîner la perte des dents.*

14º *Le traitement préventif acquiert ici une véritable importance ;*

15º *Le curatif est basé surtout sur la forme de la gingivite ;*

16º *On opposera les émollients et les antiphlogistiques (scarifications) aux formes congestives ; le nettoyage des dents, les cautérisations aux formes ulcéreuses ; et l'ouverture large aux formes phlegmoneuses ;*

17º *Toutes les indications de thérapeutique et d'hygiène données pour les stomatites sont applicables aux gingivites.*

SIXIÈME LEÇON

ANATOMIE ET PHYSIOLOGIE DE LA LANGUE. — GLOSSITES

SOMMAIRE. — Anatomie et physiologie de la langue.
  Glossites en général : Définition. — Etiologie. — Synonymie. — Division.
  Glossite aiguë superficielle : Définition. — Symptômes. Marche. — Durée. — Terminaison. — Diagnostic. — Pronostic. — Traitement.
  Glossites aiguës profondes : Définition. — Etiologie. — Symptômes, — Anatomie pathologique. — Marche. — Terminaison. — Diagnostic. — Pronostic. — Traitement. —

ANATOMIE ET PHYSIOLOGIE

Messieurs,

Anatomie. — La langue est un organe à fonctions multiples, occupant la cavité buccale, et se mouvant librement dans cette cavité ou même en dehors d'elle.

Sa souplesse est extrême, et évidemment en rapport avec les fonctions nombreuses et délicates qui lui sont dévolues. C'est elle, en effet, qui joue le rôle le plus actif dans les phénomènes de la déglutition, de l'articulation des sons, et même de la mastication ; enfin, c'est dans une partie de sa muqueuse que réside le sens du goût.

Sa *forme*, quoique irrégulière, peut être comparée à celle d'un cône aplati, dont la base, largement évasée, serait fixée aux diverses parties environnantes : maxillaire inférieur, os hyoïde, apophyse styloïde, etc., et dont le reste, mobile, change de forme à chaque instant.

Cependant, pour la facilité de la description, et malgré cette irrégularité et cette variabilité de forme, les anatomistes lui décrivent une face *supérieure*, une *inférieure*, deux *bords*, une *base* et un *sommet*.

Sa *structure*, sauf une membrane fibreuse, le *septum lingual*, est exclusivement musculaire ; ce qui explique son excessive mobilité, soit qu'il s'agisse de ses déplacements ou seulement de ses changements de forme.

Le *septum lingual*, partant de la base de l'os hyoïde, se termine vers la pointe de l'organe. Son épaisseur ne dépasse pas quelques millimètres ; sa longueur, quelques centimètres ; et sa hauteur, un centimètre environ.

Ses *muscles*, que la plupart des auteurs divisent en intrinsèques et en extrinsèques, sauf un, le lingual vertical, sont tous pairs. Leur nombre peut s'élever à dix-neuf ; mais il varie d'après les auteurs, l'indépendance et l'existence propre de quelques-uns de ces muscles n'étant pas acceptées par tous. Les intrinsèques sont : le *lingual supérieur*, le *lingual inférieur*, le *lingual transverse*, tous pairs, et le *lingual vertical*, qui est impair ; soit en tout sept. Quant au groupe des extrinsèques, il comprend : les *hyo-glosses*, les *génio-glosses*, les *stylo-glosses*, les *glosso-staphylins*, les *pharyngo-glosses* et les *amygdalo-glosses*, soit en tout douze.

Tous ces muscles, d'importance variable, assez souvent mêlés entre eux d'une manière inextricable, surtout vers la pointe, sont recouverts par une *membrane muqueuse*.

Cette *muqueuse*, continuation de celle de la cavité buccale, présente les mêmes couches, et dans le même ordre de superposition ; mais cependant, je dois le dire, avec des différences nécessitées par ses fonctions spéciales, et qui, ne serait-ce qu'à ce point de vue, exigent qu'elle soit étudiée séparément.

La *couche épithéliale* présente une épaisseur tantôt moindre (à la base), et tantôt plus grande (sur la face dorsale); le *chorion*, épaissi sur le dos de la langue, devient très mince sur les côtés et à la base ; enfin, la *celluleuse*, également presque nulle sur le dos, devient épaisse et lâche sur la face inférieure.

Mais ce ne sont jusque-là que des différences légères ; les plus importantes sont celles qui dépendent des papilles, des glandes et des follicules clos.

D'abord, les *papilles* se présentent ici avec des caractères qui les distinguent nettement de celles de toutes les autres régions. Elles affectent trois formes principales, auxquelles les auteurs s'accordent à donner les noms de *filiformes*, de *fongiformes* et de *caliciformes*.

Les *filiformes* sont réparties sur toute la surface de l'organe. Elles ont un axe cylindrique, d'une hauteur égale à deux ou trois fois son diamètre, et portent une série de cinq à dix prolongements filiformes, recouverts d'une épaisse couche épithéliale, à laquelle se mêlent toujours des filaments de leptothrix. — Les *fongiformes*, plus volumineuses, sont parsemées au milieu des précédentes en nombre variable, mais surtout du côté du V lingual, sur les bords et à la pointe. Elles sont à peu près hémisphériques, constituées par une partie du derme, et revêtues de papilles secondaires, mais peu développées et n'ayant qu'un mince revêtement épithélial; ce qui leur laisse une couleur rouge, tandis que les précédentes sont rendues blanches par l'épaisseur de l'épithélium. — Enfin, les troisièmes, ou *caliciformes*, ont un siège d'élection bien précis. Ce sont elles qui forment le *V lingual;* leur nombre varie de seize à vingt. Comme les précédentes, elles sont constituées par une portion du derme, qui fait saillie; mais, d'abord, elles sont plus larges et moins hautes; et, en outre, elles sont toujours placées dans une dépression de la muqueuse, dont elles sont séparées par un espace circulaire, qui reste libre. Enfin, fait des plus importants, la face externe de la papille et la face interne de la rainure présentent des cellules spéciales découvertes, presque en même temps, par Loven et par Schwalbe; ce sont les cellules sensorielles ou *organes du goût*. Elles sont cylindriques, au lieu d'être polyédriques ou aplaties, reçoivent une fibrille nerveuse par leur extrémité adhérente, et se terminent, de leur côté libre, par un bâtonnet.

Chacune de ces papilles contient des vaisseaux et des nerfs; et ces derniers, très abondants dans les papilles qui possèdent des organes du goût (les caliciformes et les fongiformes, d'après Ranvier), semblent se terminer presque entièrement dans leur intérieur.

Ensuite, les *glandes* ont bien la même structure que celle de la muqueuse buccale; mais elles affectent une distribution spéciale. On les trouve, d'abord à la base de la langue, en arrière du V lingual, et aussi sur ses bords, où elles forment une ligne non interrompue, d'avant en arrière, avec cette différence, toutefois, qu'elles sont plus nombreuses en avant, où elles constituent les glandes de *Blandin* et de *Nuhn*, et en arrière, où leur réunion, à l'extrémité de chaque branche du V, est décrite sous le nom de *glandes de Weber*.

Enfin, comme dernier caractère distinguant la muqueuse linguale de la muqueuse buccale en général, je dois mentionner des *follicules clos,* qui manquent sur cette muqueuse, et qui, au contraire, existent en grand nombre sur toute la portion de la langue située en arrière du V lingual.

Les *artères* viennent de la linguale; et les *veines*, ayant pour origine les ranines, suivent le même trajet que les artères.

Les *lymphatiques*, très nombreux, se rendent aux ganglions profonds de la région sous-hyoïdienne.

Quant au *système nerveux*, la langue, on le sait, reçoit son innervation de quatre sources : de l'*hypoglosse*, du *lingual*, du *glosso-pharyngien* et du *facial*, par l'intermédiaire de la *corde du tympan*. Le premier, exclusivement moteur, préside à tous ses mouvements, et les trois autres se partagent sa sensibilité. Le lingual se distribue à la partie antérieure, le glosso-pharyngien à la partie postérieure, et enfin la corde du tympan sur les bords. Quant à la distinction à établir entre la sensibilité tactile et gustative, quelques doutes existent encore. Cependant, il semble résulter, aussi bien des observations cliniques que des expériences de physiologie, que la sensibilité tactile appartient plus spécialement au lingual, et la sensibilité gustative au glosso-pharyngien. C'est, en effet, la partie antérieure de la langue dont le toucher est le plus délicat; et nous goûtons mieux par sa base que par sa pointe.

Physiologie. — La langue contribue à quatre fonctions :

1° La *mastication*; 2° la *déglutition*; 3° l'*articulation*, et 4° le *sens du goût*.

1° Sous le rapport de la *mastication,* c'est elle qui ramène d'une manière constante sous les arcades dentaires le bol alimentaire, tant qu'elle le juge divisé d'une manière insuffisante.

Ce bol, en effet, après avoir subi la pression de ces arcades, est rejeté, soit en dehors, dans le vestibule, soit en dedans, dans la cavité buccale. Or, les lèvres, d'une part, en se fendant comme une sangle et en procédant du bord adhérent au bord libre, le chassent du vestibule ; et, d'autre part, la langue, par des mouvements d'une souplesse admirable, va chercher ce bol dans les divers points de la bouche ; et, après l'avoir réuni, le replace de nouveau sous les dents.

2° *Déglutition*. — Ce n'est que lorsqu'elle juge ce bol assez divisé qu'elle consent à le porter dans le pharynx ; et encore n'est-ce pas sans en faire un habile triage. Ce travail de séparation des aliments est un des plus délicats qui soit confié aux mouvements involontaires. Quand ce triage est fait, la langue se charge de la partie à déglutir ; elle applique sa pointe sur la voûte palatine ; et, appuyant ensuite contre cette surface résistante, elle chasse ce bol d'avant en arrière, jusqu'à ce qu'il arrive au niveau du voile du palais ; moment où une contraction inévitable se produit, celle des piliers antérieurs et de ce voile, qui, par sa brusquerie, lui fait franchir l'isthme du gosier, comme s'il était projeté.

3° *Articulation*. — Plusieurs fois déjà, dans l'étude des maladies précédentes, j'ai signalé les troubles qu'elles apportent dans l'articulation des sons ; mais, nulle part, ces considérations ne trouvent mieux leur place qu'ici.

C'est qu'en effet, de toutes les parties de la cavité buccale, il n'en est pas qui entre dans cette fonction pour une plus large part. Il est peu de sons, qu'il s'agisse de voyelles ou de consonnes, pour la production desquels cet organe n'entre pas plus ou moins en jeu.

Il me suffira de citer les sons suivants : parmi les

voyelles, *è é, é*, et *i* que Fournier a désignées sous le nom de *linguo-palatines*, ainsi que *eu* et *u*, auxquelles il a donné le nom de *labio-linguo-palatines;* et parmi les consonnes : le *g, ng, k,* appelées par le même auteur *linguo-palatines postérieures;* le *ch, j, gn, d, tch,* ou *linguo-palatines moyennes;* les *s, z, n, d, t,* ou *linguo-palatines antérieures,* et le *t, ll, r,* ou *linguo-palatines latérales.* C'est en tout plus de vingt sons dans lesquels la langue intervient. Aussi ne devrons-nous pas nous étonner des troubles considérables constatés dans l'articulation, dès qu'une lésion quelconque viendra, soit gêner ses mouvements en les rendant douloureux, soit diminuer sa souplesse.

4° *Goût.* — Enfin, nous ne devons pas oublier que c'est à la langue qu'est dévolu le sens du goût. C'est, en effet, grâce aux *cellules sensorielles* que j'ai signalées, que nous pouvons apprécier tout ce qui a trait à ce sens. Aussi l'abolition ou du moins la diminution de l'acuité du goût, ou enfin sa perversion, constituent-elles les symptômes les premiers observés dans toute altération de sa muqueuse.

GLOSSITES

Définition et Étymologie. — On donne le nom général de glossites (γλῶσσα, langue) à toutes les maladies inflammatoires de la langue, quelle que soit leur cause, la nature de leur processus, et leur étendue.

Synonymie. — Avant l'adoption de ce nom, qui est maintenant générale, vous trouverez les mêmes affections décrites par les auteurs sous les noms divers de *paraglossa, glosso-mégista, inflatio, tumor* et *abces-*

sus linguæ, gonflement, abcès, phlegmon gangréneux de la langue, et enfin, dans quelques cas spéciaux, sous celui de *glossanthrax*.

Aujourd'hui, je l'ai dit, l'expression de *glossite* a généralement prévalu. Cependant, il est encore assez fréquent de voir dans les auteurs le nom d'*abcès*, de *phlegmon* ou de *gangrène* de la langue, employés de préférence à ceux de *glossite suppurée* ou *gangréneuse*. Qu'il vous suffise de savoir que ces expressions sont synonymes.

Division. — Les divers processus anatomiques compris sous le nom de *glossites* se répartissent, tout d'abord, en deux groupes : les *aiguës* et les *chroniques* ; et chacun d'eux, selon la profondeur de leur processus, se subdivisent ensuite en *superficielles* et en *profondes*.

Quelques-unes de ces divisions, pour les besoins de la clinique, ont même dû être de nouveau subdivisées, et c'est ainsi que, d'une part, les glossites superficielles peuvent être dites : *papillaires* ou *folliculaires*, selon que ce sont les papilles ou les follicules qui sont plus spécialement atteints, et enfin que, d'autre part, chacune des quatre principales divisions peut, à son tour, présenter deux formes : l'une *primitive,* l'autre *secondaire.*

Mais, il faut le reconnaître, la plupart de ces formes ne constituent que des variétés ; et je pense que l'on peut mettre une clarté suffisante dans la description de ces affections en se contentant des quatre divisions principales. Pour éviter de nombreuses redites, ce sont donc les seules que j'admettrai, me promettant d'indiquer les autres variétés au fur et à mesure qu'elles se présenteront dans le cours de cette étude.

Je décrirai donc successivement les *glossites aiguës superficielles*, les *glossites aiguës profondes*, les *glossites chroniques superficielles* et les *glossites chroniques profondes*.

Mais, en outre, pour parcourir tout le cadre des maladies de la langue, je devrai vous parler, en terminant, de quelques autres affections intéressant cet organe, et dont la plupart, du reste, ont été également considérées comme de nature inflammatoire ; ce sont : le groupe des affections douloureuses : *glossodynie*, *névralgie linguale*, *ulcérations imaginaires*, les *glossites desquamatives* ; et enfin l'affection singulière connue, jusqu'à présent, sous le nom de *langue noire*.

Glossite aiguë superficielle.

Définition. — La *glossite aiguë superficielle* est celle qui n'atteint que la muqueuse. Elle est *primitive* ou *secondaire*.

La forme *primitive* peut reconnaître pour causes toutes celles que j'ai déjà énumérées en traitant de la stomatite (chaleur, irritants, caustiques), qui, généralement, donnent lieu à un simple érythème ; je n'y reviendrai pas. Mais je dois, en outre, citer les érosions produites par les dents cariées, déviées ou en saillie, qui peuvent donner lieu à la forme ulcéreuse.

Il en est de même pour la forme *secondaire*. C'est, en effet, autant sur la langue que sur le reste de la muqueuse buccale que se montrent les traces de l'inflammation dues à toutes les affections du tube intestinal, gastrite, diarrhée et dyssenterie, ainsi qu'aux fièvres graves, éruptives et autres.

Symptômes. — Les symptômes présentés par ces affections varient.

Dans les formes superficielles les plus simples, on constate une rougeur diffuse, et soit une accumulation de l'épiderme, soit plus fréquemment sa desquamation. Dans ces cas, parfois, la muqueuse de la langue semble présenter de véritables pertes de substance. Son exfoliation, en effet, a lieu par places, et en formant des dessins aux bords arrondis, souvent réguliers, se rapprochant des ulcérations serpigineuses.

Plus tard, si la cause persiste, la desquamation se généralisant, la muqueuse linguale devient lisse et brillante, et ne rappelle en rien son caractère velouté normal. C'est seulement dans ces conditions que l'on peut voir des vaisseaux parcourir sa surface ; car, tant que les couches superficielles de l'épithélium persistent, même dans les états inflammatoires les plus intenses, le réseau sanguin reste caché.

Dans les formes primitives aiguës, surtout celles de causes externes, le malade éprouve de la cuisson et une sensation de brûlure plus ou moins intense. Dans les formes secondaires, les douleurs sont moins vives ; mais, cependant, la langue est assez sensible pour que le contact de tout aliment ou même de toute boisson soit pénible et quelquefois douloureux.

Dès lors, on le comprend, toutes les fonctions de la langue sont plus ou moins gênées. Le goût est aboli : la mastication est presque impossible, la déglutition douloureuse, et la parole embarrassée.

Telle est la glossite superficielle ordinaire, celle qui

atteint, le plus souvent, la partie antérieure de cet organe; mais parfois aussi, je l'ai dit, son aspect varie.

Dans quelques cas, en effet, la langue se hérisse d'aspérités, les unes aiguës, les autres fongiformes, toutes séparées par des sillons, et qui, s'entre-croisant en sens divers, donnent à la muqueuse un aspect fendillé. Ces saillies sont d'un rouge plus ou moins foncé, et souvent douloureuses aux frottements. C'est la *glossite papillaire* de Requin, qui la regarde comme surtout fréquente chez les femmes nerveuses vouées à l'hystérie, opinion partagée, plus tard, par Grisolle.

D'après Toulmouche, ce serait le même processus qui ouvrirait la scène dans de la glossite chronique, constatée chez les fileuses de chanvre ; et, d'après Bouisson, cette forme papillaire se montrerait surtout sur les parties antérieures et latérales de la langue.

Dans d'autres cas, au contraire, c'est la partie postérieure qui est plus spécialement affectée ; et c'est la couche *gandulo-folliculaire* qui est atteinte. Sous l'influence de ce processus inflammatoire, ces organes, glandes et follicules, font une saillie sensible ; et une sécrétion purulente épaisse et verdâtre apparaît : c'est la *glossite folliculaire.*

Mais qu'il s'agisse des formes papillaires ou folliculaires, ce ne sont là que des variétés, qui, du reste, dans la pratique, ne se montrent que bien rarement isolées. Aussi, d'accord en cela avec Dechambre et Demarquay, les auteurs des deux articles *Langue du Dictionnaire encyclopédique* et du nouveau *Dictionnaire de médecine et de chirurgie pratiques,* me paraît-il inutile de leur accorder une place plus étendue.

Marche, Durée, Terminaison. — La glossite superficielle de cause externe ne dure souvent que quelques
jours ; il est même rare qu'elle nécessite notre intervention. Ce n'est qu'une gêne qui disparaît d'elle-
même. Plus étendue, elle peut réclamer nos soins ;
mais elle tend encore d'elle même vers la guérison.

Quant aux formes secondaires, leur marche, leur
durée et leur terminaison, on le comprend, sont liées à
celles de l'affection, dont elles ne sont qu'un symptôme.

Diagnostic. — Le diagnostic de la glossite superficielle présente peu de difficulté. Il ne laissera, d'abord,
que peu de place au doute toutes les fois qu'il s'agira
d'une glossite de cause externe, comme celles qui résultent des brûlures, des corps irritants, etc. ; et il en est
de même pour beaucoup de cas de glossites secondaires. Il suffira de constater la cause générale pour que
la relation se présente tout naturellement à l'esprit.

Quant aux différentes variétés : papillaires, folliculaires, etc., leur siège et aussi leur aspect me paraissent également des guides suffisants.

Pronostic. — La glossite superficielle, par elle même,
n'est jamais grave. Dans ses formes légères, d'abord,
elle n'entraîne qu'une gêne de quelques jours ; dans
ses formes plus étendues, elle peut gêner la plupart
des fonctions de la cavité buccale, mais seulement
d'une manière passagère ; et si, dans ses formes secondaires, elle cause de longues souffrances, son pronostic
est dominé par celui de l'affection principale.

Traitement. — Pour toutes les formes simplement
érythémateuses, tant que les douleurs persistent, ce
n'est qu'aux émollients qu'il faut avoir recours. Ce trai-

tement, du reste, se confond d'une manière complète avec celui, que j'ai donné avec détail, de la stomatite érythémateuse simple ; et je n'y reviendrai pas. Sachez principalement qu'il faut, avant tout, éviter les traitements irritants. Ces inflammations ne sont pas de celles pour lesquelles vous puissiez compter sur la méthode substitutive.

Employez donc les émollients ; et n'en venez au chlorate de potasse et aux astringents que lorsque l'épithélium reformé servira de membrane protectrice au chorion muqueux, et aura supprimé ainsi son excessive sensibilité.

Glossites aiguës profondes.

Définition. — On donne le nom de *glossites aiguës profondes ou parenchymateuses* aux divers processus inflammatoires de la langue dépassant la muqueuse, et faisant sentir leur influence, soit dans le tissu musculaire, soit, le plus souvent, dans le tissu cellulaire intermusculaire.

Cette appellation, comme nous allons le voir, s'applique donc à des processus bien différents au point de vue clinique.

Etiologie. — Comme les superficielles, celles-ci sont *primitives* ou *secondaires*.

Les *primitives* peuvent bien reconnaître les mêmes causes que les précédentes ; mais il est rare que ces causes agissent assez fortement pour modifier les tissus profonds. Celles qui appartiennent le plus spécialement à la forme que nous étudions sont, d'abord, les piqûres de certains animaux (guêpes, vipères), le contact de quelques autres (bave de crapaud), et surtout les morsures faites par mégarde, dans les chutes, ou pendant les attaques nerveuses.

Quant aux *secondaires*, elles apparaissent principalement dans la variole, la scarlatine, la fièvre typhoïde, le rhumatisme, les oreillons, l'otite, etc., et dans le paludisme.

Symptômes. — Parmi les symptômes, les uns sont communs à toutes les formes, et d'autres, au contraire, sont propres à chacune d'elles. Nous allons les étudier successivement.

Quelle que soit la cause, le plus souvent le développement de la *glossite* est rapide. Dans douze heures, l'augmentation de volume est déjà très sensible; dans vingt-quatre heures, toute la cavité buccale est envahie; et dans trente-six ou quarante-huit heures, le plus souvent, l'organe a acquis son plus grand développement.

Cependant, dans certains cas plus rares, l'affection subit dans sa marche des temps d'arrêt. Chaque nouvelle augmentation est séparée de la suivante par un moment de repos, et parfois même d'amélioration. Dans ces cas, l'affection peut mettre six à huit jours pour atteindre son développement maximum.

Quelle que ce soit de ces deux marches celle qu'adopte l'affection, les symptômes suivants sont les mêmes. Le gonflement est considérable. Non seulement toute la cavité buccale peut être envahie, de telle manière que la langue appuyant contre les arcades dentaires en garde les empreintes; mais, de plus, cet organe peut faire à l'extérieur une saillie de plusieurs centimètres. Sous l'influence de cette augmentation de volume, bien entendu, toutes les fonctions de la bouche sont entravées ; la *mastication* et la *déglutition* sont impossibles ; et seuls les liquides peuvent encore passer en suivant les parties latérales. Non seulement ici la prononciation des consonnes n'est plus possible, mais il en est de même, ou à peu près, de celle des voyelles ; la parole est donc ainsi presque supprimée. Il peut même se faire, lorsque la partie supérieure de l'organe est atteinte, que la respiration devienne assez difficile pour que l'on pense à la trachéotomie.

Tels sont, à des degrés divers, les symptômes communs à toutes les *formes* de glossites aiguës profondes ; voyons maintenant ceux qui sont spéciaux à chacune d'elles.

Au point de vue clinique, les formes que nous devons reconnaître sont les suivantes : 1º la forme *œdémateuse* ; 2º la forme *suppurée* ; 3º la forme *gangréneuse*.

La forme *œdémateuse* la plus fréquemment observée, est souvent secondaire. C'est elle qui succède aux fièvres graves, et surtout à la variole et quelquefois aux accès paludéens. Cependant, je dois le dire, elle est encore assez rare. En dehors, en effet, des cas provoqués par les morsures de la langue dans les attaques nerveuses, je n'en ai vu que quatre cas : un cas de cause externe après la morsure d'un animal venimeux, probablement d'une mygale, pendant le sommeil ; un cas après un accès de fièvre intermittente ; un cas dans le décours d'une variole, et un dernier pendant la troisième période d'une fièvre typhoïde.

C'est celle qui atteint les plus fortes proportions. Sous son influence, il est fréquent de voir la langue dépasser les arcades dentaires de 4 à 5 centimètres.

Bien entendu, avec de pareilles dimensions, toutes les fonctions, matiscation, déglutition, prononciation, goût, sont-elles suspendues. La respiration, je l'ai dit, peut même être gênée, d'abord, par le gonflement de la base de la langue, qui ne peut se faire qu'en se reportant en arrière, et en diminuant, par conséquent, l'espace glosso-pharyngien ; et ensuite par l'œdème du ligament glosso-épiglotique, dû à la gêne de la circulation veineuse.

Au toucher, on trouve, le plus souvent, la langue de consistance molle ; et une pression un peu prolongée laisse une trace sensible ; elle est manifestement œdémateuse. On s'en convainct, du reste, facilement, si l'on invite le malade à la sortir davantage. On voit alors sur les bords une série d'empreintes profondes dues à la pression des dents.

Cet état œdémateux se reconnaît également à sa couleur ; la muqueuse est comme gélatineuse et transparente ; et on sent l'infiltrat au-dessous d'elle.

La partie qui dépasse les arcades présente souvent une teinte différente de celle qui est en arrière : tantôt elle est *plus foncée* et même bleuâtre, manifestement congestionnée, ce qui s'explique facilement par la gêne de la circulation en retour ; d'autres fois, au contraire, mais plus rarement, cette partie est *plus pâle*, comme exsangue, ce qu'il faudrait expliquer, d'après les auteurs qui ont signalé cet état, par l'arrêt de la circulation artérielle. Dans les quatre cas que j'ai vus, c'est toujours de l'état congestif œdémateux dont il s'agissait.

Dans la forme secondaire (variole, fièvre typhoïde ou paludéenne), il est rare de constater le gonflement des ganglions. Il est plus fréquent, je crois, de le trouver dans les cas consécutifs à des morsures. Ce sont surtout alors les sous-hyoïdiens qui sont pris, et leur gonflement augmente notablement la gêne du malade.

La *forme suppurée* ou *abcès de la langue* est beaucoup plus rare. Il me faut remonter à mes premières années d'étude pour en trouver un cas ; et je dois même me considérer comme privilégié, puisque Demarquay en a été réduit à citer un cas de Blandin et un cas d'un de ses élèves, le Dr Cousin ; deux cas qui, du reste, furent pris pour des kystes jusqu'à l'incision ; et que, de plus, Maisonneuve (1), dans sa thèse d'agrégation, déclare n'en avoir jamais vu (2).

Les symptômes éprouvés par le malade doivent évidemment varier avec la partie atteinte, le volume et la période de l'abcès. Cependant, les phénomènes d'acuité doivent souvent ne pas être bien marqués, et la marche phlegmoneuse bien peu nette, puisque dans les deux cas de Blandin et de Cousin, je le répète, on les a pris pour des kystes, ce qui, certainement, n'eût pas eu lieu, si ces abcès avaient eu une marche inflammatoire franche. C'est là une particularité, qui doit vous rester d'autant plus présente à l'esprit, quand vous aurez à discuter le diagnostic, que la richesse charnue de la langue devrait faire penser que tout processus inflammatoire de cet organe dût se révéler par des symptômes d'une grande intensité.

La forme *gangréneuse* n'est guère plus fréquente. Elle apparaît, le plus souvent, d'après Demarquay, dans les formes secondaires ; et cela probablement parce qu'aux phénomènes de compression, qui sont les mêmes dans tous les cas, s'ajoute alors une influence

(1) *Tumeurs de la langue ;* 1848.
(2) Depuis que cette leçon a été faite, le docteur Tapie, professeur à l'École de médecine, en a publié un cas intéressant (*Revue médicale de Toulouse,* 15 novembre 1889.

générale (typhoïde ou variole), qui, nous le savons, prédispose au travail de mortification.

La partie la plus souvent atteinte est celle qui dépasse l'arcade dentaire; mais la gangrène peut également ment prendre, comme point de départ, les parties qui sont en contact permanent avec les dents, et surtout les inférieures.

Cette forme, il faut que vous le sachiez, est souvent *insidieuse;* elle a fréquemment fait des progrès notables avant que le malade s'en aperçoive. Ce caractère doit donc vous être connu; et vous inviter à surveiller tous les points de portage, pour intervenir à la première menace.

Vous pouvez, du reste, être guidé par une autre indication que la douleur : la *perte de la sensibilité.* Dès que vous la constaterez, il faudra exciter la partie menacée par des affusions chaudes; et, si vous n'obtenez rien, en venir rapidement aux scarifications, dont je vais, du reste, vous parler.

Si la mortification se produit en arrière des arcades dentaires, il vous sera encore plus difficile de vous en rendre compte; et souvent vous ne serez averti que par la *fétidité de l'haleine,* et par l'écoulement d'un liquide ichoreux, mais qui est caractéristique.

Anatomie pathologique. — La description des caractères macrographiques de ces lésions se confond, en partie, avec celle des symptômes objectifs; je n'y reviendrai pas.

Quant aux lésions micrographiques, elles ont été peu étudiées. Cornil et Ranvier n'en parlent pas, et Laboulbène ne leur consacre que quelques lignes, dont il semble, du reste, laisser la responsabilité à Fœrster;

je les reproduirai textuellement : « Les altérations anatomiques sont : un infiltrat abondant de sérosité et de
granulations protéiques, des leucocytes placés le long
des vaisseaux, et le ramollissement des fibres musculaires. »

Evidemment, cette courte description a trait à la
glossite que j'ai appelée œdémateuse. Quant aux autres, la phlegmoneuse et la gangréneuse, leur processus doit être celui du phlegmon et de la gangrène
en général ; et ces processus sont trop connus pour que
je m'y arrête.

Marche. — La *glossite œdémateuse* reste généralement stationnaire pendant plusieurs jours, puis elle
disparaît graduellement ; et, sans le faire avec la même
rapidité que pour son augmentation de volume, elle
diminue cependant assez vite pour qu'elle nous étonne.
Quatre à cinq jours suffisent, en effet, pour que la langue
puisse de nouveau être contenue dans la cavité buccale.

L'*abcès* trouve une détente toute naturelle dans une
ouverture chirurgicale ou spontanée ; et dès lors l'affection marche rapidement vers la guérison.

Il en est de même de la *forme gangréneuse* à partir
du moment où l'escarre est détachée ; mais cette dernière,
néanmoins, me paraît être la plus longue.

Terminaison. — De plus, comme *terminaison,* tandis
que l'*œdémateuse* ne laisse habituellement aucune
trace de son passage, que l'*abcès* n'occasionne qu'une
gêne passagère, la *gangrène* peut entraîner une gêne
permanente par la perte de substance qu'elle fait subir.

Cependant, je dois dire qu'assez souvent cette gêne
est moins grande que ne semblait le faire supposer

l'étendue de la perte de substance; surtout quand elle n'intéresse que l'extrémité de la langue, et non ses bords.

Diagnostic. — Le diagnostic de la glossite, s'il s'agit seulement de la distinguer des autres affections, ne me paraît offrir aucune difficulté ; il s'impose au médecin. La difficulté ne peut se présenter que dans certains cas, quand il s'agit d'en déterminer la cause.

Les cas les plus fréquents étant consécutifs à des morsures, il faudra examiner l'organe avec soin, et voir s'il n'existe aucune plaie. Il est rare, alors, que vous ne trouviez pas aussi quelques traces d'hémorrhagie. Il faut que vous sachiez qu'il ne vous sera pas toujours possible de vous en rapporter aux renseignements fournis par le malade, quelques-unes de ces attaques pouvant avoir lieu sans qu'il le sache, et d'autres fois le malade désirant vous les cacher. La constatation de ces plaies sera d'autant plus importante, que non seulement elle nous fixera sur la cause de la glossite, mais aussi qu'elle pourra nous faire reconnaître une affection autrement grave qui, jusque-là, peut-être, n'avait pas été soupçonnée.

Quant au diagnostic de l'*abcès* et de la *gangrène*, je pense que ce que j'ai dit à propos de la symptomatologie doit suffire On aura surtout, pour se guider, les phénomènes de la suppuration pour le premier, et la perte de sensibilité, ainsi que l'odeur, pour la seconde.

Pronostic. — La glossite *parenchymateuse* est une affection plus effrayante que grave. La forme *œdémateuse* guérit, le plus souvent, sans intervention sérieuse. C'est ce que j'ai vu dans les quatre cas que j'ai observés. Mais elle demande à être surveillée ; comme vous le savez, en effet, elle peut menacer les malades d'asphyxie.

Il en est de même de la forme *suppurée*, quand la collection existe dans la partie postérieure. Mais, en outre, vous aurez ici à surveiller la marche de l'affection au point de vue de toutes les complications des suppurations ; et cela d'autant plus qu'il s'agit d'une région dans laquelle l'antisepsie est difficile.

Quant à la forme *gangréneuse,* aux craintes précédentes s'ajoute le danger des cicatrisations vicieuses après les pertes de substance.

Traitement. — L'*alimentation* doit être ici un des sujets les plus importants de votre préoccupation.

Dans un certain nombre de cas, la glossite étant secondaire, les malades sont, par leur maladie principale, déjà condamnés à une alimentation liquide , lait , bouillon, etc.; et dans ces cas, vous pourrez souvent continuer ces aliments en les faisant glisser sur les parties latérales de la bouche.

C'est également, du reste, la seule alimentation qui sera permise aux malades dans les formes primitives ; enfin, pour les secondaires comme pour les primitives, si le passage de ces aliments eux-mêmes devenait difficile, sachez qu'il vous reste la ressource de nourrir les malades par la sonde œsophagienne, et même que vous pourriez la faire pénétrer par la voie nasale.

Quelle que soit la forme dont il s'agisse, œdémateuse, phlegmoneuse ou gangréneuse, vous trouverez, le plus souvent, un avantage à donner un *purgatif;* et parmi ces agents, c'est aux purgatifs salins que je vous conseille de donner la préférence. Dans la forme œdémateuse, vous pourrez même y revenir, quand l'état stationnaire semblera devoir se prolonger.

Le *traitement local* varie pour chaque forme.

S'il s'agit de la forme œdémateuse, l'indication de combattre le gonflement est si formelle, qu'il faut y satisfaire sans retard.

Quoique, dans bien des cas, l'on ait vu le gonflement disparaître presque de lui-même, je vous conseille d'avoir recours aux *émissions sanguines locales*. Vous pouvez le faire de plusieurs manières : soit en appliquant des sangsues aux angles des mâchoires, ou en collier, en passant entre la saillie du menton et le cartilage thyroïde ; soit en faisant prendre ces annélides sur la langue elle-même, comme on le fait quelquefois ; soit en ouvrant les ranines ; soit, enfin, en pratiquant des scarifications profondes, ce qui semble être la médication adoptée de préférence en ce moment. Les scarifications peuvent être seulement au nombre de deux, une de chaque côté, ou bien multiples, deux et trois de chaque côté. Dans le premier cas, la longueur et la profondeur de l'incision suppléeront au nombre. Pour donner une indication un peu plus précise à cet égard, je puis dire que ces incisions, quand elles sont simples, peuvent atteindre 4 centimètres de longueur et 4 millimètres de profondeur. Ces incisions saigneront, en général, beaucoup ; et il n'y aura qu'à laisser l'écoulement continuer jusqu'à ce qu'il s'arrète de lui-même. Vous pouvez même malaxer la langue pour le favoriser. C'est là, disent tous les auteurs qui l'ont employé, un moyen des plus efficaces et des plus prompts.

Je dois vous signaler ici une application récente du pouvoir anesthésique de la cocaïne. Si vous étiez appelés à faire ces scarifications, je ne saurais trop vous engager à en faire bénéficier votre malade.

Vous injecteriez, au préalable, dans la langue, en

pénétrant à une profondeur qui dépasserait de quelques millimètres celle à laquelle doivent arriver vos incisions, trois ou quatre injections intra-musculaires de chlorhydrate de cocaïne, en ayant soin de faire pénétrer chaque fois de cinq à dix gouttes de votre solution, et cela en retirant graduellement la canule. Le sel de cocaïne pourrait, dans ce cas, être employé à la dose de 10 p. 100.

Enfin, si malgré ces scarifications, que vous pouvez répéter, si malgré des sangsues que vous pouvez ajouter au traitement, des phénomènes d'asphyxie survenaient, il ne faudrait pas hésiter à pratiquer la trachéotomie. Elle s'imposerait d'autant plus à vous dans ces circonstances, que vous savez que cette gêne respiratoire est tout à fait passagère ; et que faire respirer le malade pendant quelques jours, c'est lui sauver sûrement la vie.

Les *émollients* seront toujours indiqués, soit qu'ils constituent la partie principale du traitement ; soit qu'au contraire ils ne viennent qu'ajouter leur action à celle, beaucoup plus énergique, des émissions sanguines.

Les *désodorants* et les *antiseptiques* seraient surtout indiqués dans les cas de scarifications.

Parmi les désodorants, c'est toujours au permanganate de potasse que vous devrez donner la préférence ; et parmi les antiseptiques, ce sera aux solutions d'acide borique et de bichlorure de mercure.

Dans la *forme phlegmoneuse*, si elle est reconnue à temps, l'indication la plus urgente est évidemment *l'ouverture de l'abcès*. Mais cette opération, il faut que vous le sachiez, sera souvent difficile. J'ai à vous signaler ici deux précautions qui pourront vous aider. La première est l'introduction d'un abaisse-langue qui, déprimant fortement l'organe, vous donnera un peu de jour ; et la seconde l'emploi d'un bistouri courbe sur le tranchant, dont vous pourrez apprécier la commodité toutes les fois que vous aurez à opérer dans la cavité buccale.

Dans cette forme, de même que dans la précédente, les désodorants et les antiseptiques trouveront leur utilité.

Enfin, dans la *forme gangréneuse*, si l'eschare n'est pas encore tombée, et surtout s'il s'agit de la gangrène congestive, il ne faudra pas hésiter à pratiquer sur le point menacé lui-même des scarifications dépassant, autant que possible, la limite du mal. Vous pourrez ainsi diminuer souvent son étendue. Mais, dans ce cas, je n'oserais vous conseiller l'emploi de la cocaïne. Je vous ai déjà signalé son action puissante de contraction sur les vaso-moteurs. Or, je ne sais pas si cette action ne favoriserait pas le travail de gangrène des parties qui ne sont encore que menacées.

Lorsque l'eschare est formée, il suffira de favoriser sa chute. On y arrivera, soit par l'emploi des *émollients,* soit par des manœuvres chirurgicales. Pendant tout ce travail d'élimination, et jusqu'à la complète cicatrisation, les *désodorants* et les *antiseptiques* trouveront encore leur utilité. Enfin, j'ajouterai que, dans ce cas, la marche de la plaie devra être surveillée, pour éviter des cicatrisations vicieuses.

SEPTIÈME LEÇON

GLOSSITE CHRONIQUE

La glossite chronique, je l'ai dit en commençant, comme la glossite aiguë, comprend deux formes : l'une *superficielle* et l'autre *profonde*.

Glossite chronique superficielle.

Division. — La forme *superficielle*, à son tour, comprend plusieurs variétés assez distinctes. Tandis, en effet, que l'une, la plus légère et aussi la plus commune, correspond à la stomatite érythémateuse chronique dont elle fait souvent partie, et par conséquent reste presque exclusivement épithéliale, d'autres, plus rares, plus rebelles, pénètrent plus profondément dans l'épaisseur de la muqueuse.

De là, d'abord, deux variétés : l'une simplement *épithéliale* et l'autre franchement *muqueuse*. La première faisant souvent partie, je l'ai dit, de la stomatite érythémateuse chronique, et ayant déjà été décrite avec elle, je n'y reviendrai pas. Seule, par conséquent, la *glossite chronique muqueuse* nous occupera ici. Celle ci, du reste, pourra elle-même nous présenter deux types différents, comme nous le verrons dans la description, selon que le processus anatomique s'est localisé d'une manière plus spéciale en arrière du *V lingual*, dans les *glandes* et les *follicules,* ou en avant dans les *papilles.*

Définition. — Anatomiquement, la forme *muqueuse* est donc caractérisée par un processus occupant les trois couches de la muqueuse. Quant à ses symptômes, ceux qui sont communs à ces diverses variétés sont l'*épaississement du chorion* et la *diminution de la mobilité.*

Etiologie. — Ses causes ne sont pas toujours connues. Celles que l'on peut invoquer le plus souvent sont d'abord la *persistance* d'un état aigu ou le grand nombre de ses *réapparitions,* chaque nouvelle atteinte laissant la muqueuse un peu moins souple. Ce manque de souplesse pourra se manifester tantôt sur un point, tantôt sur un autre, ou même être général. Puis vient le *frottement* de la langue contre les corps durs, tels que les dents déviées ou cariées, les appareils de prothèse, etc. C'est peut-être également par le frottement qu'il faudrait expliquer la glossite que j'ai déjà signalée chez les fileuses de chanvre. Cette inflammation serait, dans ce cas, produite par le simple contact, souvent répété, de cette matière textile, sans qu'il soit besoin de faire intervenir aucune autre influence.

Les abus de l'alcool et du tabac ont également été cités ; et des travaux récents semblent donner une réelle importance à ce dernier, en établissant que de nombreux épithéliomas de la langue ont été précédés, sur le point même de leur développement, d'une glossite scléreuse localisée.

Enfin, viennent les diathèses, et parmi elles surtout les diathèses *goutteuse* et *herpétique*. J'exclus ici, selon l'usage, la diathèse syphilitique qui, cependant, est de beaucoup la plus fréquente.

Symptômes. — Sous l'influence de l'épaississement de sa muqueuse, la langue perd, bien entendu, une partie de sa souplesse ; et, si elle peut encore jouer son rôle dans les phénomènes de la *mastication* et de la *déglutition*, elle ne le fait que d'une manière inhabile, et seulement à la condition de voir la volonté intervenir et l'aider de ses conseils. Cette intervention des mouvements volontaires, en outre, reste insuffisante quand il s'agit de l'*articulation* des sons. La mastication et la déglutition, en effet, ne demandent pas la même précision que la prononciation. Si la langue n'arrive pas dès la première fois à replacer le bol buccal sous les arcades dentaires, elle peut y revenir une fois, deux fois et plus ; et à la condition d'y mettre toute son attention, le malade peut mâcher, comme par le passé, avec la différence que cet acte qui s'accomplissait autrefois d'une manière purement réflexe et inconsciente, exige maintenant toute son attention. Les conditions restent également à peu près les mêmes pour la déglutition, qui, en somme, est un acte rare, et auquel le malade peut se préparer. Mais il en est tout autrement pour la prononciation. Le rôle de la langue dans ce phénomène, en effet, ne comporte pas la moindre hésitation, la moindre imperfection ; chacune d'elles se paie par une faute sur laquelle elle ne peut plus revenir. Aussi, est-ce surtout cette fonction qui est entravée. Enfin, je dois ajouter que le *goût* est en partie aboli.

La *consistance* de l'organe, et c'est là un de ses caractères essentiels, est toujours augmentée ; elle peut l'être plus ou moins, mais elle l'est toujours. *Son volume*, au contraire, peut rester normal, augmenter ou diminuer ; mais dans ces deux cas, toujours dans des proportions relativement faibles. Quant à son *aspect*, il varie. Dans le cas de glossite par frottement, le point atteint présente un aspect lisse, nacré, qu'il ne faut pas confondre avec celui que j'ai signalé à propos de la stomatite. Ici, nous n'avons pas affaire à une membrane s'enlevant facilement comme le liseré gingival ; la partie blanche est fortement adhérente. Cet aspect rappelle celui que quelques auteurs ont signalé dans une forme de psoriasis lingual, et qu'ils ont désigné sous le nom de *porcélanique*. Ce caractère, il faut donc le savoir, n'est pas particulier au psoriasis de cet organe.

Quelquefois, le processus anatomique semble s'être localisé sur la partie postérieure de la langue, en arrière du V lingual, c'est-à-dire à celle qui, anatomiquement, diffère du reste de la muqueuse par la plus grande fréquence des glandes et par la présence des follicules clos. Dans ce cas, cette partie de la langue est épaisse, rouge et présente une série de saillies rappelant l'aspect de la pharyngite glanduleuse, avec laquelle, du reste, elle se trouve souvent liée : c'est la *glossite folliculaire chronique*.

Enfin, d'autres fois, c'est surtout la partie antérieure qui est atteinte. Dans toute cette partie, les papilles sont hérissées, plus dures qu'à l'état normal, et surtout paraissent plus distantes les unes des autres, de telle manière que sur beaucoup de points on voit le fond des sillons qui les séparent.

C'est que, sous l'influence de cette irritation de la muqueuse, la langue a changé de forme. Tandis qu'à l'état normal, et surtout dans les états fébriles, vous la voyez aplatie, large, ce qui rend sa surface horizontale, sous l'influence de l'irritation de la muqueuse, les muscles, et surtout les muscles propres, lingual latéral et vertical, sont en état de contraction permanente ; et cette contraction donne à la langue la forme d'un cylindre à section circulaire, au lieu d'avoir celle d'un cylindre aplati. Dès lors, les papilles qui étaient parallèles deviennent divergentes ; et l'espace qui les sépare du côté de leur partie libre est augmenté. Si donc nous pouvons dans cet état voir les sillons interpapillaires, ce n'est pas que les papilles, en diminuant de volume, laissent entre elles un espace plus grand ; mais que la surface supérieure de la langue, au lieu d'être plate, est devenue convexe.

Les papilles ne sont pas isolées une à une ; elles sont séparées par groupes ; et, comme je l'ai dit, loin d'être diminuées, elles sont souvent augmentées, et parfois même à ce point qu'elles simulent des végétations.

La *couleur* de la langue varie : blanchâtre, saburrale au début, elle devient ensuite rouge, pour prendre plus tard sur certains points une teinte plus foncée.

Dans le cas de frottement, je l'ai dit, cette couleur peut être blanc nacré, *porcélanique*. Elle est rouge vif dans les formes folliculaires, et rouge pâle seulement dans les papillaires.

Anatomie pathologique. — Tant que l'*état saburral* persiste, la couche épithéliale est augmentée d'épaisseur. Ces prolongements minces qui surmontent chaque papille sont surtout constitués par des cellules épithéliales aplaties, auxquelles, il est vrai, vient se joindre une riche végétation de leptothrix. Plus tard, l'apparition de la *couleur rouge* coïncide avec la chute de cet épithélium. La muqueuse ne conserve guère en ce moment que ses deux couches les plus profondes qui, constamment éliminées, deviennent le siège d'une réparation et d'une reproduction exagérées.

Mais, ce ne sont pas là les lésions les plus importantes. Celles qui caractérisent réellement l'affection se trouvent dans les deux couches sous-jacentes, le chorion et la celluleuse. L'une et l'autre, en effet, participent au même processus. Les cellules plasmatiques sont le siège d'une prolifération manifeste ; les éléments conjonctifs sont augmentés de volume, et un exsudat se fait. C'est véritablement un processus cirrhotique. Ce même travail s'étendant aux papilles, elles deviennent, comme je l'ai dit, plus volumineuses, plus saillantes et plus résistantes. Enfin, les *glandes*, participant au même travail, voient leurs canaux excréteurs s'étirer pour se prêter à l'épaississement de la muqueuse, puis se rétrécir ; et leur produit, étant retenu dans leur cavité, leur donner un volume plus considérable, et concourir ainsi à l'augmentation de l'épaisseur de la couche à laquelle ces glandes appartiennent.

Diagnostic. — Il est basé sur l'augmentation de la *consistance*, l'*aspect* de la muqueuse et sur la nature de la *cause*. On ne saurait confondre notre affection ni avec les suivantes, ni avec les diverses formes desquamatives ; leur diagnostic, du reste, sera discuté avec chacune de ces maladies. Seules, quelques glossites syphilitiques peuvent nous faire hésiter ; mais pour elles, parfois le diagnostic restera insoluble. Que la modification de la muqueuse soit partielle ou générale, elle peut, en effet, naître sous l'influence de cette diathèse. Ce sont les commémoratifs qui nous fourniront les indications les plus utiles. Mais parfois encore nous feront-ils défaut, soit que nous ayons à nous défier de la bonne foi du malade soit que nous ne puissions compter sur sa mémoire.

Marche, Durée, Pronostic. — La *marche* de l'affection est régulièrement progressive. Lente d'abord, ses progrès s'accélèrent avec le temps. Livrée à elle-même, elle ne rétrocède jamais.

Sa *durée* est donc soumise au traitement; et l'efficacité de ce dernier variant avec la nature de l'affection, on conçoit que certaines formes soient beaucoup plus longues que d'autres.

Sans compromettre la vie du malade, ni même l'existence de l'organe, cette affection, nous le voyons, entrave puissamment ses fonctions. Elle est une cause de souffrances, sinon vives, du moins constantes; et, de plus, elle constitue une *infirmité*, une incapacité des plus difficiles à supporter par les malades.

Traitement. — Quelques cas de glossite chronique muqueuse partielle pouvant naître sous l'influence d'un contact constant, mais mousse, tels que celui d'un appareil de prothèse ou mieux d'une dent faisant saillie, il y aura lieu de rechercher ce point de contact et de le supprimer. Ce sont les cas les plus heureux. Lorsque cette cause est éliminée, et que l'on se trouve réellement en présence d'une affection diathésique, il faut, en s'aidant de tous les renseignements que peut donner la clinique, faire le possible pour remonter à la

véritable cause, et compter sur le traitement de la diathèse plus que sur tout autre.

Quelques antécédents goutteux, rhumatismaux, ar-
thritiques, quelques manifestations herpétiques pourront mettre sur la voie. Dans le cas de diathèse goutteuse, vous donnerez les alcalins à doses croissantes et
soutenues. Vous les ferez d'abord prendre chez le malade;
et, si l'affection résiste, il vous restera la ressource
d'envoyer le malade aux eaux, ce qui lui permettra de
profiter en même temps de l'influence de leur therma-
lité et de leur composition chimique.

Les préparations arsénicales combattront la glossite
herpétique. Vous pourrez donner les préparations d'ar-
sénic, soit en solution, soit en pilules, soit encore avoir
recours aux eaux minérales. Dans ces cas aussi, si le
traitement des eaux restait impuissant à domicile,
vous pourriez diriger vos malades sur les stations
arsénicales.

Enfin, il pourra vous arriver d'épuiser tour à tour
les moyens appartenant à ces deux grandes médications; et, dans ces cas, il ne faut pas hésiter à mettre
le malade à l'*iodure de potassium*.

La clientèle civile vous condamne à cet égard à
beaucoup de réserve. Ne vous croyez pas obligé
d'éclairer nécessairement le diagnostic étiologique;
ne tourmentez pas le malade par de trop longs in-
terrogatoires; mais sans vous expliquer, et tout
simplement, venez-en au traitement des accidents ter-
tiaires, et atteignez rapidement les doses de 3 et 4
grammes. Enfin, si cette médication partage le sort
des autres, joignez-y les préparations de mercure et
d'or; et insistez sur elles. Puis, graduellement, par une

série de modifications, donnez la première place à ces dernières.

Or, vous pourrez voir parfois le succès couronner vos efforts, lorsque tout paraissait perdu. La syphilis nous envahit de plus en plus, vous le savez, et c'est avec raison qu'on vient de la signaler à la tribune de l'Académie de médecine, comme un péril social. De la grande ville, elle a gagné la petite, puis le village ; elle pénètre maintenant dans la campagne ; et le danger le plus grand, c'est qu'elle le fait désormais dans ses formes les plus insidieuses. En vieillissant, elle se transforme, se déguise, prend tous les masques ; et si dans ses formes types elle est encore l'apanage presque exclusif de la débauche, sous ses formes frustes, elle peut, ne l'oubliez pas, occuper le lit conjugal, même le plus respectable. Ce mal d'autrefois, ces erreurs de jeunesse, vous les retrouvez là, trente ans, un demi-siècle après ; et, ce qui est pis, se ravivant et passant dans les générations suivantes. La syphilis peut renoncer momentanément à son tribut, mais jamais à ses droits.

Traitement *local*. — En dehors des cas de glossite partielle dépendant du frottement contre un corps dur, vous devrez peu compter sur cette partie du traitement. Dans ces cas, au contraire, c'est lui qui l'absorbera tout entier. C'est à supprimer la cause que vous devez vous occuper : disposition différente de l'appareil ou limage de la dent selon le cas.

Cependant, même dans les glossites diathésiques, il ne sera pas inutile d'aider le traitement général par quelques soins locaux.

Les émollients vous rendront des services pour lut-

ter contre la sécheresse et la dureté de la muqueuse
Ce sont eux qu'il faut employer de préférence à tout
autre. Il est rare, en effet, que les astringents et les
modificateurs soient indiqués.

Dans les cas rebelles, vous pourrez cependant tenter
les cautérisations ponctuées, que vous ferez soit avec
le galvano-cautère, soit avec la pointe la plus fine du
thermo-cautère. Ces cautérisations ne doivent pas pénétrer profondément ; mais elles doivent être rapprochées d'un centimètre environ, et répétées tous les
trois ou quatre jours.

Quand vous adressant au traitement *général*, vous
en viendrez à l'emploi des préparations mercurielles,
j'ai à vous indiquer les frictions mercurielles sur la
face dorsale de la langue, faites avec un gramme
environ de pommade mercurielle tous les jours ou
deux fois par jour. Dans ces cas, vu l'imminence
de la salivation mercurielle, qui aurait au moins
pour inconvénient de faire suspendre le traitement,
il sera indispensable d'employer le *chlorate de potasse* en lotions plusieurs fois répétées immédiatement
après chaque friction, et aussi à l'intérieur, à la dose
de 2 à 3 grammes.

Enfin, c'est également en frictions sur la langue
que vous emploierez les préparations d'or. C'est là,
d'abord, un de leur mode d'administration fréquent ;
et, de plus, vous pourrez ainsi joindre leur action locale
à leur action générale.

Glossite chronique profonde.

Pour terminer ce qui a trait aux inflammations de
la langue, j'ai à vous dire quelques mots d'une forme

encore plus rare que la précédente : la *glossite chronique profonde.*

Définition. — Elle se distingue essentiellement de celle qui précède en ce que son processus, au lieu de s'arrêter à la muqueuse, pénètre plus profondément et atteint le tissu cellulaire sous-jacent et intra-musculaire : c'est véritablement la *cirrhose parenchymateuse de la langue.*

Etiologie. — Elle peut être *totale* ou *partielle*. Ses causes sont les mêmes que pour la précédente. La forme *partielle* apparaît après des frottements, mais elle est plus rare. La forme *totale* peut-elle succéder à une glossite parenchymateuse aiguë? Ce ne serait qu'à la forme que j'ai désignée sous le nom d'œdémateuse; et ces cas doivent être peu fréquents. Mais je puis citer comme agissant plus activement les mêmes diathèses que pour la superficielle, la *goutte*, l'*herpétisme*, en excluant comme précédemment la syphilis.

Symptômes. — Elle peut se présenter sous deux formes : l'une *hypertrophique* et l'autre *atrophique*. Ce sont là, du reste, deux états que nous rencontrerons souvent dans l'étude du processus cirrhotique, soit qu'ils se succèdent, l'atrophie n'arrivant qu'après l'hypertrophie, soit que chacune de ces formes soit primitive, et conserve les mêmes caractères pendant toute la durée de son évolution.

Dans la forme *hypertrophique*, la langue remplit la cavité buccale, dans laquelle elle ne peut plus se mouvoir. Parfois même, écartant les arcades dentaires, elle les dépasse de plusieurs centimètres.

Dans la forme *atrophique*, au contraire, qu'elle

soit primitive ou secondaire, la langue paraît revenir sur elle-même ; elle est surtout raccourcie et n'apparaît que comme un moignon.

Dans les deux cas, sa surface est couverte de papilles dures, volumineuses, soit isolées une à une, soit en groupes plus ou moins nombreux. Papilles et groupes sont séparés par des sillons profonds au fond desquels la muqueuse paraît lisse et desquamée. Ces sillons disposés dans le sens de la longueur, surtout profonds en arrière, se divisent en se dirigeant vers la pointe, et donnent à la face dorsale un aspect *raviné*.

On devine quelle gêne un pareil état peut entraîner. Aussi, sous cette influence. toutes les fonctions sont-elles profondément troublées ; quelques-unes même, telle que la prononciation, sont-elles complètement abolies.

Anatomie pathologique. — Le processus que nous trouvons ici, je vous l'ai dit, est celui des deux *cirrhores*, hypertrophique et atrophique.

Comme dans la forme précédente, l'épithélium est augmenté d'épaisseur ; et, de plus, on le trouve en voie de reproduction active pour compenser les pertes incessantes qu'il fait par sa surface libre.

Le chorion participe souvent au même processus que le tissu conjonctif inter-musculaire. Il peut même se faire que ce soit par lui que le processus ait commencé. Lorsqu'il en est ainsi, le chorion est appliqué sur la langue, et on sent à la vue que le mouvement d'athrophie ou d'hypertrophie se fait en même temps et dans le parenchyme et dans la muqueuse. Au contraire, lorsque le processus se localise sur le parenchyme, surtout lorsqu'il est de nature atrophique, le retrait se produisant principalement sur les parties profondes, la muqueuse devient trop étendue, et son adhérence n'ayant lieu qu'au niveau des sillons, il en résulte une saillie des parties comprises entre ces sillons, saillies et dépressions qui donnent à sa surface un aspect *capitonné*.

Dans la forme hypertrophique, les cellules du tissu conjonctif sont hypertrophiées et en voie de multiplication. Les faisceaux conjonctifs normaux semblent avoir augmenté de volume. Dans la forme atrophique, on trouve également des cellules conjonctives en voie de prolifération ; mais, d'abord, elles sont plus rares, et ensuite à côté d'elles s'en trouvent d'autres manifestement atrophiées. Enfin, le tissu conjonctif est revenu sur lui et plus tassé. Sous l'influence de ce retrait, de ce tassement, les *glandes*, d'abord resserrées au niveau de leurs canaux excréteurs, voient leur cavité se dilater, quelquefois même s'oblitérer, et enfin elles s'atrophient. Il en est de même du tissu musculaire qui, sous l'influence de cette pression d'abord, et ensuite sous celle des troubles de la circulation, subit une dégénérescence régressive.

Marche, Durée, Diagnostic. — La *marche* de cette affection est régulièrement progressive. Comme toutes les affections cirrhotiques, elle est presque fatalement envahissante.

Sa *durée* est indéterminée ; elle ne guérit d'abord jamais sans traitement, et souvent même lui résiste.

Le *diagnostic* ne peut offrir de difficulté qu'au point de vue étiologique. Sa dureté, son aspect raviné et capitonné ; enfin, la marche et la durée de l'affection permettront toujours de la reconnaître. Mais quelle est sa cause? Vous trouverez ici les mêmes difficultés que pour les formes précédentes ; et toutes les considérations dans lesquelles je suis entré lui sont absolument applicables.

Pronostic. — On peut dire qu'il est grave. Si, en effet, cette affection ne compromet pas l'existence, il est incontestable qu'une maladie qui gêne aussi profondément les fonctions de la cavité buccale, sépare presque le malade du reste du monde, et lui rend toute profession impossible. C'est une infirmité d'autant plus difficile à supporter, que l'intelligence restant intacte, le malade en sent tout le poids ; et qu'il sait qu'il y est condamné pour longtemps.

Traitement. — Le traitement sera surtout *général,* et dirigé d'abord contre la diathèse que vous aurez cru pouvoir incriminer. Mais pour cette forme, plus souvent encore que pour l'autre, vous aurez à constater des insuccès. Dans ces cas, c'est également à la médication *iodurée*, puis *mixte*, puis *mercurielle* ou *aurique* qu'il faudra vous adresser. Cette forme, en effet, plus souvent encore que la précédente, relèvera de ce traitement. Il ne vous est donc pas permis, quels que soient les renseignements que vous aurez recueillis, quelque affirmatif que soit votre malade, de le dispenser de ce traitement, si les autres échouent. Du reste, je dois vous le dire, cette infirmité pèse si lourdement sur l'existence du malade, que, surtout après l'insuccès des autres médications, vous le trouverez tout disposé à accepter toutes celles auxquelles vous voudrez le soumettre. Je vous renvoie, à ce sujet, à ce que j'ai dit pour la forme précédente.

Différents moyens *locaux* ont été également employés dans cette forme. Je vous ai cité la cautérisation; je puis y joindre les vésicatoires placés directement sur la langue; mais vous ne sauriez leur accorder grande confiance.

Dans un cas que j'ai eu à soigner et qui appartenait à la forme hypertrophique, on avait employé jusqu'à la compression. Les divers astringents avaient également échoué. Devant ces insuccès constants, j'en vins au traitement mixte. Je donnai l'iodure de potassium successivement, aux doses de 2, 3 et 4 grammes par jour; et j'y joignis ensuite les frictions mercurielles sur la langue, comme je vous l'ai indiqué. Mais ici, je dus, pour ces dernières, attendre quelque temps avant de les commencer. Il importe, en effet, quand on veut administrer les préparations mercurielles, de s'assurer que les dents et les gencives sont en bon état; et, si elles ne le sont pas, il faut commencer par s'en occuper. Vous ne serez à l'abri de la salivation mercurielle qu'à cette condition. Je dus donc, pour cette malade, soigner d'abord la bouche; mais j'eus ensuite la satisfaction de voir s'améliorer rapidement une affection qui faisait le tourment de sa vie depuis de longues années; mais contre laquelle, vu ses dénégations, on n'avait pas osé en venir à cette médication.

HUITIÈME LEÇON

Glossites desquamatives en général : Historique. —
Division.

Glossite exfoliatrice marginée : Définition. — Etiologie. —
Symptômes. — Anatomie pathologique. — Diagnostic. —
Traitement.

GLOSSITES DESQUAMATIVES

Messieurs,

Pour les besoins de l'étude, j'ai groupé sous ce nom
plusieurs affections de la muqueuse linguale, qui présentent ces caractères communs d'évoluer comme des
maladies cutanées, et d'entraîner une desquamation
plus ou moins complète.

L'histoire de ces différentes affections, même en les
confondant dans une étude commune, ne remonte pas
bien loin.

Ce ne fut, en effet, qu'en 1831 que Rayer décrivit,
sous le nom de *pityriasis lingual*, les premiers cas qui
s'y rapportent ; et en outre, même après cette première
mention, vingt années s'écoulèrent avant que l'attention du monde médical fut de nouveau attirée sur ce
point. Les travaux les plus anciens après celui de Rayer
sont, en effet, ceux de Mœller et de Betz, qui datent :
celui du premier de 1851, et celui du second de 1853.
Du reste, je dois le dire, si Betz, de Heilbronn, revit

bien le pityriasis de Rayer, les observations de Mœller,
de Kœnigsberg appartiennent plutôt à une autre affection, à l'*état lichénoïde*. Ce sont donc déjà deux formes
différentes ; et quoique dans la suite, quelques auteurs
aient cherché à les confondre, nous verrons que la
science d'aujourd'hui les sépare d'une manière bien
nette.

Ces deux formes, de plus, ne sont même pas les seules.
En 1864, en effet, Bergeron parle à la Société médicale des hôpitaux d'une affection de la langue, qui
serait caractérisée par des *dessins irréguliers, semblables à des cartes géographiques*; et cette description semble assez se rapprocher de l'affection à laquelle
Fournier devait donner plus tard le nom de *glossite
exfoliatrice marginée*. C'est donc là une troisième
forme ; et dès lors les trois principales formes de glossites desquamatives sont trouvées.

Enfin, en 1869, Gubler étudie de nouveau l'état
lichénoïde de la langue, qu'il tend à considérer comme
une affection parasitaire ; et, à partir de ce moment,
l'attention du monde médical étant éveillée, les travaux, nous allons le voir, se succèdent à de courts
intervalles.

En 1872 paraît la thèse de Bridou sur l'*état ligré de
la langue*, et un an après, sur le *psoriasis buccal*, celle
de Debove, qui, reprenant la plupart des faits précédents, les englobe dans une étude commune.

Peu après (1875), Alibert, élève du professeur Labéda
à l'Hôtel-Dieu de Toulouse, signale la desquamation
épithéliale comme se présentant fréquemment dans les
syphilis secondaires. En 1878 et 1881, Gautier (de
Genève), comme Debove, cherche à faire une étude
d'ensemble, mais se voit aussitôt conduit à admettre

des divisions. Pour lui, les desquamations devraient se répartir en trois catégories : *celles à découpures nettes; celles à contours festonnés*, et enfin, *l'état lichenoïde*. Un an avant lui, du reste (1880) Vanlair avait également décrit ce dernier état.

Dès cette époque, on le voit, le besoin d'une division s'imposait. Il ressort clairement des différentes descriptions, en effet, que ce serait en vain que l'on chercherait à considérer ces divers cas comme ne constituant qu'une affection unique. Au fur et à mesure qu'on étudie la question, aux différences d'aspect se joignent les différences de nature; et, bientôt, dans les publications qui vont suivre, une distinction s'établit, et l'observateur cherche à rapporter ses cas à telle ou telle de ces formes. Ce fut là, je l'ai dit, le résultat des travaux que j'ai cités; mais aussi de quelques autres, des plus importants, qui les suivirent, tels que ceux de Gaspary, Parrot, Unna et surtout ceux de Fournier, dont les idées ont été résumées dans la thèse de Lemonnier.

Ainsi donc, il résulte de ces travaux qu'on ne saurait plus aujourd'hui englober dans une étude commune ces divers états de la muqueuse linguale dans lesquels on trouve de la desquamation. Ce symptôme est commun à plusieurs formes distinctes, qui non seulement peuvent être dues à des causes différentes, mais qui, de plus, peuvent être différenciées au point de vue des caractères, telles que la forme et l'évolution; si bien que si nous réunissons tous ces caractères distinctifs, nous verrons que non seulement ils suffisent pour établir des formes différentes d'une même affection, mais aussi des affections distinctes devant comporter une étude séparée.

Celles qui me paraissent avoir déjà une existence

propre bien établies sont : le *psoriasis*, l'*eczéma*, l'*état lichénoïde* et la *glossite exfoliatrice marginée*.

Ce sont là, dis-je, des affections que je crois bien distinctes. Toutefois, vu les nombreuses lacunes que présente leur étude, je pense qu'il serait téméraire de vouloir, dès maintenant, tenter de la donner d'une manière complète. Tout ce que nous pouvons faire, je crois, pour le moment, c'est de bien établir leur existence, et de chercher, autant que possible, à les différencier les unes des autres. Aussi, suivant en cela la marche que nous avons adoptée dans divers cas, et notamment pour les gingivites, je me contenterai de décrire celle d'entre elles qui est la mieux connue, me réservant de parler des autres au diagnostic.

C'est la *glossite exfoliatrice marginée*, dont Fournier nous a donné une description si claire, qui servira de base à notre étude.

GLOSSITE EXFOLIATRICE MARGINÉE

Définition. — La *glossite exfoliatrice marginée* est une affection desquamative de la langue, mais se séparant des maladies du même groupe par un *bourrelet blanc périphérique et par son évolution*.

Ce bourrelet, d'après Fournier, présente les caractères suivants :

« 1° Une élevure notable au-dessus des parties périphériques saines ou malades ;

« 2° Une coloration blanche ou grisâtre de ce bourrelet ;

« 3° Des sinuosités de ce bourrelet, décrivant parfois des arcades multiples analogues au contour des syphilides circinées en groupe, ou même plus capricieuses en quelques cas et véritablement géographiques. »

Quant à l'évolution, elle est encore plus caractéristique; ce qui la distingue, c'est la *mobilité.*

« Si ce n'est d'un jour à l'autre, dit Fournier, tout au
moins d'une semaine à l'autre, la lésion semble se
déplacer; si bien que les arcades situées aujourd'hui
sur un point, occuperont dans quelques jours un point
opposé. »

Etiologie. — L'étiologie est un des points de cette
affection qui ont soulevé le plus de discussions; et elles
ne sont pas terminées.

Comme nous le verrons dans l'anatomie pathologique, il faut éliminer jusqu'à présent le *parasitisme.*
Si, en effet, on trouve dans les produits de râclage des
spores et des filaments de leptothrix, ces éléments, on le
sait, n'ont rien de spécial. Le *sexe féminin* et le *jeune
âge* y paraissent plus prédisposés; mais ce ne sont encore
là que des données assez vagues. Il en est de même des
rapports qu'auraient avec notre affection les *états dys-
peptiques,* les *accidents nerveux* et *certaines diathèses,* telles que l'*arthritisme.*

Mais, c'est parmi ces dernières influences qu'il
faut placer la plus importante, la *syphilis.* Sans se
rallier à l'opinion de quelques auteurs, et à leur tête
Parrot, qui considère cette affection comme étant toujours de nature syphilitique, on ne saurait ne pas tenir
compte de la grande fréquence de cette diathèse dans
les antécédents des malades. Il s'agit ici, je dois le
dire, de la syphilis héréditaire.

Parrot a retrouvé la syphilis trente-neuf fois sur
quarante-quatre ; mais il faut faire remarquer
que, pour lui, le rachitisme est une manifestation
de la syphilis; ce qui est au moins encore en discus-

sion. Gautier, de son côté, a compté la même influence quarante-quatre fois sur soixante-quatre. Or, ce sont là des chiffres, on le voit, qui ont leur importance ; et qui ne laissent aucun doute sur ce point, que, si la glossite exfoliatrice marginée n'est pas toujours une affection syphilitique, puisque même pour Parrot et Gautier dans certains cas cette nature n'a pu être établie, cette diathèse coïncide trop souvent avec elle pour qu'on ne lui accorde pas une influence considérable dans son apparition.

Symptômes. — La glossite exfoliatrice marginée a un début insidieux ; et ce n'est généralement que lorsqu'elle existe depuis un certain temps qu'elle attire l'attention. Souvent même, le hasard seul la fait-il découvrir.

D'une manière générale, c'est plutôt sur le pourtour de la langue que l'on voit ses premières manifestations ; et c'est de là qu'elle gagne vers la ligne médiane. Sa marche, du reste, est rapide.

Lorsque l'affection est en plein cours, si on cherche à se rendre compte de l'état de la langue, on constate qu'elle présente trois aspects différents. La *partie desquamée* est rouge vif, soit d'une manière uniforme, soit qu'elle conserve encore quelques traces d'épithélium ; sur certains points elle est plus foncée, comme ecchymotique. Cette partie, selon l'ancienneté de la maladie, peut être lisse, si elle est récente, ou fendillée dans le cas contraire.

Cette partie rouge desquamée est limitée, et nettement, par un *pourtour*, le plus souvent finement découpé, que tous les auteurs ont comparé, depuis Bergeron, aux dessins géographiques. Ce sont les plus récentes qui le sont le plus finement. Plus tard, ces fines découpures sont le plus souvent remplacées par des contours festonnés à arcades plus ou moins petites mais régulières.

Le nom qui convient réellement à cette partie limitante varie suivant les cas. Il y a souvent une saillie, ce qui justifie le nom de bourrelet; mais fréquemment, aussi, elle est peu marquée, et semble ne se révéler que par un changement de coloration. Ce ne serait donc dans ce cas qu'un liseré.

Enfin, au delà, existe la *partie saine,* qui peut être plus ou moins étendue.

Souvent, un seul côté est pris; et quoique l'affection soit assez ancienne pour avoir eu le temps de recommencer plusieurs fois son évolution, elle reste confinée sur la même moitié de la langue.

D'autres fois, les deux sont envahis, soit qu'ils aient été pris simultanément, soit que d'un côté l'affection ait gagné l'autre.

Voilà ce que vous fera toujours constater l'examen. Si, ensuite, vous interrogez le malade, vous apprendrez que la sensibilité tactile est restée intacte; que la sensibilité gustative est souvent exagérée; et enfin que les mouvements sont légèrement gênés, sans que cependant le toucher fasse constater un changement notable dans la consistance de l'organe. Tout le processus semble être limité à la couche épithéliale.

Le siège le plus fréquent de l'affection est la face dorsale de la langue, mais elle existe très souvent aussi sur les bords; et lorsqu'elle dure assez longtemps, la face inférieure est également souvent envahie. Enfin, je dois dire que, quoique son siège de prédilection soit la partie moyenne et antérieure, elle peut dépasser le V lingual. Il n'est donc aucune des parties de la muqueuse qui lui échappe d'une manière complète.

Anatomie pathologique. — A la demande de Lemonnier, Balzer a cherché à se rendre compte de la nature de l'affection par l'examen microscopique des produits du râclage. Ce n'est là, bien entendu, qu'un procédé bien imparfait. Cependant, il lui a déjà permis de faire quelques constatations qui ont leur importance.

Sur le *liseré*, les papilles sont recouvertes de filaments et de spores de leptothrix ; mais ces mêmes éléments se rencontrent aussi sur la partie saine de la langue, et on sait qu'ils existent sur toutes à l'état normal.

Sur la *partie saine*, je l'ai dit, on trouve les mêmes éléments, et même en plus grand nombre.

Enfin, sur la *partie desquamée*, les spores et les leptothrix font presque défaut.

« Mais on constate que sur les mêmes papilles, dit Balzer, les cellules ont subi la tranformation cavitaire au point que le noyau et la plus grande partie du protoplasma ont disparu. »

« En résumé, termine le même observateur, ces inflammations très superficielles de la langue intéressent principalement l'épiderme, et probablement aussi la couche la plus superficielle du derme », et dans leur développement le parasitisme n'entre pour rien.

Ces résultats, je l'ai dit, ont été obtenus par le râclage ; mais, en outre, Parrot et son chef de laboratoire Martin, ont fait l'examen de la langue sur des coupes ; et leurs résultats ne s'éloignent que peu des précédents. « L'épithélium est tuméfié et plus épais. Les cellules de la couche cornée ont augmenté de volume, ainsi que celles du corps de Malpighi, qui est en outre le siège d'une prolifération cellulaire plus active. »

Enfin, ces deux observateurs insistent sur l'existence autour des vaisseaux des papilles et des portions sous-jacentes du derme, d'un grand nombre de corpuscules lymphoïdes disséminés ou agglomérés; et s'appuient sur cette constatation pour admettre que le siège principal de l'affection est dans le derme, et que ces manifestations épidermiques sont tout à fait sous la dépendance de ses altérations.

De ces deux séries de recherches, émanant d'observateurs différents, ce premier fait semble donc acquis que l'épithélium présente toute la série des lésions inflammatoires. Quant au derme, les deux le considèrent comme atteint. Mais tandis que Balzer, vu le procédé employé dans ses recherches, avait cru devoir rester sur la réserve, Parrot et Martin sont des plus affirmatifs à son égard, et lui font même jouer le rôle le plus important. Enfin, les uns et les autres excluent le parasitisme.

Diagnostic. — Lorsque la glossite exfoliatrice marginée se présente dans sa forme type, son diagnostic ne saurait offrir de difficulté. Outre son caractère desquamatif, en effet, elle a pour se faire distinguer des autres affections du même groupe, la *forme* de sa ligne de démarcation et surtout son *évolution* rapide et capricieuse. J'ai assez insisté sur ces deux particularités à propos de la définition ; je n'y reviendrai pas.

Mais, à côté de ces types bien délimités, la clinique vous en mettra souvent sous les yeux, pour lesquels, il faut vous y attendre, grand sera l'embarras.

En somme, en effet, ce qui domine la symptomatologie de tout ce groupe d'affections, son signe le plus
saillant c'est la desquamation ; or, cette desquamation
se retrouve tout aussi marquée dans le psoriaris et
l'état lichénoïde que dans notre affection.

Quant à la forme qu'affecte la partie desquamée, la
marche de la maladie, la couleur, l'épaisseur du bour-
let, si dans quelques cas vous les trouvez assez tran-
chées pour pouvoir dire sans hésitation que vous êtes
en présence de telle ou telle autre forme; dans d'autres, chacun de ces signes pris séparément présente
un état intermédiaire qui vous laisse dans le doute, ou
bien tandis que l'un d'entr'eux vous fait pencher pour
une forme, un autre tout aussi net vous impose une
opinion contraire.

Vous devez donc, je le répète, vous attendre dans la
pratique à de sérieuses difficultés à ce sujet. Voici
pourtant quels sont les caractères qui, dans ces cas
douteux, pourront vous éclairer.

L'état lichénoïde, surtout bien étudié par Gubler,
diffère de notre affection, et par la forme qu'affecte la
partie desquamée et par sa zone limitante. La
partie desquamée, au début, est rosée ; puis elle
devient rouge vif ; et dans cette période sa couleur
rappelle de tout point celle des glossites exfoliatrices.
Mais lorsque l'affection se prolonge, l'uniformité de
cette teinte est traversée par une série de taches blanches. Les bords sont largement festonnés, et non point
déchiquetés comme dans la glossite exfoliatrice au
début; enfin la surface de la partie desquamée est
déprimée. Le *bourrelet* offre ici une véritable saillie,
manifestement plus marquée que dans la glossite exfoliatrice. Il peut s'élever de deux millimètres au-dessus

du niveau de la partie saine, qu'il semble défendre. Sa couleur est d'un blanc opaque, qui tranche même sur la couleur saburrale de la partie saine. En outre, ce bourrelet est constitué surtout par un épaississement du derme; car il est résistant, et le râclage ne fait constater qu'une couche d'enduit saburral moins épaisse que sur les points non envahis. Enfin, l'*évolution* de la desquamation est lente et régulière, ce qui tend encore à séparer l'état lichénoïde des autres affections.

Ainsi, *tractus* parcourant la surface desquamée, *bourrelet* limitant blanc opaque et épais, enfin, *marche* lente et régulière, tels sont les caractères distinctifs que l'on peut reconnaître à cet état desquamatif; passons au psoriasis.

Dans sa forme type, le *psoriasis* se sépare nettement des formes précédentes. Tandis, en effet, que dans ces dernières c'est la desquamation qui constitue le caractère dominant, elle n'arrive ici que secondairement, dans les cas anciens, et le plus souvent est reléguée, par un autre caractère, au second plan.

Au début de sa période confirmée, le psoriasis lingual se présente avec un aspect blanchâtre; c'est cette couleur qui caractérise les *portions atteintes*. Ce n'est que tardivement, je l'ai dit, que, par places, à cet aspect succède la couleur rouge de la desquamation. Sur certains points, la couleur, tout en restant blanche, change de nuance; elle devient nacrée et brillante. De plus, sur ces points, le toucher fait constater des élevures papuleuses de la grosseur d'un grain de millet. Mais, même au-dessous de ces papules, le tissu lingual conserve sa consistance normale. Seuls, le derme et la couche épithéliale sont épaissis.

Enfin, quand des parties desquamées existent, elles

ont des *contours* irréguliers, à pente douce et sans ligne de démarcation bien tranchée.

En somme, si le psoriasis lingual conserve ses caractères chroniques, il sera facilement distingué des deux formes précédentes. Il n'est, en effet, desquamatif que tardivement et qu'en partie ; et *son aspect blanc opaque ou nacré,* ainsi que ses *élevures papuleuses,* le caractérisent assez nettement.

J'ai déjà décrit longuement la *glossite superficielle chronique* dans une leçon précédente ; je ne m'y arrêterai pas longtemps. Vous aurez pour la distinguer de nos formes desquamatives, et entre autres de l'exfoliatrice marginée, les commémoratifs et aussi ses caractères propres. Nous ne trouverons chez elle, en effet, ni l'aspect qui rappelle une affection cutanée comme dans les précédentes, ni leur liseré limitant.

Je ne fais également que vous signaler la *glossite des fumeurs* dont quelques formes ont déjà été étudiées, et dont une autre, la glossite scléreuse, le sera avec la stomatite du même nom, dont elle n'est qu'une de ses diverses localisations.

Après ces formes desquamatives, ayant toutes déjà été l'objet de plusieurs travaux, soit en France, soit à l'étranger, et qui par conséquent semblent désormais avoir droit à une place dans le cadre pathologique, je dois vous parler d'une autre affection me paraissant appartenir au même groupe. Cette affection est celle que Kaposi a signalé depuis quelques années seulement, et qu'il a décrite le premier sous le nom de *glosssodynie exfoliatrice.*

Galliard nous en a donné l'analyse suivante :

« La glossodynie exfoliatrice est une affection douloureuse, chronique de la langue, sans lésion anatomique bien caractérisée, observée surtout chez les femmes à la période moyenne de la vie et rarement chez les vieillards. Ses caractères subjectifs sont des sensations de brûlure, d'élancement, surtout au niveau des bords de la pointe de l'organe, durant jour et nuit, troublant le sommeil, et n'étant modifiées ni par les mouvements, ni par le contact des aliments. Ces douleurs tourmentent le malade à tel point qu'elles peuvent déterminer un état mental inquiétant, excitation ou dépression cérébrale, mélancolie, folie, etc.

Quant aux symptômes objectifs, ce sont : la desquamation des bords et de la pointe de la langue, la dénudation des papilles filiformes et fongiformes apparaissant sous forme de points rouges, l'existence des plaques à bords sinueux, en forme de carte de géographie.

« La nature de la glossodynie est inconnue. L'exfoliation ne pouvant être considérée comme suffisante pour expliquer ces atroces douleurs, d'autant plus qu'elle existe dans d'autres affections sans déterminer aucune souffrance, il a paru forcé à Kaposi d'invoquer une excitabilité nerveuse particulière, l'hystérie, etc. Ce que l'on sait de son étiologie, c'est qu'elle est souvent liée à l'anémie, à la dyspepsie chronique, aux troubles de la digestion, à la constipation.

« Quant au traitement, il s'adresse, soit à l'affection elle-même : opium, cocaïne, borax, iode, tannin, etc., ou mieux aux attouchements avec une solution de nitrate d'argent ; soit aux états généraux dont elle semble dépendre : anémie, dyspepsie, maladies nerveuses, etc.

« Grâce à ces divers traitements judicieusement combinés, on obtiendrait souvent des améliorations ; mais les guérisons complètes seraient rares. »

Enfin, pour compléter le diagnostic de notre affection, nous avons à la différencier de deux formes *syphilitiques* pouvant atteindre la muqueuse linguale : les plaques muqueuses érosives et les plaques lisses.

Les *plaques érosives* siègent sur la face dorsale et les bords de la langue. Elles sont de forme irrégulière et de petite dimension. Leur fond seul est desquamé, et leurs bords sont en pente douce dans les premiers temps. Elles deviennent fissurées dans les cas de récidive.

Les *plaques lisses* (Fournier) (1) ou fauchées en prairies (Cornil) (2), apparaissent dans la période secondaire. Elles ont été minutieusement décrites par Fournier.

« Cette éruption, dit cet auteur, consiste en des plaques plus ou moins étendues, qui se localisent exclusivement sur le dos de la langue, plaques tantôt circonscrites et lenticulaires, tantôt étalées sur une large surface, rougeâtre et d'un rouge plus vif notamment que celui des parties saines environnantes, régulières de contours plutôt que déchiquetées et assez souvent arrondies ou ovalaires ; plaques *non érosives* (notez bien cela) et différant des érosions en ce qu'elles ne se laissent pas colorer en blanc par le nitrate d'argent ou le nitrate acide de mercure ; plaques enfin remarquablement lisses, comme polies ou vernies, contrastant en cela, par conséquent, avec l'apparence villeuse des tissus voisins. On dirait à voir ces plaques que des papilles linguales ont disparu de leur surface, qu'elles ont été rasées. Cette dépapillation (pardonnez-moi ce barbarisme) est-elle réelle ou n'est-elle qu'apparente ? Je ne saurais le dire, n'ayant pas encore eu l'occasion

---

(1) *Leçons sur la syphilis*. Hôpital Lourcine, 1re édition, p. 564.

(2) Cornil. *Leçons sur la syphilis*, 1879, p. 126.

d'examiner *post mortem* une langue affectée de la sorte.

« Toujours est-il que, *de visu*, les papilles ne sont plus appréciables au niveau de ces plaques ; et c'est là précisément ce qui donne à cette lésion un aspect tout spécial. »

Comme vous le voyez, les affections siégeant sur la muqueuse linguale, et se manifestant par la desquamation, sont déjà assez nombreuses, et peut-être même toutes ne figurent-elles pas parmi celles dont je viens de vous parler. Mais je ne crois pas que, dans l'état actuel de la science, on puisse être plus complet.

Ces différentes formes constituent-elles bien autant d'entités distinctes? C'est au moins là ce que nous devons admettre pour le moment ; sans que, toutefois, nous puissions considérer cette opinion comme tout à fait démontrée. En somme, la question des glossites desquamatives doit rester à l'étude ; mais, néanmoins, dès maintenant, je l'ai dit, il me paraît impossible de les confondre dans une description commune ; et je pense que les travaux ultérieurs ne feront que mieux établir leur plurialité, ainsi que les distinctions que, d'après les données de la science, nous avons déjà admises.

Traitement. — Nous avons vu, d'une part, qu'un des caractères les plus saillants de notre affection est d'évoluer comme une maladie cutanée ; et, d'autre part, combien fréquemment la syphilis héréditaire figure dans son étiologie.

De là, deux grandes indications du traitement : les sulfureux et les antisyphilitiques.

Mais vous ne sauriez les appliquer aveuglément. Mis en présence de cette affection, vous aurez à faire surtout le diagnostic étiologique. C'est en consultant les antécédents du malade, et ceux de ses parents que vous y arriverez. Vous passerez successivement en revue dans votre esprit les différentes diathèses, les divers points de l'hygiène, les habitudes, les affections anciennes ou existantes ; et c'est de l'ensemble de ces renseignements, bien mieux que de l'aspect de l'affection, sachez-le bien , que vous tirerez les meilleures indications pour formuler un traitement.

Toute cause irritante sera d'abord supprimée ; il en sera ainsi, bien entendu, surtout du tabac et de l'alcool. A ces premiers conseils, vous joindrez celui d'une propreté méthodique de la bouche, fixant vous-même les heures où ces soins doivent être donnés. Vous examinerez les dents et ferez disparaître toute cause d'irritation, tartre, angles vifs, chicots branlants. Vous suspendrez le port des appareils de prothèse s'il en existe.

Puis, pendant quelques jours, vous vous adresserez aux émollients et aux calmants.

Ce n'est que lorsque vous aurez mis la bouche en parfait état, que vous pourrez compter sur l'efficacité d'une médication, quelle que soit celle à laquelle vous vous adressiez.

Ce sont, je l'ai dit, les indications venant de l'état général, qui vous fixeront à cet égard.

Les sulfureux pourront être employés soit à l'intérieur, soit localement. Unna dit s'être bien trouvé des lotions d'eau sulfureuse parfumée à l'eau de menthe ; et, en outre, il fait faire des applications avec un mélange à parties égales, de fleur de soufre et de sirop, auquel on ajoute un dixième de gomme adragante.

Vous pourrez aussi employer les pulvérisations d'eau sulfureuse.

Dans les cas où vous aurez trouvé la syphilis dans les antécédents, votre ligne de conduite sera facile. C'est par les préparations mercurielles et l'iodure de potassium que vous attaquerez l'affection. Ces deux agents pourront vous rendre des services, soit que vous les employiez séparément, soit que souvent vous soyiez conduits à les administrer en même temps. Ce sont ces cas qui vous donneront les succès les plus rapides et les plus complets.

Enfin, en présence de l'insuccès des autres médications, lorsque vous vous serez adressé à plusieurs diathèses sans résultat, même lorsque vous n'aurez trouvé aucune trace de syphilis, je pense que, de même que dans les autres glossites chroniques, vous serez autorisés à avoir recours aux préparations mercurielles et iodurées ; et même, dans ce cas, vous serez parfois assez heureux pour en obtenir les meilleurs résultats.

C'est donc là une dernière chance de guérison qu'ont vos malades ; et, malgré leurs dénégations et celles de leurs parents sur l'existence de la syphilis, vous ne sauriez les en priver.

NEUVIÈME LEÇON

AFFECTIONS DOULOUREUSES DE LA LANGUE
LANGUE NOIRE

AFFECTIONS DOULOUREUSES

Glossodynie : Définition. — Historique. — Symptômes. — Etiologie. — Diagnostic. — Traitement.

Névralgie linguale : Définition. — Historique. — Symptômes. Pronostic. — Traitement.

Ulcérations imaginaires : Définition. — Symptômes. — Etiologie. — Diagnostic. — Pronostic. — Traitement.

LANGUE NOIRE

Définition. — Historique. — Etiologie. — Symptômes. — Anatomie pathologique. — Marche. — Durée. — Terminaison. — Diagnostic. — Pronostic. — Traitement.

Messieurs,

Avant d'aborder le sujet principal de la leçon d'aujourd'hui, la *langue noire*, je tiens à vous dire quelques mots sur certaines affections assez rares; mais qui, néanmoins, me paraissent mériter de vous être signalées.

Ces affections, quoique de nature différente, présentent cependant ces caractères communs, qui me font rapprocher leur étude, d'être douloureuses, et de ne s'accompagner d'aucune lésion. Ce sont :

Le *rhumatisme musculaire* ou *glossodynie*, la *névralgie linguale* et les *ulcérations imaginaires*.

Glossodynie.

Définition. — Le mot glossodynie (de γλῶσσα langue et ὀδύνη douleur), si l'on s'en tenait strictement à son étymologie, pourrait englober toutes les affections douloureuses ; c'est ainsi, du reste, que l'ont compris certains auteurs, et entr'autres Kaposi, de Vienne, qui, le premier, je crois, l'a fait entrer dans le langage médical, et aussi Magitot, grâce au patronage duquel ce mot pourrait bien conserver ce sens. Il suffirait ensuite, en effet, d'établir des formes dans cette affection, comme l'a fait Magitot ; et l'on aurait ainsi les formes névralgiques, rhumatismales, etc.

Cependant, il m'a paru préférable, me conformant en cela aux règles qui présidentà la terminologie médicale actuelle, de restreindre la valeur de cette expression ; et, en tenant compte de sa terminaison, de ne réserver ce nom qu'aux affections douloureuses ayant leur siège dans le système musculaire, c'est-à-dire à celles que l'on doit classer parmi les rhumatismes de ce tissu.

La glossodynie trouverait ainsi tout naturellement sa place à côté de la scapulodynie, de la pleurodynie, affections admises dans les divisions médicales, et aussi de la dorsodynie, de la cervicodynie, dont les noms ont été proposés par Valleix, et qui sont moins employés.

C'est donc avec ce sens restreint, que j'emploierai désormais le mot glossodynie, qui, pour nous, je l'ai dit, ne sera que le rhumatisme musculaire de la langue, et qui correspondra seulement ainsi à la forme rhumatismale de Magitot.

Historique. — C'est probablement de cette affection
dont a déjà voulu parler J. Vigier, dès 1620, dans le
travail signalé par Magitot, et ayant pour titre :
*Tractatus absolutissimus de catarrho, rhumatismo,
vitiis linguæ*. (Genève, 1620); et, si quelques doutes
peuvent exister à cet égard, il ne saurait en être de
même des faits de Morgagni et de Chomel, rappelés en
1876 par Déchambre, dans son article *langue* du Dictionnaire encyclopédique, et surtout celui de Valleix,
qui a même nettement décrit et dénommé cette
affection.

Traitant du rhumatisme musculaire viscéral, cet
auteur, en effet, décrit : *a*, celui de la *langue ; b*, celui
du pharynx et de l'œsophage ; *c*, celui de l'estomac et de
l'intestin ; *d*, celui du diaphragme ; *e*, celui de l'utérus.

Pour tous ces rhumatismes, la manière dont Valleix
les comprend, est des plus nettes. « Quoiqu'il en soit,
dit-il, fidèle à la division que nous avons tracée, nous
ne devons reconnaître comme rhumatisme que les
douleurs nerveuses qui ont pour siège les fibres musculaires (1). »

C'est également, je l'ai dit, à cette manière de voir
que je me rallie. Quant au rhumatisme de la langue,
Valleix le décrit ainsi :

« *Rhumatisme de la langue.* — Chez les individus
qui sont sujets aux rhumatismes musculaires, il survient
parfois une douleur de la langue qui n'est appréciable
qu'au moment des contractions de cet organe, et qu'on
ne peut rapporter qu'au rhumatisme musculaire.

Chomel en a observé un exemple. J'en ai également
observé un. Le siège de la maladie était d'un seul côté

(1) **Valleix,** tome I. p. 341, 4e édition.

de la langue. Je n'insiste pas sur cette affection, qui est passagère, qui n'exige aucun moyen de traitement, et qui, par conséquent, n'intéresse pas le praticien. »

Comme on le voit, l'affection ne saurait être décrite avec plus de clarté, et délimitée avec plus de précision. On peut même se demander comment Valleix, qui venait d'employer les expressions moins heureuses de cervicodynie et de dorsodynie, n'a pas eu l'idée de créer celle de *glossodynie*. Ce mot fût resté dès lors dans le langage médical avec une acception bien définie ; et nous n'aurions plus à la discuter.

Mais, quoi qu'il en soit de cette question de mot, il ne résulte pas moins très nettement de ce passage, que Valleix a connu et décrit le rhumatisme musculaire de la langue, c'est-à-dire l'affection à laquelle je demande en ce moment à réserver le nom de glossodynie.

Quant au cas de Kaposi, à propos duquel cette expression, je crois, a été proposée, j'ai déjà dit qu'il appartient plutôt au groupe d'affections que j'ai étudiées sous le nom de glossites desquamatives, qu'au rhumatisme lingual. Vous avez vu signalé dans ce cas, en effet, deux particularités qui me le font séparer de cette dernière affection : d'abord la desquamation qui n'existe pas dans le rhumatisme, et ensuite le manque d'exagération de la douleur pendant les mouvements, qui, au contraire, est son caractère le plus important (1).

Le cas de Degle, signalé l'année suivante (1886), par contre, me paraît tout à fait relever de la glossodynie. D'une part, en effet, il n'y avait pas de lésion ;

____

(1) Kaposi. *Glossodynie exfoliative* (Wien. méd. press.), n° 12 et suiv., 1885).

et, d'autre part, si les douleurs s'exagéraient pendant la nuit, il est dit aussi que la langue était peu mobile, et que le malade ne pouvait ni manger ni boire (1).

Il en est de même de trois observations de *forme rhumatismale,* publiées par Magitot. Quant aux faits de Verneuil, Fournier, Hardy, Laborde, Luys, Besnier et Diday, ils me semblent plutôt entrer dans un des deux groupes suivants : les névralgies linguales ou les ulcérations imaginaires, auxquelles je demande à laisser une place distincte.

L'existence du rhumatisme musculaire lingual ainsi établie, et la valeur du mot glossodynie bien précisée, voyons rapidement quels sont ses caractères, ses causes et son traitement.

Symptômes, Etiologie, Diagnostic. — Les deux caractères fondamentaux de la glossodynie sont qu'elle ne présente aucune lésion, et que ses douleurs apparaissent ou s'exagèrent par le mouvement.

Ces douleurs accompagnent donc la déglutition, la mastication et aussi la parole ; elles ont été vues des deux côtés ou d'un côté seulement. La forme de la langue n'est pas modifiée ; elle conserve également sa souplesse ; et les attouchements généralement ne sont pas douloureux.

Presque toujours le rhumatisme lingual affecte la forme chronique ; et si, parmi les cas de douleurs persistantes après les lésions de la langue, quelques-uns devaient lui être attribués, au lieu de les considérer toutes comme des névralgies transmatiques, il

(1) Dègle. Wien. med. Press., n° 47, pp. 15, 28 (1886).

faudrait reconnaître, à notre affection, une forme *secondaire*.

Son *diagnostic* est basé surtout sur les deux premiers caractères que je viens d'indiquer : l'absence de lésions et l'exaspération des douleurs par le mouvement. J'y reviendrai, du reste, à propos des affections suivantes.

Ses *causes* les mieux reconnues sont incontestablement la diathèse rhumatismale, et ensuite l'herpétisme. Enfin, peut-être, pourrait-on également trouver dans quelques cas l'influence des troubles digestifs et d'un traumatisme ancien. Mais, jusqu'à présent, les faits précis manquent pour admettre ces dernières influences d'une manière indiscutable.

Traitement. — Quant au *traitement*, je pense qu'en outre de la médication générale, qui doit être inspirée surtout par l'étiologie, il faut accorder une place importante au traitement local. Ce sont les moyens dont l'efficacité contre le rhumatisme musculaire a été le mieux établie, qui me paraissent surtout indiqués.

De ce nombre sont les injections hypodermiques de morphine, la faradisation et la cautérisation ; et c'est à eux que je vous conseille d'avoir recours. En outre, de ces trois moyens, c'est à la faradisation qu'il faudra vous adresser tout d'abord. Puis viendra la cautérisation, que vous ferez de préférence avec le galvano-cautère, quoique la petite pointe du thermo-cautère puisse également vous servir. Quant aux injections de morphine, je pense qu'il faut surtout les considérer comme un palliatif destiné seulement à calmer les douleurs en attendant le résultat des moyens curatifs précédents.

Névralgie linguale.

Définition. — J'étudierai sous ce nom la névralgie localisée d'une manière exclusive à la langue. Il y a lieu, en effet, de séparer tout d'abord cette affection des quelques irradiations douloureuses qui peuvent atteindre cet organe dans les cas de névralgie faciale.

Historique. — Ainsi comprise, la névralgie linguale a été signalée dès 1832 par Halliday (1), qui en cite deux cas empruntés à Brewer et Reil, mais dont le premier seul me paraît appartenir réellement à cette affection. En 1855, Roser en a publié un nouveau cas (2), qui résista à la section nerveuse, et dont il ne vint à bout que par la résection. Valleix la mentionne et signale même son point d'élection, *gingivo-lingual*. En 1865, Neffe (3) cite un cas qu'il guérit par la faradisation. Demarquay en dit quelques mots en 1875; et enfin, en 1882, Zézas (4) en a fait connaître une autre observation.

Symptômes. — Ces observations, nous le voyons, sont encore peu nombreuses; et, de plus, parfois elles manquent de détails. On ne saurait donc penser, avec des éléments aussi peu nombreux, tracer l'histoire complète de cette affection; je crois, néanmoins, qu'il y aura quelque avantage à résumer dès maintenant ce que nous en savons.

(1) **Névralgies de la face**, 1832. Paris, Halliday.
(2) **Archiv. für physiolog. Healk**, t. XIV. p. 579 (1855).
(3) *Presse médicale*, t. XVII. 1865.
(4) **Zezas. Wien. med. P.**, n° 34, 1882.

Dans le cas de Brewer, la douleur siégeait exclusivement du côté gauche, et durait pendant de longues périodes, que séparaient des temps de calme relatif. Pendant les périodes douloureuses, tout mouvement exaspérait les souffrances; mais ces douleurs existaient même au repos.

Dans le cas de Neffe, la douleur était encore à gauche; et, partant de la partie postérieure, elle s'étendait jusqu'à la pointe de l'organe.

Enfin, le malade de Zézas souffrait à ce point, qu'il demandait à se faire amputer la langue. Comme pour les autres, la douleur était à gauche, et elle était exaspérée par les mouvements.

Dans aucun de ces cas, les auteurs ne semblent avoir donné une grande importance aux lieux d'élection. Ce qui en ressort le plus nettement, c'est la prédilection que l'affection semble avoir pour le côté gauche. C'est donc un fait à retenir.

Ce sont là les symptômes subjectifs; quant aux objectifs, ils ont toujours été nuls. La langue conserve son aspect normal; c'est même là, je l'ai dit, un des caractères distinctifs de cette affection.

Pronostic. — La névralgie linguale ne menace pas la vie; mais, on peut apprécier combien elle trouble l'existence du malade, quand on voit dans les quelques observations que nous avons, la mastication et aussi la parole devenir impossibles. Le malade de Zézas, je le répète, allait jusqu'à demander à se faire amputer la langue pour en finir avec ses douleurs.

Traitement. — Dans la plupart des cas, les émollients sont restés sans résultat; et il en a été de même des calmants.

Peut-être, cependant, y aurait-il lieu d'administrer l'antipyrine. C'est là une application de ce précieux agent qui me paraît tout à fait indiquée. Mais ce qui me semble le plus important, c'est de s'adresser au traitement étiologique. C'est ce que fit Zézas, qui, ayant trouvé une constipation opiniâtre chez son malade, put, avec quelques purgatifs, le guérir d'une affection qui, depuis de longues années, faisait le tourment de sa vie.

La faradisation est également indiquée. On pourra faire ses applications soit directement sur l'organe, soit en mettant un des pôles seulement sur lui; soit enfin d'une manière indirecte, comme le fit Neffe, qui lui dût la guérison de son malade en mettant un des rhéophores sur l'apophyse mastoïde et l'autre dans le conduit auditif externe, au préalable rempli d'eau. On ne saurait, toutefois, compter toujours sur un résultat aussi heureux que celui de Neffe, qui obtint une amélioration dès la première application. Ces séances devront être plusieurs fois répétées, et à intervalles réguliers, ainsi qu'on le fait dans le traitement des autres névralgies par la même méthode.

Enfin, si l'affection résistait aux moyens précédents, nous devrions nous rappeler le succès de Roser; mais en profiter aussi pour en venir immédiatement à la résection nerveuse, de préférence à la simple section, qui, bien souvent, ne donne qu'un résultat de courte durée.

Ulcérations imaginaires de la langue.

Définition. Symptômes. — A côté de la névralgie linguale, se place tout naturellement un syndrôme clinique qui, pour quelques auteurs, devrait même être confondu avec elle, ou tout au moins n'en constituerait qu'une variété. Ce syndrôme est celui que Verneuil (1) a décrit sous le nom expressif *d'ulcérations imaginaires.*

Or, tout en reconnaissant combien sont nombreux les points que ces cas cliniques ont de commun, avec la névralgie linguale, je crois cependant qu'ils en diffèrent assez, pour qu'il y ait un véritable intérêt pratique à leur accorder une étude séparée. Comme nous allons le voir, en effet, ils s'en éloignent, non seulement au point de vue des symptômes, mais aussi, ce qui est capital, au point de vue de l'étiologie et du traitement.

L'ulcération imaginaire de la langue est caractérisée par une fausse sensation de nature variable, cuisson, brûlure, pincement, etc., sensation de corps étranger siégeant à un point précis de la langue, sans tendance au déplacement, et ne s'accompagnant d'aucune lésion.

Ce point, du reste, peut être sur une partie de la langue qui ne présente, même à l'œil du malade, rien de spécial, ou bien avoir pour siège une disposition normale que, par erreur, le malade croit pathologique ; telles sont souvent les papilles du goût.

Une fois l'attention du malade appelée sur ce point, rien ne peut l'en distraire. Il sera l'objet de ses exa-

(1) Académie de médecine, 27 septembre 1889.

mens répétés vingt fois par jour ; il le verra grossir ou diminuer tour à tour ; et sous l'influence de ces constantes obsessions, ces douleurs imaginaires peuvent prendre dans son esprit une importance telle, qu'il n'est rien qu'il ne tente pour leur échapper.

L'idée la plus fréquente est que cette fausse sensation est le point de départ d'une affection de mauvaise nature, ou une manifestation tardive d'une syphilis ancienne, parfois, du reste, tout aussi imaginaire que sa prétendue manifestation elle-même.

Quant aux phénomènes objectifs, je le répète, l'examen le plus attentif n'en fait constater aucun. La muqueuse a sa couleur, sa souplesse et sa disposition normales.

Etiologie. — De la discussion qui suivit la communication de Verneuil, et qui fut reprise à la séance suivante par Hardy (1), il semble résulter que la cause la plus commune de cette affection est un état névropathique, qui, du reste, s'est parfois manifesté dans la suite d'une manière indiscutable, un des malades ayant été atteint de paralysie générale et l'autre d'ataxie.

Diagnostic. Pronostic. — Le *diagnostic* est tout entier dans ce qui précède. Or, comme je l'ai dit en commençant, si on laisse à l'expression de névralgie linguale la valeur que le mot névralgie a dans le langage médical, on verra que des différences caractéristiques la séparent des deux autres affections qui, comme elles, sont douloureuses.

Dans la *névralgie*, la douleur suit un trajet fixe ou occupe tout un côté de la langue ; elle est toujours vive ; et, si parfois le mouvement l'augmente, elle n'en existe pas moins au repos. De plus, le malade a conscience de l'intégrité de la muqueuse ; il sent qu'il s'agit bien d'une douleur névralgique.

L'*ulcération imaginaire*, au contraire, ne se révèle que par des douleurs moins vives ; souvent même, ce n'est qu'une gêne dont le caractère le moins tolérable est la continuité. Enfin, le malade a la sensation d'une lésion qui n'existe que dans son imagination.

Quant à la *glossodynie*, sa douleur n'est point localisée en un point fixe ; elle occupe soit tout l'organe, soit un côté seulement ; et, si elle est continue, elle est au moins considérablement augmentée par les mouvements.

Le *pronostic* dépend surtout de la cause dont cette fausse sensation n'est parfois qu'une manifestation précoce. Il faut nous rappeler, en effet, que souvent il s'agit ici de névropathes voués aux altérations les plus graves des grands centres nerveux. Quant à la douleur tion elle-même, il est rare de ne pas en venir à bout.

Traitement. — Ce qu'il faut au médecin, dans ce cas, ont dit la plupart des membres de l'Académie qui ont pris la parole à ce sujet, c'est de l'autorité pour rassurer le malade.

Le traitement est donc surtout moral, soit qu'il ne consiste qu'en des affirmations bien nettes, soit que le médecin se donne la peine de convaincre le malade, en lui faisant constater que telle disposition, qu'il considérait comme morbide, existe chez lui sur l'autre côté, ou chez tout le monde ; soit enfin qu'il croie préférable de pratiquer quelques manœuvres pour agir sur son imagination, et puiser ainsi l'autorité nécessaire pour affirmer dès lors que tout état pathologique a disparu.

Nous trouvons donc ici une nouvelle ligne de démarcation entre notre affection et la névralgie. Cette dernière, en effet, relève de toutes les médications dirigées contre ce groupe d'affections, jusques et compris la résection nerveuse ; tandis que pour l'ulcération imaginaire, ces moyens restent sans efficacité, son traitement étant purement moral.

Langue noire.

Enfin, pour compléter ce que j'ai à vous dire sur les maladies de la langue, je dois vous entretenir pendant quelques instants d'une affection qui se recommande à votre attention, sinon par sa gravité et sa fréquence, au moins par son étrangeté : je veux parler de la *langue noire*.

Définition. — Nous conserverons ce nom pour désigner une affection de la langue, siégeant sur sa face dorsale, et caractérisée surtout par une *coloration noire* et un *aspect pileux*.

C'est cette même affection qui a été désignée sous le nom de *négritie* par quelques auteurs, et de *glossophytie* par d'autres, notamment par Danois. Mais ni l'une ni l'autre de ces deux expressions ne me paraissent devoir remplacer celle qu'elle avait déjà ; et je la lui ai conservée. Le mot *négritie* est trop général ; et celui de *glossophytie*, en outre, pourrait avoir l'inconvénient de consacrer une erreur.

Glossophytie, en effet, veut dire *végétation de la langue*. Or, la langue étant le siège de plusieurs végétations, et entre autres du leptothrix, ce mot d'abord manque de précision ; de plus, le microphyte, que quelques auteurs ont rencontré dans cette affection, n'a pas été retrouvé par tous ; et enfin, même dans le cas où on le trouve, il ne serait, pour quelques auteurs, qu'une conséquence de la maladie, et non sa cause.

Aussi, je l'ai dit, à ces deux appellations, ai-je préféré celle, moins savante, c'est vrai, mais ayant l'avantage de ne rien préjuger sur la nature de l'affection, que lui avaient donnée certains auteurs, celle de *langue noire*.

Toutefois, si l'on tenait à désigner notre affection par un nom ayant une apparence plus scientifique, on pourrait, en l'empruntant à la langue grecque, lu donner celui de *glossomélanie*, qui ne serait qu'une traduction du nôtre, et qui aurait par conséquent le même avantage.

Enfin, si comme quelques auteurs tendent à le croire, l'identité du parasite qui produit la langue noire, et du tricophyton était démontrée, on pourrait la désigner sous le nom de *tricophytie linguale*. Mais il faudrait, pour que cette dernière appellation fût justifiée, d'abord que la nature parasitaire de l'affection fût définitivement démontrée, et ensuite que l'identité de ce parasite avec la tricophytie le fût également ; et ce ne sont encore là, nous allons le voir, que deux hypothèses.

Quoique les auteurs qui ont parlé de la coloration de la langue ne l'aient pas tous considérée comme de même nature, et que leurs descriptions diffèrent sur quelques points, je pense que tous ces cas relèvent d'une affection unique, et que par conséquent tous doivent être englobés dans une description commune.

D'une part, en effet, la nature de l'affection, même

aujourd'hui, n'est pas connue et prête par conséquent aux divergences d'opinion; et d'autre part, si quelques différences existent dans ces descriptions, les symptômes les plus saillants, ceux qui la caractérisent réellement restent les mêmes. Jusqu'à ce que nous soyons fixés sur l'étiologie, la clinique veut donc que ces cas soient confondus.

C'est, du moins, en la comprenant ainsi, que j'aborderai l'étude de cette affection.

Historique. — Ce n'est qu'en 1835 que les premiers cas de *langue noire* furent signalés par Rayer, qui se contenta de bien établir l'existence de cet état, en le distinguant seulement de toutes les colorations accidentelles; mais sans en chercher ni la cause, ni le siège de coloration. Le premier qui ait porté son attention sur ce point paraît être Eulenberger, qui vit des sporules. Puis, vingt ans après Rayer, Bertrand de Saint-Germain (1855) signala quatre cas de taches pigmentaires de la langue, qui me paraissent appartenir à notre affection.

A cette époque, les travaux ne se succèdent qu'à de longs intervalles. Ce n'est, en effet, qu'en 1869, en écrivant la séméiologie de la bouche, que Gubler est conduit à parler de cette coloration. Il en donne une description imagée; et, en outre, sans pouvoir le démontrer, il pense à une nature parasitaire.

Cette nature parasitaire est discutée la même année par Raynaud (1869), qui, ayant observé quatre nouveaux cas, trouve des spores dans quelques-uns, mais les voit manquer dans d'autres, et se trouve ainsi conduit à repousser le parasitisme. Pour lui, à cette époque, la coloration noire était due à la condensation de l'épithélium lingual.

En 1875, Féréol cite un nouveau cas dans lequel il cherche les spores en vain. Cependant, dans la discussion qui suivit la communication de Féréol, Raynaud semble se rallier à la nature parasitaire ; et la question reste ainsi en suspens. La thèse de Lavaur, soutenue l'année suivante, ne change pas la situation. Lavaur partage l'incertitude générale, en faisant jouer cependant le rôle le plus important à l'hypertrophie papillaire.

Mais, la même année, Lancereaux, étudiant un nouveau cas, trouve non seulement les spores de Raynaud, mais des tubes sporifères ; et, du poids de son autorité, fait pencher fortement la balance du côté du parasitisme. Féréol cependant, ainsi qu'il ressort de la discussion qui suivit la communication de Lancereaux, ne fut pas ébranlé. Quant à Vidal, qui prit part à la même discussion, il signala un autre parasite. Outre le mycelium du leptothrix, il aurait trouvé le mycelium du puccinia ; mais, toutefois, il le considérait comme accidentel.

En 1878, de nouveaux cas se présentent, et entre autres celui d'un externe des hôpitaux, M. Destureaux. Ce cas fut étudié en même temps par des cliniciens comme Brouardel, et des micrographes comme Malassez ; et sous l'influence de ce dernier savant surtout, Dessois, qui résuma leurs recherches dans sa thèse, se prononce franchement pour la nature parasitaire de l'affection, et traduit cette opinion d'une manière saisissable, en lui donnant le nom de *glossophytie*. Depuis,

Pasquier a cité deux nouveaux cas, qui viennent appuyer l'opinion de Dessois.

Cependant, dans sa thèse inaugurale, Rayer, résumant les travaux précédents, et donnant une observation nouvelle, ne croit pas ces faits suffisants pour enlever tous les doutes ; et, pour tenir compte des deux opinions en présence, il admet deux sortes de langues noires, les unes dues au parasitisme, les autres développées en dehors de son influence.

Je vous ai déjà exprimé mon opinion à cet égard. Je suis plutôt porté à croire que toutes les langues noires dérivent de la même cause. Quant à la nature de cette cause, je crois qu'il est prudent d'attendre que de nouveaux faits viennent la démontrer mieux qu'elle ne l'a été jusqu'à présent. Dans l'état actuel de la science, seul, le doute me semble permis.

Etiologie. — La cause que l'on retrouve le plus souvent dans les observations recueillies par les divers auteurs est la *débilité*, et toutes les influences sous lesquelles elle apparaît : pauvreté, vices de constitution, convalescence, etc.

L'acidité de la salive a été également signalée plusieurs fois ; mais il faudrait encore démontrer que cette modification de la salive n'est pas la conséquence de l'affection, au lieu de la produire. Cependant, si la nature parasitaire de l'affection était démontrée, le rôle considérable que joue le milieu, pour le développement des divers parasites, donnerait à cette réaction une réelle importance. Les *troubles digestifs* figurent aussi dans un grand nombre d'observations, pour qu'on leur fasse jouer un certain rôle. Quant à l'*influence parasitaire*, je me suis déjà assez longuement

étendu sur elle. dans l'historique, pour que je n'aie pas
besoin d'y revenir ; qu'il me suffise d'ajouter que tout
au moins cette affection ne paraît pas facilement
transmissible, puisque ni le procédé des applications
employées par Dessois, ni celui de l'inoculation auquel
Destureaux s'est adressé, n'ont été suivis de succès.

Symptômes. — La langue noire ne retentit nullement sur les organes voisins, et encore moins sur l'état
général. Les troubles auxquels elle donne lieu ne
dépassent pas les limites de la cavité buccale. Le plus
souvent, je l'ai dit, la réaction de la salive est acide ;
mais il est rare que le malade en ait conscience. Ce
dont il se plaint, c'est d'avoir la bouche mauvaise, et
souvent aussi d'avoir, soit une exagération du goût
(hypergustie), soit une diminution de ce sens allant
jusqu'à son abolition (agustie). Ce sont là les seuls
phénomènes subjectifs que l'on puisse rapporter proprement à l'affection. En dehors d'eux, on ne trouve
ni douleur, ni trouble de la motilité. Quant aux autres
symptômes, ils ne sont que concomitants. Ils dépendent de l'affection, sous l'influence de laquelle, ou du
moins pendant laquelle la langue noire s'est montrée ;
et ils sont par conséquent des plus variables.

Les signes subjectifs ne présentent donc rien de
spécial à notre affection. Les vrais signes caractéristiques sont fournis par l'examen direct.

Quoique les descriptions données par les divers
observateurs présentent des différences, les deux faits
dominants restent toujours les mêmes. Le premier,
c'est que la langue se présente avec une couleur noire
non douteuse, tantôt avec une teinte uniforme, tantôt
différemment nuancée par places, tantôt enfin, et plus

rarement, seulement tachetée; les taches laissant entre elles des espaces sains. C'est la face dorsale, et dans la portion située en avant du V lingual, qui est atteinte. Les deux côtés peuvent avoir la même coloration, mais parfois elle n'existe que sur un seul; et souvent aussi, elle est plus étendue sur l'un que sur l'autre.

C'est généralement par les bords qu'elle commence; mais elle s'étend vers la ligne médiane, et elle disparaît en suivant la même marche, c'est-à-dire que c'est le point qui a été le premier atteint, qui revient le premier à l'état normal, comme si la maladie avait à achever une évolution réglée d'avance. Lorsqu'elle est le plus avancée, toute la face dorsale, en avant du V lingual, peut être envahie; la coloration ne s'arrête que sur les bords. Lorsqu'une partie de cette face seule est atteinte, la coloration s'arrête assez brusquement et par des contours arrondis. Quelques millimètres suffient pour passer de la partie malade à la partie sûrement saine.

C'est là le caractère qui nous frappe tout d'abord; mais un examen plus attentif nous fera reconnaître une autre modification de la muqueuse linguale, tout aussi importante; c'est celle qui porte sur les papilles et leur épithélium. Les papilles sont plus longues, et surmontées de prolongements également plus développés; et parfois même assez grands, pour qu'on puisse les saisir facilement avec les doigts et les arracher. Toute cette partie de la langue semble être le siège d'une végétation luxuriante. Cet allongeement des papilles donne à la partie atteinte un aspect spécial, et toujours tellement identique, qu'il a été décrit à peu près dans les mêmes termes par tous les auteurs. Ces long

prolongements se mêlent plusieurs ensemble, s'entrela-
cent, puis se couchent tantôt d'un côté, tantôt de
l'autre, formant ainsi une série de touffes séparées par
des sillons profonds. C'est cet aspect qui avait été
comparé par Gubler à l'*herbe versée* sous l'influence
de la pluie, et par Rayer à un champ de blé mûr, battu
par l'orage. Une autre comparaison, plus précise
encore, est celle qui a été traduite par les mots de
surface pileuse, dont quelques auteurs se sont également servis.

Sous l'influence de l'augmentation de longueur, et
aussi, nous le verrons, par une modification spéciale de
leur épithélium, les papilles filiformes atteintes ont pris
la forme d'un poil ; et leur réunion donne assez bien
l'illusion d'une chevelure longue et non démêlée ; la
surface atteinte a un *aspect pileux*.

Ce caractère est surtout prononcé sur les points où
l'affection est en pleine évolution ; et c'est lui qui est le
premier à diminuer, lorsqu'elle marche vers la guérison.
Mais, de même que la coloration, il ne fait jamais défaut ;
et c'est pourquoi, vous devez vous le rappeler, je l'ai
fait entrer dans la définition de notre affection.

En dehors de ces deux symptômes, *coloration noire*
et *aspect pileux*, et peut être aussi d'un état saburral
de la langue, tout reste normal. La langue conserve sa
consistance, sa souplesse et sa mobilité.

Anatomie pathologique. — Jusqu'à présent, l'état
des couches profondes nous est inconnu. Seules, les
papilles obtenues par le râclage ont été étudiées.

Le résultat de ce râclage se présente avec un aspect
pulpeux. Mis dans l'eau et agité, il se désagrège, et
donne l'illusion de poils courts et assez raides ; enfin,

desséchée, la pulpe du râclage a ses bords hérissés de filaments qui rappellent la déchirure du drap ou du feutre.

L'examen microscopique révèle des faits plus importants ; ce sont : l'*hypertrophie des papilles*, les *altérations de leur gaîne épithéliale* et la *présence de spores*.

L'*hypertrophie des papilles* a été constatée par tous les observateurs. C'est même elle, d'après Dessois, qui constitue la première modification subie par la muqueuse linguale.

« Ce que je sais, dit Dessois, c'est que cette hypertrophie des papilles a précédé l'apparition de toute coloration appréciable, et que son développement a été progressif. »

Mais la lésion qui me semble la plus caractéristique, est celle qui porte sur l'épithélium. La *couche épithéliale* des papilles est considérablement épaissie et allongée ; et ses cellules subissent une transformation piliforme, qui, manifestement, les rapproche de celles qui composent les ongles et les poils. Quant aux *spores*, je dois rappeler tout d'abord qu'elles n'ont pas été vues par tous les observateurs ; et ensuite, que les caractères de celles que l'on a trouvées n'ont pas toujours été identiques. D'après Raynaud, qui en a discuté la nature, elles ont une forme sphérique ou ovoïde ; leur dimension est 0^{m}004 à 0^{m}005, ce qui les distingue des spores du *cryptococcus cerevisiæ*, dont le diamètre est de 0^{m}007 à 0^{m}10. Enfin, quant au lepto-thrix buccalis, d'après le même auteur, il n'aurait pas de spores, et ne serait représenté que par des filaments.

C'est avec des dimensions à peu près égales que les a

vues Malassez ; mais avec des caractères assez différents,
pour qu'on puisse se demander s'il s'agit réellement
du même élément.

Quelles que soient leurs formes, le siège de ces spores
a été le même. Elles se rencontrent surtout au fond
des sillons ; mais elles existent également dans l'épaisseur de la gaîne épithéliale, et aussi entre cette gaîne
et la papille elle-même dont la gaîne épithéliale se
serait aussi détachée peu à peu comme un doigt de
gant.

Marche, Durée, Terminaison. — Le plus souvent,
la *marche* de la langue noire est régulière. Comme je
l'ai dit, elle commence à disparaître sur les points qui
ont été les premiers atteints ; et toute son évolution
s'achève sans arrêt. Parfois, au contraire, elle procède
par une série de poussées successives dans l'intervalle
desquelles elle reste stationnaire, ou même tend à
diminuer ; enfin, parfois aussi, après avoir constaté sa
disparition, on la voit revenir, et chez quelques malades
ces retours se sont montrés sous la même influence.

La *durée* complète de son évolution, dans ces
derniers cas, peut ne pas dépasser dix jours. Dans
d'autres, au contraire, elle a pu se prolonger au delà
d'un an.

Mais la guérison ne doit pas moins être considérée
comme sa *terminaison* presque constante ; et cela,
nous devons l'avouer, sans qu'une grande part de ce
résultat puisse être attribuée au traitement.

Diagnostic, Pronostic. — La langue noire étant en
somme une affection assez rare, son *diagnostic* demande
à être discuté avec soin. Vous aurez d'abord à vous

mettre en garde contre la *supercherie* de quelques simu-
lateurs donnant à la langue une coloration noire, avec
des matières tinctoriales, ne serait-ce qu'avec l'encre.

Vous saurez aussi que cette même coloration peut
être due à certains fruits, tels que les mûres, et surtout
à l'ingestion successive de deux aliments ou boissons,
dont l'un contiendrait du *tannin* et l'autre du *fer*.

Ce sont là des erreurs qui, je le pense, seront facilement évitées. Il en sera de même de la coloration
produite par l'administration des *sels d'argent* ; qui,
du reste, ne va jamais jusqu'à la teinte noire ; et qui,
de plus, n'est jamais limitée à la langue.

Quelques auteurs ont également cité les *plaques
grises* des fumeurs. Vous aurez, pour les différencier,
de la langue noire, la couleur qui est grise et non
noire, l'absence de l'aspect pileux et les commémoratifs.

D'autres se sont demandé si, chez les *races colorées*,
la langue ne pouvait pas présenter ce caractère. Ma
carrière m'a conduit plusieurs fois à soigner les races
noires de divers points de l'Afrique, ainsi que celles de
l'Inde et de la Malaisie ; et je n'ai rien vu de semblable.
Les seules taches pigmentaires de la langue, dont je me
souvienne, existaient chez un noir de la côte occidentale
d'Afrique, et se trouvaient sur son bord inférieur et
latéral. Mais ces taches, d'abord, sont pigmentaires ;
et, de plus, elles ne présentent pas l'aspect pileux.

Enfin, pour être complet, je dois vous parler de deux
maladies se compliquant des colorations noires et qui,
si elles se localisaient sur la langue, pourraient embar-
rasser votre diagnostic. Ces deux affections sont la
maladie d'Addison et la *tuberculose*.

Dans la première, quelques taches ont été rencontrées
sur la langue. Mais ces cas sont rares. Sur cent quatre-

vingt quinze observations que Greenhow a pu réunir, la langue était atteinte huit fois ; sur les quatre-vingt cinq observations de Martineau, une fois seulement. Ces cas, je le répète, sont donc bien exceptionnels ; et, de plus, d'abord la maladie d'Addison ne se localise jamais à la langue ; et ensuite, quand elle l'atteint, elle ne lui donne pas l'aspect pileux.

Enfin, si la *tuberculose* peut parfois produire des taches noires sur certaines parties des téguments ; et si des cas assez nombreux de mélanodermie tuberculeuse ont déjà été signalés dans ces dernières années, ces taches doivent se montrer bien rarement sur la langue, car sur une série de trente observations de cette affection, on ne les a pas vues une seule fois.

Le *pronostic* est sans gravité. La langue noire, en effet, n'occasionne que quelques légers troubles fonctionnels ; et, de plus, elle guérit souvent d'elle-même.

Traitement. — Cependant, ne serait-ce que par son étrangeté, cette affection épouvante souvent les malades, qui demandent tous avec instance à en être débarrassés. Malheureusement, les moyens employés n'ont pas encore paru avoir une grande efficacité. Voici pourtant ceux qui me semblent mériter le plus votre confiance.

Si vous constatez l'acidité de la salive, il faudra la combattre par les alcalins, administrés en même temps à l'intérieur et en lotions. Vous pourrez, pour diminuer la gêne qui résulte de l'épaisseur de l'épithélium, et aussi pour faciliter un contact plus immédiat des divers topiques, conseiller le râclage de la langue avec un râcle-langue ou avec un instrument mousse, spatule,

dos de cuiller, etc. Eulemberg, dès les premiers cas de
cette affection, avait employé l'eau chlorurée en
lotions. Féréol s'est servi d'une solution de sublimé à
1/50ᵉ pour faire des attouchements. Lavaur conseille le
chlorate de potasse et le borax en lotions; et Raynaud,
après le râclage, touchait la partie avec une solution
d'acide phénique à 1/50·.

Vous pouvez donc vous adresser à un quelconque de
ces agents. Mais, je le répète, sans nier leur action,
je dois dire cependant qu'elle m'a paru faible; et,
après avoir rassuré le malade sur le caractère bénin
de son affection, avoir conseillé des soins de propreté
et une bonne hygiène, vous devrez peut-être compter,
pour la guérison, autant sur le temps que sur leur
efficacité.

DIXIÈME LEÇON

PALATITES, UVULITES, STOMATITE SCLÉREUSE

PALATITES : Anatomie. — Définition. — Division :

Palatite phlegmoneuse : Etiologie. — Symptômes. — Diagnostic. — Pronostic. — Terminaison — Traitement.

UVULITES : Définition. — Synonymie. — Anatomie. — Division :

Uvulite aiguë : Division. — Etiologie. — Symptômes — Durée. Marche. — Terminaison. — Diagnostic. — Traitement.

Uvulite chronique : Etiologie. — Symptômes. — Marche. — Durée. — Terminaison. — Diagnostic. — Traitement.

Stomatite chronique scléreuse : Stomatite des fumeurs — Stomatite des verriers.

MESSIEURS,

Avant d'aborder la description des maladies qui vont faire le sujet de cette leçon, je pense qu'il ne sera pas sans utilité de jeter un coup d'œil en arrière pour nous rappeler rapidement ce que nous avons fait, et aussi pour nous rendre compte de ce qu'il nous reste à faire pour parcourir, d'une manière complète, le cadre que nous nous sommes tracés.

Vous devez vous rappeler que, dans la première leçon, j'ai réparti toutes les maladies de la bouche, d'abord en deux groupes : celles qui sont de nature *simple* et celles qui dépendent d'une cause *spéciale* quelconque ; et qu'ensuite, les premières, pour les besoins de l'étude, ont été elles-mêmes divisées en *totales* et *partielles*, selon qu'elles atteignent la totalité de la muqueuse buccale ou qu'elles se limitent à une de ses parties. Or, toutes les stomatites simples *totales*, vous devez vous en souvenir, ont d'abord été décrites ; ce sont elles qui ont fait l'objet des quatre premières leçons. Puis, nous avons commencé l'étude des *partielles*. La cinquième leçon a été consacrée à la gingivite ; et les quatre suivantes, aux maladies de la langue que nous venons de terminer.

Pour achever le groupe des *partielles*, il ne me reste donc, comme vous pouvez le voir en consultant le tableau que je vous ai donné dès le début, qu'à vous parler de la *palatite,* de l'*uvulite* et de la *stomatite scléreuse* ; et ce sont ces affections qui vont faire le sujet de la leçon d'aujourd'hui.

Palatites.

Anatomie. *Voûte palatine.* — La voûte palatine est constituée par un squelette osseux, et par une muqueuse.

Le squelette osseux est formé par l'apophyse palatine des maxillaires supérieurs en avant, et par la lame horizontale des palatins en arrière.

La muqueuse buccale offre, surtout au niveau de la partie antérieure, une épaisseur et une consistance considérables. La couche épithéliale ne prend qu'une bien faible part à cette augmentation de volume ; elle revient en grande partie au chorion, qui, sur ce point, par sa dureté, se rapproche des fibro-muqueuses. La couche celluleuse manque d'une manière complète, ou n'est représentée que par quelques fibres en avant, tandis qu'elle présente une certaine épaisseur au niveau de son bord postérieur. Enfin, les glandes se trouvent disséminées dans toute l'étendue, mais sont surtout fréquentes des deux côtés de la ligne médiane.

A l'état normal, la muqueuse offre sur la ligne médiane un raphé médian aboutissant quelquefois à un tubercule situé au niveau de l'orifice inférieur du canal incisif ; et de ce raphé partent des crêtes transversales, qui vont se perdre sur les parties latérales.

Voile du palais. — C'est un voile mobile et exclusivement musculo-membraneux, faisant suite à la portion osseuse de la voûte palatine.

Plan d'abord, puis concave du côté de la cavité buccale, ce voile est convexe du côté opposé, qui regarde soit en haut l'arrière cavité des fosses nasales, soit directement en arrière le pharynx.

Adhérent par son bord antérieur à la voûte osseuse formée par les lames horizontales des deux palatins, il présente à son bord postérieur ou libre un appendice de longueur variable qui a reçu le nom de *luette*.

De ses parties latérales, et à peu près du point où d'horizontal il devient oblique, partent deux replis de la muqueuse, masquant dans leur dédoublement un faisceau musculaire qui vient se rendre de chaque côté de la langue. Ces deux replis sont les *piliers antérieurs* servant de limite aux cavités buccale et pharyngienne ; et le faisceau musculaire est le muscle *glosso-staphylin*.

Deux autres replis de même nature partent de la moitié supérieure des bords de la luette ; ce sont les *piliers postérieurs* contenant également un faisceau musculaire, le muscle *pharyngo-staphylin*.

Le voile du palais, de même que les deux replis précédents, est constitué, je l'ai dit, par une charpente exclusivement musculaire, et par une muqueuse tapissant ses deux faces.

La charpente musculaire est formée par cinq muscles, dont quatre extrinsèques : les *pharyngo-staphylins* et les *glosso-staphylins* que je viens de citer, et les *péristaphylins interne et externe*, et dont le cinquième, le *palato-staphylin*, lui appartient en propre. Chacun de ces muscles étant pair, c'est donc en tout dix muscles qui entrent dans sa constitution.

Quant à la muqueuse, elle présente des caractères différents, selon qu'on l'examine sur la face antérieure ou sur la face postérieure.

La face antérieure, à quelques différences près que je vais signaler, présente les mêmes caractères que celle qui correspond à la partie osseuse de la voûte. Son épithélium est également pavimenteux, stratrifié ; son chorion est moins dense, et la celluleuse plus épaisse et aussi plus lâche vers son bord libre et au niveau de la luette. Les glandes en grappe y sont nombreuses, et ne diminuent que vers les bords libres.

Sur la face postérieure, au contraire, on trouve des différences sensibles. Son épithélium est vibratile, son chorion mince, et la celluleuse assez épaisse dans toute son étendue. Enfin, tandis que les glandes en grappe sont beaucoup plus rares que sur la face antérieure, on y rencontre quelques follicules clos qui font défaut sur cette dernière.

Définition. — C'est à l'inflammation de ce voile musculo-membraneux que les auteurs ont donné le nom de *palatite*. Or, sans vouloir accorder beaucoup d'importance à une question de mot, je crois devoir vous dire que ce dernier me paraît mal choisi, en ce sens qu'il prête à une erreur. On aurait droit de croire, en effet, que le mot *palatite* désigne l'inflammation du *palais,* au moins dans son ensemble, en y comprenant aussi bien la *voûte palatine* que le voile *musculo-membraneux* qui lui fait suite. Or, il n'en est rien ; et quand, dans les auteurs, il est question de palatite, il faut que vous le sachiez, c'est seulement de l'inflammation du voile du palais, en y comprenant les piliers antérieurs dont il s'agit. Si l'on voulait mettre plus de rigueur dans le langage (et il y a toujours intérêt à le faire), je pense que l'on pourrait conserver le mot *palatite* pour désigner l'inflammation de tout le palais, voûte palatine et voile, et accepter dans le langage médical un nouveau mot, celui de *peplite* (de Νεπλος voile) réservé à l'inflammation exclusive du voile du palais.

Division. — Dans tous les cas, c'est ce que je vais essayer de faire, laissant au monde médical le soin de se prononcer d'une manière définitive sur cette question, qui, je le répète, ne saurait, du reste, prendre une grande importance. J'appliquerai donc le nom de *palatite* aux divers processus inflammatoires atteignant en même temps la voûte palatine et le voile du palais.

Du reste, je dois le dire, au point de vue pratique, il est difficile de faire autrement : ces deux régions étant presque toujours atteintes en même temps.

Or, tous les processus inflammatoires à des degrés divers, et toutes leurs formes simples et spéciales (en conservant à ces mots le sens que nous leur avons donné à propos des stomatites) pouvant atteindre la voûte palatine, ainsi que la cavité buccale dont elle fait partie, il en résulte que la clinique pourra nous offrir d'abord des formes érythémateuses, ulcéreuses, gangréneuses et phlegmoneuses ; et ensuite, toutes les formes spéciales aphtheuses, ulcéro-membraneuses, mercurielles, crémeuses, etc. Si donc nous n'avions précédemment étudié ces diverses formes à propos des stomatites, pour faire un exposé complet de la palatite, il faudrait passer toutes ses formes en revue.

Mais, le plus grand nombre de ces palatites ne prêtant à aucune considération particulière, et leur description se confondant avec celle des stomatites de même nature, de toutes ces formes, je n'en retiendrai qu'une, la *palatite phlegmoneuse*, qui, seule, par ses caractères, par son importance et par les indications auxquelles elle donne lieu, me paraît mériter une étude séparée.

Palatite phlegmoneuse.

Etiologie. — La palatite phlegmoneuse peut être primitive ; mais elle est le plus souvent secondaire.

On comprend, à la rigueur, qu'un froissement, une contusion, ou même une simple écorchure, mal soignés, puissent être suivis de suppuration de la celluleuse. Mais ces faits sont tout à fait exceptionnels, à côté de ceux dans lesquels l'affection est secondaire. Celle-ci, à son tour, peut être due à une affection du squelette maxillaire ou palatin, carie, nécrose, néoplasme. Mais les maladies dans lesquelles on la rencontre le plus souvent sont incontestablement les affections dentaires ; et quoique ces affections relèvent de la chirurgie, je crois devoir vous en dire quelques mots.

Ces affections dentaires sont au nombre de deux, la pulpite et la périostite alvéolo-dentaire.

Sous leur influence, le pus, après s'être formé soit dans la cavité dentaire, soit dans l'alvéole, finit par fuser au-dessous de la gencive d'abord, puis sous la muqueuse palatine. Cette dernière, étant très pauvre en tissu celluleux à sa partie antérieure, n'est que séparée du squelette sur ce point ; mais le pus, arrivé à sa partie postérieure, et à plus forte raison au voile du palais, enflamme leur tissu celluleux ; et ainsi se constitue bientôt une cavité purulente dont le volume peut atteindre une noisette.

Les pulpites et les périostites, qui s'accompagnent le plus souvent de ces abcès, sont celles des incisives. Les mêmes affections des prémolaires et des molaires donnent lieu de préférence à des gingivites.

Symptômes. — Nous trouverons presque toujours réunis, bien entendu, les symptômes de la pulpite et de la périostite avec ceux de notre affection ; et il faut que nous sachions les différencier.

Les symptômes de la palatite suppurée sont : d'abord une douleur lancinante, térébrante, s'irradiant de la dent malade. Cette douleur n'arrive que par instants ; et, dans l'intervalle, le toucher, et même la pression, sont sans douleur. Puis, viennent les battements isochrones aux mouvements du pouls, coïncidant avec l'apparition de la sensation d'un corps étranger dont le malade s'exagère toujours le volume.

Dès que les battements commencent, on peut constater, du reste, que les plis transversaux que je vous ai signalés, s'effacent; une saillie apparaît sur la ligne médiane s'il s'agit des incisives, et sur les côtés s'il s'agit des molaires. Cette saillie, toujours plus large que haute, se détache d'abord nettement sur la voûte palatine. Ses contours sont alors bien marqués; puis, peu à peu, son volume augmentant, elle s'étale, envahit toute la voûte palatine, et en arrive à effacer toute sa concavité. C'est là ce que nous offre l'examen de la partie osseuse de la voûte palatine; mais, de plus, dès que l'affection se prolonge quelques jours, je l'ai dit, le tissu celluleux du voile s'abcède.

Ce voile apparaît rouge-violacé; il fait saillie en avant, et augmente notablement de volume autant par l'œdème qui envahit ses parties inférieures, que par l'abcès lui-même qui reste toujours à une certaine distance de son bord libre.

En ce moment, le pus est déjà sûrement collecté. Cependant, la fluctuation n'est pas encore perçue; elle ne l'est que tardivement. Au niveau de la partie osseuse, en effet, la muqueuse est trop tendue pour qu'on puisse la saisir; et au niveau du voile du palais, ce dernier est trop mobile pour la constater facilement. Ce n'est donc que tardivement, je le répète, que vous devez compter sur ce signe pour régler votre intervention; et souvent, vous devrez vous y décider sans l'attendre.

Diagnostic. — Vous aurez, pour vous guider, la forme, le volume et la place de la tumeur; et aussi, les battements isochromes et le temps qui s'est écoulé depuis leur apparition, Enfin, dans quelques cas, le pus s'est fait jour à la fois par le pourtour de la dent, par la carie ou par la gencive, en même temps qu'il a fusé vers la voûte palatine ; et il vous sera permis de voir cet écoulement augmenter par une légère pression exercée sur la tumeur. Le doute, dans ce cas, ne saurait subsister.

L'affection est-elle primitive ou secondaire ? C'est l'examen méthodique des dents, par le miroir, la sonde, le marteau, l'eau froide et l'eau chaude qui vous fera reconnaître les deux causes les plus fréquentes, la pulpite et la périostite. Quant aux lésions osseuses, et notamment celles de la voûte palatine, c'est en examinant les fosses nasales, et surtout en tenant compte de l'odeur qu'elles dégagent, que vous pourrez vous fixer à leur égard. Il est rare, en effet, qu'une lésion osseuse de la voûte palatine ne se révèle pas par quelque altération du plancher des fosses nasales, et celle-ci par de l'ozenne.

Enfin, parfois, dans les cas de palatite primitive, les commémoratifs pourront vous mettre sur la voie.

Pronostic. Terminaison. — L'abcès primitif guérit le plus souvent sans laisser aucune trace, et par conséquent son *pronostic* est des plus légers.

Mais il en est parfois autrement, même dans quelques cas primitifs, et surtout dans les formes secondaires. Certaines formes secondaires, d'abord, je l'ai dit, tiennent à une lésion osseuse, qui est l'affection principale ; et dans d'autres, qu'il s'agisse de celles qui sont provoquées par les lésions dentaires, ou même les formes primitives, le contact du pus avec les os peut les altérer. Or, que la lésion osseuse soit primitive ou consécutive, on le comprend, le résultat sera le même. Au début, l'abcès pourra bien se fermer, mais pour se rouvrir ; et plus tard, il faut nous attendre à voir persister une fistule, qui ne tarira que par la guérison du point osseux.

Nous aurons ainsi soit des palatites suppurées à répétition, soit une fistule.

Traitement. — C'est la crainte de ces lésions osseuses qui doit inspirer le traitement; c'est de ces lésions que viennent les indications les plus pressantes.

Dès que la palatite menace, nous devons examiner les dents; et, si nous acquerrons la certitude d'une suppuration en voie de formation, chercher à lui donner accès aussitôt, et aussi largement que possible.

Quant à la palatite, elle sera, dès le début, traitée par les émollients et les calmants en lotions. C'est là que se limite notre action dans cette période.

Mais, de plus, il faut surveiller la marche de l'abcès; et l'ouvrir dès que nous avons pu acquérir la conviction que le pus est collecté. L'ouverture précoce est le moyen le plus sûr pour éviter les complications osseuses.

Plus tard, lorsque l'inflammation est calmée, il faudra en rechercher la cause, en faisant porter vos investigations surtout sur les dents.

Les chicots mobiles seront enlevés; ceux qui peuvent encore rendre quelques services, limés et obturés; les caries seront soignées, et à la rigueur drainées; enfin, dans certains cas de cémentites chroniques, sachez que les dents pourront être enlevées, réséquées et reposées avec plein succès. Ce sont là toutes opérations facilement abordables, et qui vous permettront en même temps et la guérison de la palatite, et celle de l'affection dont elle n'était qu'une conséquence.

Enfin, si vous ne pouvez pas expliquer ces abcès à

répétition, et que vous soyez conduit à les mettre sur le compte d'une lésion de la voûte osseuse, il faudrait, après avoir ouvert l'abcès, ou en suivant le trajet, rechercher le point carié ou nécrosé, et en faire l'avulsion ou la résection, en vous inspirant, pour le procédé et la manœuvre, du siége et de l'étendue de la lésion.

Uvulites.

Définition, Synonymie. — Comme pour l'affection précédente, nous retrouvons au commencement de l'étude de celle-ci une question de mot.

Les auteurs, et entre autres Damaschino, ont désigné de ce nom l'inflammation de la luette, en l'empruntant à la langue latine (*uvula*: *luette, grain de raisin*); et c'est le même radical qui a servi pour les autres mots : *uvulotome* et *uvulotomie*. Or, outre que dans la terminologie médicale, l'usage est plus fréquent de prendre le radical de ses néologismes, dans la langue grecque, on avait dans ce cas une autre raison de le faire : c'est que cet usage avait déjà été suivi pour les autres appellations relatives à cet organe; c'est ainsi qu'il a été fait pour les muscles *peristaphytins* de σβαφνλη *luette*. Enfin, l'inconvénient du radical latin se sent encore davantage dans les mots uvulotome et uvulotomie, qui sont ainsi des mots hybrides, la première partie étant latine et la seconde grecque, ce qui doit toujours être évité.

Au point de vue de la terminologie médicale, il serait donc évidemment préférable de s'adresser au radical grec; et l'on aurait ainsi la *staphylite*, le *staphylotome* et la *staphylotomie*, noms dans lesquels nous retrouverions immédiatement les rapports existant avec les muscles *staphylins*.

Je demande donc à me servir, dans le cours de cette étude, au moins indifféremment de ces deux expressions : *uvulite* et *staphylite*, laissant au monde savant et à l'usage le soin de choisir.

Anatomie. — Prolongement médian du voile du palais, nous le savons, la luette a la même structure que lui. Elle est exclusivement composée par une *charpente musculaire*, par une *membrane muqueuse* et par du *tissu conjonctif*.

Sa charpente *musculaire* est constituée par la terminaison des deux muscles *palato-staphylins*, qui, partant de l'épine nasale postérieure, traversent le voile du palais, et vont jusqu'à l'extrémité inférieure de notre organe.

La *muqueuse* fait suite à celle du voile du palais, et sur ses deux faces conserve les mêmes caractères. Tapissée d'un épithélium stratifié sur la face antérieure, elle présente, au moins dans la moitié supérieure de la face postérieure, un épithélium vibratile. Des *papilles* et des *glandes* existent sur les deux ; et seule, la face pharyngienne possède quelques *follicules clos*.

Quant au *tissu conjonctif*, il est assez abondant et lâche ; ce qui, avec la position déclive de l'organe, va nous expliquer la facilité avec laquelle nous le verrons envahir par les divers processus œdémateux.

La pathologie de la luette a peu préoccupé les auteurs, ce qui d'abord paraît assez justifié par le peu de gravité de ses affections ; et ensuite, parce que la plupart de ces affections lui étant communes avec celles des parties environnantes, muqueuse buccale ou pharyngienne, c'est avec les maladies de ces deux muqueuses qu'elles étaient étudiées.

Cependant, je crois d'abord que, sans être graves, les maladies de cet organe méritent encore d'être étudiées; et ensuite que, si on réunissait ce qui a trait aux affections qui le frappent exclusivement, et les considérations qui, dans celles où il est atteint en même temps que ces deux muqueuses, lui sont propres, on arriverait facilement à justifier une étude séparée, et qui ne serait pas sans intérêt pour le praticien.

C'est ce que je vais tenter de faire ici, au moins pour ce qui regarde ses diverses inflammations.

Division. — L'inflammation de la luette peut être *simple* ou *spéciale*. C'est-à-dire qu'elle peut être d'abord *érythémateuse*, *ulcéreuse*, etc., et, de plus, subir l'influence de toutes les causes spéciales que je vous ai déjà énumérées plusieurs fois, depuis l'aphthe jusqu'au muguet.

Mais, aucune de ces formes *spéciales* ne prêtant à des considérations particulières, il suffira d'appliquer à chacune de ces uvulites ce qui a trait à la stomatite de la même nature, *aphteuse*, *crémeuse*, etc. Ce n'est donc que des formes *simples* dont je m'occuperai; et, pour ne pas donner trop d'étendue à cette étude, je les décrirai toutes en même temps, n'admettant qu'une division, celle en *formes aiguës* et en *formes chroniques*.

Uvulite ou Staphylite aiguë.

Division. Etiologie. — Elle est *primitive* ou *secondaire*. La première succède le plus souvent au contact des corps chauds, ou irritants soit par leur composition soit mécaniquement; mais, elle peut également se développer sous l'influence des efforts prolongés de la voix et plus rarement encore *a frigore*.

Toutes ces causes, on le voit, peuvent donner lieu en même temps, et à la stomatite, et à la pharyngite; mais, elles peuvent également localiser leurs effets sur la luette.

La forme secondaire enfin, outre qu'elle se retrouve souvent dans les stomatites de même nature, reconnaît le plus souvent pour cause la palatite que je viens de décrire.

Symptômes. — Il est rare que le processus inflammatoire reste sur cet organe, purement *érythémateux*. L'*ulcération* est également exceptionnelle ; et il en est de même de la *suppuration*. Mais la forme *gangréneuse* se voit quelquefois ; et la plus fréquente est incontestablement l'*œdémateuse*. Cette dernière, du reste, peut être isolée, ou accompagnée par les autres. On peut même dire qu'il n'y a pas d'uvulite sans œdème.

Sous cette influence, la luette est rouge-vif ou rouge-foncé. Souvent elle est comme entourée par une couche albumineuse ; sa consistance est diminuée et son volume augmenté, surtout dans sa partie la plus inférieure, de sorte que sa forme est renversée. Son plus grand diamètre est en bas, au lieu d'être en haut;

elle est en *battant de cloche*. Enfin, et surtout, sa longueur est exagérée, à ce point qu'elle peut venir appuyer sur la base de la langue.

Les douleurs spontanées sont rares ; mais tout mouvement de l'isthme est douloureux. Il en est surtout ainsi pendant la déglutition, même lorsqu'elle s'exerce à vide ou sur des liquides, et mieux encore, quand il s'agit de faire franchir à l'isthme un bol volumineux ou consistant.

Entraîné par la pesanteur de la luette, le voile du palais est abaissé ; et, l'orifice de l'isthme étant ainsi diminué, la voix retentit dans l'arrière cavité des fosses nasales et prend un ton nasillard.

Enfin, lorsque la luette, très allongée, arrive au contact de la base de la langue, elle provoque une série de mouvements de déglutition ou des crachements, selon que le malade cherche à se débarrasser de cette sensation de corps étranger en le chassant, en avant ou en arrière.

Ce sont là les symptômes les plus saillants de cette affection. Comme on le voit, s'ils ne peuvent porter une atteinte sérieuse à l'organisme, ils entraînent au moins une gêne de tous les instants, et parfois même des douleurs qui, par leurs fréquents retours, lassent la patience du malade et finissent par agir sur son moral.

Durée. Marche. Terminaison. — La *durée* de l'uvulite aiguë n'est souvent que de quelques jours. Il en est surtout ainsi, quand elle est due seulement au contact d'un corps chaud ou irritant. Mais, dans d'autres cas, notamment dans les formes secondaires, elle peut incommoder le malade pendant de longs mois.

Cependant, même dans ces cas, la guérison est la *terminaison* la plus fréquente. Ce n'est que dans quelques formes secondaires, dues à la palatite suppurée, qu'on voit la gangrène survenir ; et enfin, dans quelques autres, on peut la voir se prolonger avec une série de périodes d'amélioration et d'exacerbation, et passer à l'état chronique.

Diagnostic. — La forme, la couleur et les dimensions fourniront les principaux éléments du diagnostic de la staphylite ; et la rapidité de son évolution révélera son caractère aigu.

Quant au diagnostic différentiel avec l'*œdème*, l'*hypertrophie* ou les *tumeurs*, il trouvera mieux sa place dans la forme chronique.

Enfin, en admettant que les divers processus spéciaux, qui peuvent exercer leur action sur la muqueuse buccale, vésiculo-ulcéreux, crémeux, etc., se localisent d'abord sur la luette, le plus souvent cette localisation ne sera que momentanée ; ces processus se généraliseront bientôt ; et ensuite, même dans les cas où ils resteraient confinés sur ce point, leurs caractères spéciaux les feront toujours reconnaître.

Traitement. — Dans la forme franchement aiguë, et au début, c'est aux émollients qu'il faut avoir recours ; ils seront employés en lotions, en gargarismes et en boissons prises par gorgées petites et fréquentes. Un jour ou deux pourront être employés à ces soins.

Puis, on en viendra aux astringents et aux excitants ; et nous retrouverons en première ligne, la cocaïne en badigeonnage à 1 pour 100. C'est également *parmi eux* que figurent la glace, conseillée par Labius et le mélange en parties égales de poivre et de gingembre, employé depuis longtemps.

Enfin, si ces moyens restent impuissants, vous en viendrez aux attouchements avec le nitrate d'argent, et surtout à l'agent auquel je donne la préférence, aux attouchements avec l'acide chromique. Je ne crois pas que la staphylite aiguë résiste à ces divers moyens plus de quatre à cinq jours.

Uvulite ou Staphylite chronique

Cette affection est assez commune ; c'est surtout celle qui a été désignée sous le nom d'*engorgement séreux* par Boyer, d'*intumescence de la luette* par Delpech, de *tuméfaction de la luette* par Levret, de *chute de la luette* par Velpeau et d'*hypertrophie* par de nombreux auteurs.

Nous l'étudierons à notre tour, ainsi que je l'ai dit au début, sous celui d'*uvulite* ou de *staphylite chronique*.

Etiologie. — Cette forme peut, comme nous l'avons vu, succéder à la forme aiguë après une série de paroxysmes ; elle peut également être chronique d'emblée, tout en étant primitive ; et enfin, souvent elle ne fait qu'accompagner une stomatite secondaire.

Dans le premier cas, elle reconnaît pour causes, bien entendu, toutes celles de l'état aigu.

Dans le second, outre les efforts fréquents de la voix, que j'ai déjà cités pour la forme aiguë, nous voyons deux autres causes venir s'y joindre : une *conformation naturelle défectueuse* et *l'habitude*.

La luette, en effet, même à l'état normal, est variable de forme et de dimension. Sa forme la plus fréquente est celle d'un cône renversé, ayant un centimètre de diamètre à la base et un centimètre et demi de hauteur. Mais il n'est pas rare de rencontrer des luettes moins volumineuses ; et, ce qui nous intéresse davantage, assez souvent de dimensions plus grandes. Enfin, sa forme peut être celle d'un cylindre, d'un battant de cloche, ce qui conduit à un véritable vice tératologique, l'*état bifide*.

On comprend donc très bien que ces diverses formes puissent exercer une influence sur la marche plus ou moins régulière de sa circulation, et que la pesanteur aidant, il se produise souvent, soit de la congestion, soit même de l'inflammation.

Il se peut que la pesanteur due à l'augmentation de volume congénitale ou acquise ne soit pas sans influence sur l'habitude qu'ont certaines personnes de cracher sans cesse, et de *râcler* avant de le faire. Nous aurions donc ainsi un cercle vicieux : le volume de la luette invitant le malade à cracher, et cette habitude augmentant le volume de cet organe. Mais il est aussi plusieurs autres affections qui imposent le même besoin : ce sont les pharyngites, et entre autres la pharyngite glanduleuse, dont les sécrétions sont épaisses, et dont le malade ne se débarrasse qu'après des efforts répétés. Ce sont là, parmi les staphylites secondaires, celles qui sont les plus rebelles.

Symptômes. — Quelle que soit celle de ces causes qui ait agi, la luette atteinte d'inflammation chronique est rouge foncé. Son volume est augmenté dans sa partie la plus inférieure ; sa consistance est accrue ;

et enfin sa forme est modifiée par la tendance qu'a sa partie inférieure à augmenter de dimension.

Il est assez fréquent de voir cet organe appuyer d'une manière permanente sur la langue en se couchant sur elle, soit le plus souvent en arrière, soit parfois aussi en avant.

Les symptômes subjectifs sont les mêmes que précédemment. Les douleurs spontanées sont rares ; et même, avec le temps, celles que provoquent la déglutition et le passage des aliments à l'état aigu, s'apaisent beaucoup ou disparaissent. Mais la gêne est constante ; et le malade est incessamment tourmenté par un impérieux besoin d'avaler et de cracher, qui parfois même va jusqu'au besoin de vomir.

Enfin, je l'ai dit, la voix est nasillarde ; et, d'après un travail de Labius, les sons du *médium* et du *haut*, surtout pour les voyelles, seraient gênés.

Marche. Durée. Terminaison. — Cet état chronique est du reste fréquemment entrecoupé par des retours à l'état aigu, qui chacun laisse l'organe plus volumineux, et partant plus gênant.

On peut donc dire que l'uvulite chronique ne guérit pas d'elle-même ; elle va, au contraire, toujours s'aggravant, ou tout au moins elle reste stationnaire.

Diagnostic. — Si les caractères subjectifs de la staphylite chronique lui sont communs avec plusieurs autres états du même organe, il n'en est pas de même des objectifs ; et je pense que sa couleur, son volume et sa forme suffiront toujours pour l'en faire distinguer. Du reste, si quelques doutes s'élevaient, on aurait les éléments suivants pour se guider :

Les commémoratifs et l'aspect de l'organe nous fixeraient facilement sur le caractère congénital d'une
hypertrophie avec ou sans bifidité (*uvula megalia*).

La *paralysie de la luette* ne peut lui être propre,
puisque ses muscles ne lui appartiennent qu'en partie.
La paralysie des palato-staphylins se traduira en même
temps par la paresse du voile du palais; et, de plus, ce
muscle n'étant pas atteint isolément, nous serions
mis sur la voie du diagnostic par la paralysie des
autres muscles de cet organe.

L'*œdème chronique* se révèlera par sa couleur et sa·
consistance; mais surtout par l'existence d'une affection l'expliquant, et entre autres l'albuminurie et
l'anémie.

L'*état variqueux* signalé par Ancelin aura pour lui
son aspect spécial. La dilatation des veines est, en
effet, dans ce cas, des plus apparentes.

Enfin, la nature de certaines *formes secondaires*
chroniques, et notamment les tuberculeuses, serait
suffisamment indiquée par les autres caractères de ces
affections.

Traitement. — Pour cette forme, le traitement
s'impose. Si, en effet, l'uvulite aiguë peut guérir
seule, il en est tout autrement de l'état chronique,
dont les inconvénients, je l'ai dit, vont toujours s'exagérant. Les plaintes des malades ne vous laisseront
aucun doute à cet égard.

Comme ce sera probablement à l'occasion d'un retour
aigu que vous serez consultés, vous aurez tout d'abord
à employer les *émollients*. Le plus souvent quelques
jours suffiront pour rendre à l'affection son vrai caractère. Ramenée à cet état, vous aurez pour la combat-

tre : les *astringents*, les *caustiques*, le *massage*, les *scarifications*, et enfin, comme dernière ressource, l'*amputation*. Disons quelques mots sur chacun de ces moyens.

L'*astringent* le plus actif et aussi le plus fréquemment utilisé est l'alun, que vous pouvez prescrire en solutions plus ou moins concentrées ; mais qu'il est préférable d'employer en poudre, à l'état d'alun calciné.

Une fois ou deux par jour, vous en chargerez un pinceau ; et vous vous en servirez pour saupoudrer l'organe. Mais, il faut vous en prévenir, vous devez peu compter sur le succès.

Vous aurez plus de confiance, au contraire, dans le nitrate d'argent ou dans l'acide chromique, surtout dans ce dernier. Il faut l'employer soit à l'état de cristaux, soit seulement en solution très concentrée. Un point important est de ne faire porter les attouchements que sur la partie la plus déclive. Ceux faits à la base auraient, au contraire, pour résultat de resserrer cette partie, et ne feraient par conséquent qu'augmenter la gêne de la circulation en retour.

L'acide chromique, ainsi employé, vous rendra de sérieux services ; et il ne faut jamais manquer de l'essayer.

Il en sera de même du *massage*, quand vous aurez acquis l'habitude de le pratiquer ; ce qui, du reste, avec l'emploi de la cocaïne, est maintenant facile.

Après avoir badigeonné la luette et la partie avoisinante du voile du palais avec une solution de cocaïne à un pour dix, pendant plusieurs fois à cinq minutes d'intervalle, vous irez saisir la luette entre le pouce et l'index ; et vous exercerez un certain nombre de pressions méthodiques, de bas en haut. Ces pressions pourront être exercées soit directement d'avant en arrière, soit de gauche à droite, soit par un mouvement de roulement. Les pressions, très modérées en commençant, doivent s'accentuer à la fin des manœuvres, qui, avec de nombreuses reprises, doivent être répétées pendant un quart d'heure à chaque séance.

Au massage, vous pourrez joindre les *scarifications*, que vous ferez dans le sens de la longueur de l'organe et surtout sur la partie inférieure.

Ces scarifications, en effet, agissent de deux manières. D'abord, en facilitant son dégorgement, et ensuite en produisant des cicatrices qui, en vertu de leur pouvoir rétractile, forceront les tissus à revenir sur eux-mêmes. Il est donc important, je le fais remarquer de nouveau, que ces cicatrices se produisent sur la partie déclive, et non à la base.

Dans le même but, comme on le fait pour les amygdales, vous pourrez vous adresser aux cautérisations avec le galvano-cautère, quoique la mobilité de l'organe rende sa pénétration par le fil incandescent moins facile.

Enfin, si aucun de ces moyens n'a donné de résultats satisfaisants ; et que cependant l'affection soit assez gênante pour demander une intervention, il vous restera toujours, je l'ai dit, la ressource de l'amputation.

Celle-ci a été pratiquée depuis les temps les plus anciens. Celse la décrit déjà ; et depuis, de nombreux procédés ont été proposés. Tels sont ceux du paysan norwégien (1740), de Fabrice d'Aquapendente, de Fabrice de Hilden, de Castellan, de Levret, de Scultet, de Sabatier, de Desault, de Warens, et enfin plus récemment de Morel-Mackenzie.

Ces divers procédés sont pratiqués avec le bistouri, les ciseaux, la ligature, et parfois avec des instruments spéciaux, comme celui du paysan norwégien, le kiotome de Desault, les ciseaux de Warens, l'uvulotome de Morel-Mackenzie, auxquels Galante a ajouté son uvulotome à détente.

Enfin, depuis quelques années, à ces procédés il faut joindre l'emploi du galvano-cautère, soit que l'on utilise l'anse ou les couteaux galvaniques.

Je n'ai ni à décrire ni à apprécier ces divers procédés dont l'étude est du ressort de la chirurgie ; qu'il me suffise de vous dire, en terminant, que dans le choix que vous aurez à faire, il faudra surtout donner la préférence au procédé qui vous permettra le mieux de fixer la luette et de la sectionner d'une seule main, l'autre vous restant libre pour abaisser la langue et vous favoriser la vue et l'accès du théâtre de l'opération. C'est là une condition dont la pratique vous fera, j'en suis convaincu, apprécier toute l'importance.

Quel que soit le procédé que vous choisissiez, il faut, enfin, que vous sachiez qu'il est important de remonter assez haut, si vous ne voulez vous exposer à faire une opération insuffisante. Il ne faut pas craindre d'enlever les deux tiers de l'organe ; et, même, cet organe pouvant être enlevé en entier sans inconvénient, ne pas hésiter à remonter plus haut.

Stomatite scléreuse

Enfin, pour terminer ce qui a trait aux stomatites simples, j'ai à vous dire quelques mots d'une forme assez rare à laquelle je donnerai, d'après les travaux de Cornil et Ranvier, le nom de *scléreuse*.

Cette stomatite, toujours chronique, n'a été signalée jusqu'à présent que chez les *fumeurs* et chez les *verriers* ; et le personnel restreint qu'elle atteint pourrait déjà suffire pour la caractériser. Mais, ce qui tend le plus à la faire distinguer des autres, c'est son processus pathologique, qui, nous allons le voir, n'est autre qu'une transformation scléreuse du derme et du tissu conjonctif sous-jacent avec dégénérescence du revêtement épithélial.

Stomatite des fumeurs. — J'ai déjà signalé plusieurs fois l'influence du tabac dans les productions des diverses stomatites ; mais ici, les lésions qu'il provoque sont spéciales.

L'usage du tabac longtemps prolongé, et surtout l'usage des pipes à tuyau court, dit *brûle-gueules,* outre un érythème buccal fréquent, finit par produire des lésions plus profondes et plus rebelles (1). « La couche épithéliale s'épaissit par suite de la présence dans sa couche superficielle d'un exsudat liquide contenant des cellules lymphatiques, et donne à la langue et au voile du palais beaucoup plus souvent qu'aux parois buccales, une teinte opaline, qui, plus tard,

(1) Stomatite, article *Dictionnaire encyclopédique*, Bergeron, 152 et 152.

devient opaque et prend parfois un aspect nacré ; mais, à la longue, le chorion lui-même s'altère, s'épaissit, s'indure et se rétracte par places, de sorte que la muqueuse est comme bridée et la langue racornie. » Comme on le voit, c'est une véritable sclérose du derme. Or, c'est la même lésion que nous allons trouver chez les verriers.

Stomatite des verriers. — D'après Guinand, qui a observé les verriers de la vallée du Gier, sur les ouvriers, surtout les *bouteillers,* qui soufflent depuis longtemps, on trouve, au début, une rougeur érythémateuse sur la partie moyenne des joues, tout autour de l'ouverture du canal de Sténon qui, lui-même, ne tarde pas à se dilater. Plus tard, à cette teinte érythémateuse succède une plaque opaque dont l'étendue peut atteindre jusqu'à la largeur d'une pièce de 5 francs. Cette plaque, d'abord simplement blanchâtre, devient ensuite tout à fait blanche, et enfin nacrée.

Chez la plupart, elle existe des deux côtés, et d'une manière parfaitement symétrique. Chez d'autres, au contraire, on ne la trouve que d'un côté ; ce sont ceux qui ont pour habitude de ne gonfler qu'une joue en soufflant. Ce fait met même l'étiologie de l'affection dans toute son évidence.

Plus tard, enfin, cette plaque s'élève au-dessus des parties environnantes, se soulève par les côtés, tombe, et se reproduit. Elle présente aussi des plis, dont l'axe est dans le sens vertical. Comme chez les fumeurs, le derme est d'abord épais, puis il revient sur lui-même : et c'est cette rétraction qui produit les plis longitudinaux que je viens de signaler.

Ces faits sont intéressants sous plusieurs rapports.

D'abord, au point de vue de l'hygiène, et ensuite de la médecine légale, les plaques des verriers sont des indices professionnels de la plus haute importance. Mais, en outre, elles présentent un véritable intérêt au point de vue du diagnostic Ces plaques blanches, en effet, ont toutes les apparences de plaquessyphilitiques.

On se rappelera donc, quand on les trouvera, que leur origine peut être multiple. Leur symétrie et leur situation parfois suffiront pour faire connaître celles des verriers, indications auxquelles se joindra la profession. Quant aux plaques des fumeurs, elles se trouvent plus fréquemment sur la langue ou au niveau des lèvres ; et il n'y aura souvent qu'à suspendre l'usage du tabac pour les voir disparaître.

ONZIÈME LEÇON

STOMATITE APHTHEUSE OU VÉSICULO-ULCÉREUSE

Sommaire : Définition. — Historique. — Etymologie et Synonymie. Division. — Étiologie. — Symptômes. — Anatomie pathologique. — Diagnostic. — Pronostic ; Marche ; Durée ; Terminaison. — Traitement.

MESSIEURS,

Définition. — On donne le nom de *stomatite aph-theuse* ou simplement d'*aphthe* à une affection localisée sur la muqueuse buccale, et caractérisée par des vésicules apparaissant spontanément et qui, en se rompant, donnent naissance à des ulcérations peu étendues.

Quoique claire, cette définition n'en demande pas moins, je crois, quelques explications.

D'une part, en effet, cette éruption, je dois le dire, n'est pas toujours limitée à la muqueuse buccale ; et si, incontestablement, c'est là son siège le plus fréquent, il peut se faire qu'en même temps que sur cette muqueuse, nous l'observions sur les diverses parties du pharynx, sur les amygdales, et sur les deux piliers. Quelques auteurs l'ont même signalée sur l'œsophage, l'estomac et l'intestin. Mais ces derniers faits remontent à une époque où l'aphthe était souvent confondu avec d'autres éruptions ; et je pense, avec Damaschino, qu'il est bon, avant de les admettre, d'attendre de nouvelles observations.

Il faut savoir ensuite que l'état vésiculeux, en donnant à ce mot la valeur exacte que lui accorde la science, n'existe qu'au début de l'éruption, et qu'il se rapproche rapidement de l'état pustuleux.

Enfin, pour que les caractères de l'aphthe soient au complet, il faut, bien entendu, que l'éruption soit spontanée, et qu'elle ne résulte pas, par exemple, du contact d'un corps irritant.

Historique. — Il est difficile de faire remonter l'histoire de cette affection au delà de notre siècle, c'est-à-dire avant les écrits de William et Batemann, dont les travaux parurent en Angleterre de 1798 à 1813. Avant eux, en effet, ce mot aphthe servait à désigner toutes les affections couenneuses, ulcéreuses, etc., c'est-à-dire des affections de nature les plus diverses.

En France, la première publication importante dans laquelle, utilisant les travaux étrangers, on ait cherché à distinguer les aphthes des autres éruptions buccales, fut l'article que Billard (1) leur consacra en 1833, dans son traité des maladies des enfants. L'aphthe y paraît sous le nom de *stomatite folliculeuse*, parce que l'auteur en place le siège anatomique dans les follicules ; mais quant à ses caractères cliniques, ce sont bien les siens : ce sont, dit Billard, de petites vésicules suivies d'ulcérations peu considérables.

Depuis, les limites de l'aphthe ont été définitivement posées ; et la confusion, qui existait avant, a disparu. Si, en effet, quelques dissentiments ont pu se produire sur le siège précis de la lésion, tous les auteurs se sont entendus sur ses caractères cliniques, qui ont ainsi toujours suffi pour distinguer nettement cette éruption de

____

(1) Billard. *Traité des maladies des enfants,* 2ᵉ édition. Paris, 1833, page 218.

toutes les autres. Le travail de Billard est donc un des plus importants pour l'histoire de notre affection.

Guersant (1) qui rédigea l'article *aphthes* du dictionnaire de médecine, n'eut qu'à profiter des travaux de Billard, et de quelques autres parus dans l'intervalle à l'étranger. Aussi, ses idées à ce sujet sont-elles à peu près les mêmes. Il définit l'aphthe « une maladie vésiculo-ulcéreuse qui a son siège dans les différentes parties de la muqueuse buccale. » Nous voyons qu'avec des expressions différentes, c'est la même manière d'envisager la maladie. Mais, de plus, il admet deux formes de la maladie : une *discrète*, ou l'aphthe ordinaire, et, sur la foi de travaux étrangers, une autre *confluente*.

Cette forme, rare chez nous, ne fut pas tout d'abord, facilement admise; Raquin (2) qui écrivait en 1843, n'y croyait pas ; et Valleix (3), près de vingt ans après (1860), faisant encore des réserves sur son existence, se contenta de donner la description de Ketelaër. Ce n'est que plus récemment, quelques cas ayant été observés mais cependant sans la gravité que cette forme semble acquérir dans certains pays, tels que la Hollande, que l'aphthe confluent a trouvé une place indiscutée dans la nosologie française; et Damaschino, dans ses leçons sur les voies digestives, est venu lui donner l'appui de son nom.

Outre ces travaux, j'ai à vous signaler, de 1844 à 1871, ceux de Schonenberg (4), en 1844, sur une forme

(1) Guersant. *Dictionnaire de médecine*, 2ᵉ édition, tome III.

(2) Raquin. *Eléments de pathologie*, tome I, page 648.

(3) Valleix. 4ᵉ édition, revue par Racle et Lorrain, tome III, page 448.

(4) Schonenberg, 1844. Nederbandsch lancet, aphthes indiens; affection commune à Haïti et à Porto-Rico.

d'aphthe qu'il a observée dans les grandes Antilles; ceux de Berg, en 1848; de Beduar, en 1850; de Rossi (1), en 1862; de Vorms (2), en 1864, et de Nerliac (3), en 1866.

Puis parut, en 1871, le traité de Jaccoud. Dans ce remaniement complet de la pathologie, l'aphthe reste avec ses caractères cliniques; mais son siège anatomique, mieux précisé, donne lieu à une distinction importante, que nous verrons être admise dans des travaux tout récents. Jaccoud admit que l'aphthe peut se développer soit en dehors, soit en dedans des follicules; il est donc dit extra-folliculeux ou folliculeux. Le premier, d'après le même auteur, se développerait le plus souvent chez l'enfant, et le second chez l'adulte.

Damaschino, plus réservé, reste dans le doute à cet égard. Il discute l'opinion de Jaccoud, en la rapportant à Bamberger, sans l'accepter. Sa leçon, quoique datant déjà de huit ans, est une des études les mieux faites sur cette affection. Du reste, depuis, l'aphthe n'a donné lieu à aucune étude spéciale. La plupart des auteurs n'en ont parlé que lorsqu'il s'est présenté à eux pour compléter le cadre de leurs travaux, c'est ce qui a eu lieu pour les articles des deux dictionnaires de médecine, et pour les traités d'anatomie pathologique de Laboulbène et de Cornil et Ranvier, dont la lecture est cependant des plus profitables; ou bien pour ne toucher qu'un point de son étude, et tout particulièrement son étiologie.

---

(1) Rossi, 1862. *Note sur la stomatite folliculaire.* (*Gazette médicale de Paris*).

(2) Vorms. *Quelques caractères distinctifs de l'aphthe* (*Gazette hebdomadaire*, 1864).

(3) Nerliac. *Stomatite aphtheuse,* 1866. (*Gazette des hôpitaux*).

Etymologie et Synonymie. — Le mot aphthe vient du mot grec ἄφθαι qui sous la plume des auteurs grecs signifiait vésicules, pustules, ulcères de la bouche, et qui lui-même vient du verbe ἅπτω, brûler, la douleur mordicante de l'aphthe étant réellement un de ses caractères les plus nets.

Comme nous l'avons vu, Billard, qui, le premier en France, a séparé nettement l'aphthe des autres ulcérations de la bouche, lui donna le nom de *stomatite folliculeuse*. Quelques années après, Rossi lui préféra celui de *folliculaire*. Valleix, tout en conservant le nom d'*aphthes*, a proposé les expressions de *stomatite vésiculeuse* ou d'*ulcéro-vésiculeuse*, et enfin Laboulbène, dans son traité d'anatomie pathologique, a repris l'expression de *stomatite vésiculo-ulcéreuse*.

Ce sont là les divers noms sous lesquels cette affection a été étudiée ; et il faut que vous les connaissiez. Quant au choix que vous devez faire, il n'est aucune de ces expressions qui ne soit passible d'objections sérieuses.

D'après les travaux d'anatomie pathologique, celle de folliculeuse ou folliculaire ne convient qu'à une forme, et ne saurait par conséquent s'appliquer à tous les aphthes. Celle de *vésiculeuse*, une de celles proposées par Valleix, ne correspond qu'à la période du début de l'affection, et précisément celle qui échappe le plus souvent à notre observation. J'aime mieux celle d'*ulcéro-vésiculeuse* (Valleix) ou de *vésiculo-ulcéreuse* acceptée par Laboulbène. Les deux, en effet, ont le mérite de résumer l'évolution complète de la maladie ; et celle de Laboulbène surtout le fait dans l'ordre dans lequel se succèdent les deux phases principales, la vésicule et l'ulcération ; la succession des mots correspond ainsi à celle des choses. C'est donc à l'expression de stomatite *vésiculo-ulcéreuse* (Guersant et Laboulbène) que je donne la préférence, quoique assez souvent, je l'ai fait remarquer, la vésicule soit plutôt une pustule.

Enfin, en même temps, avec la presque totalité des auteurs, je conserve le nom d'*aphthe*, qui ne préjuge rien sur la nature de l'affection, et qui a au moins l'avantage de rappeler un de ses caractères saillants, la brûlure.

Division. — L'éruption aphtheuse se présente sous trois formes dont une, de beaucoup la plus fréquente, la forme *discrète* et les deux autres plus rares : la *confluente* et la *gangréneuse*.

La forme *discrète* est la forme commune, celle à laquelle correspondent toutes les descriptions. On peut dire que, pour beaucoup d'auteurs, elle résume toute la maladie.

Les deux autres, au contraire, sont beaucoup moins connues. La forme *confluente*, je vous l'ai dit, a même été mise en doute pendant longtemps. Cependant, il me paraît difficile de la rejeter aujourd'hui ; elle a été acceptée, en effet, d'abord par Jaccoud, en 1871, puis par Bouchut, dans son admirable ouvrage sur les maladies des enfants, et enfin aussi, vous le savez, par Damaschino.

Quant à la forme *gangréneuse*, elle est très rare, mais elle a été décrite par Bouchut, qui, du reste, la considère comme presque particulière aux enfants ; et, malgré cette rareté, je pense qu'elle ne doit pas moins trouver une place dans une étude complète.

Outre ces divisions, basées surtout sur la symptomatologie, je dois vous en signaler une autre relevant de

l'étiologie; c'est celle qui divise les éruptions aphtheuses en *primitives* et en *secondaires*.

Etiologie. — La forme *primitive* pourrait, d'après
certains auteurs, revêtir un caractère *épidémique*,
mais c'est surtout à l'état *sporadique* que vous l'observerez. L'*âge* a une influence marquée sur son développement; et quoique nous n'en soyons exempts à aucune
époque de la vie, c'est surtout pendant la première et
la deuxième enfance qu'on l'observe le plus souvent.

L'influence du *sexe* n'a pas été étudiée avec précision, mais les deux y paraissent également exposés.

On connaît peu l'influence des *climats*. Cependant,
d'après certains travaux, l'affection paraîtrait plus
fréquente et plus grave dans les Pays-Bas. Les pays
chauds, dans tous les cas, n'augmentent pas sa
fréquence.

Je dois également vous parler de l'influence d'une
alimentation épicée signalée par tous les auteurs,
comme une des causes les plus actives. Or, cette
influence exige une explication. Je ne crois pas que
l'usage des épices suffise par lui-même pour augmenter la fréquence des aphthes. Nulle part, en effet, cet
usage, cet abus, je pourrais dire, n'est plus répandu
que dans les pays chauds; or, les aphthes ne s'y voient
pas plus souvent qu'ailleurs. Il y a cependant du vrai
dans cette assertion. Mais ce ne sont pas les épices
elles-mêmes qu'il faut incriminer; c'est plutôt, je crois,
la constipation qui coïncide avec leur usage. Dans les
pays tempérés, en effet, les épices accompagnent souvent une alimentation riche qui conduit à la constipation; et c'est ainsi que l'on a mis sur le compte des
épices ce qui n'est dû qu'à un mauvais fonctionnement de

l'intestin. Aux colonies, au contraire, je parle surtout de la population créole, l'alimentation est moins azotée ; on se met, du reste, constamment en garde contre la constipation ; et ce serait ainsi que malgré un abus très répandu des épices, et dans des proportions qui étonnent, les aphthes ne s'y montrent pas plus souvent que dans nos climats. Je pense donc qu'il ne faut voir dans les aphthes qui suivent l'usage des épices que l'influence de la constipation. Il en est de même de ceux qui se montrent si fréquemment à bord. On sait que la constipation est une des gênes les plus fréquentes du marin. Elle accompagne presque toujours le mal de mer ; elle est aussi presque constante au début d'une traversée ; et quoique diminuant plus tard, elle n'en tourmente pas moins un grand nombre de gens de mer pendant toute leur carrière. C'est donc également à cette constipation que j'attribue la fréquence des aphthes chez eux. En ce qui me concerne, je l'ai constaté souvent. Mais ici, encore, je le répète, quoique les deux conditions soient fréquemment réunies, usage des épices et constipation, c'est à cette seconde seule que j'attribue leur apparition. Nous trouverons là, plus tard, une précieuse indication pour le traitement.

Chez les enfants, la même cause se retrouve souvent ; et quoique on puisse voir les aphthes se développer dans d'autres conditions, même avec la diarrhée, le plus souvent vous aurez à constater l'état contraire. Par contre, le muguet se présente surtout avec le dévoiement ; de sorte que, tout en tenant compte des exceptions, l'on peut dire que l'aphthe accompagne la constipation, et le muguet la diarrhée.

Quelques auteurs ont voulu voir dans certaines éruptions aphtheuses souvent répétées, et surtout coïncidant avec d'autres éruptions cutanées, une manifestation de la même diathèse. Sans nier cette influence, et tout en vous tenant prêt à la reconnaître après examen, je pense que vous n'aurez à le faire que bien rarement.

Ce sont là les causes de l'éruption que l'on a considérée comme *primitive;* mais cependant si l'on tient compte des conditions dans lesquelles elle se développe, il me semble que sa nature ne s'éloigne que peu de celle des formes suivantes. Nous avons vu, en effet, que ces causes agissent surtout par un intermédiaire, la constipation, qui est manifestement un état morbide des voies digestives, de sorte que je serais bien tenté de ranger ces éruptions parmi les *secondaires.* Les primitives proprement dites seraient donc par conséquent fort rares.

Les éruptions dont la nature secondaire ne laisse aucun doute sont surtout celles qui se développent dans les maladies des voies digestives, ou celles qui, sans porter directement sur ces organes, sont assez graves pour envahir tout l'organisme et en dernier lieu retentir sur eux, telles que les diverses cachexies, paludéenne, cancéreuse, etc., et aussi la phthisie pulmonaire.

Si maintenant nous cherchons à préciser sous quelle influence réelle, immédiate, apparaissent les aphthes, un fait, ce me semble, va se dégager de nos études. Si vous examinez avec soin la muqueuse buccale sur laquelle commencent à se développer des aphthes, vous la trouverez toujours congestionnée. Cette congestion peut être passagère; elle peut avoir disparu lorsque la vésicule s'étant ouverte, l'ulcération apparaît; mais, je le répète, il est rare, si vous assistez au début de l'affection, que vous ne trouviez pas une congestion très marquée de la muqueuse buccale, congestion dont l'étendue est certainement en disproportion avec celle de la zône inflammatoire que l'on peut considérer comme dépendant de l'éruption. Que l'éruption soit primitive ou secondaire, cet état est constant; à ce point que l'on peut dire que l'aphthe ne se montre pas sans elle. Cette constance de rapport semble donc me permettre de conclure d'abord que la disposition anatomique qui favorise le plus l'apparition des aphthes est la congestion de la muqueuse buccale, quelle qu'en soit la cause; et aussi que toutes les causes qui produisent cette congestion peuvent par cela même donner lieu à des aphthes.

Ce qui précède correspond à une question que se sont posés quelques auteurs, celle de savoir si la congestion buccale et les phénomènes généraux qui l'accompagnent parfois, sont dus à l'éruption aphtheuse, ou si celle-ci n'est comme eux qu'une conséquence d'un état général. Pour moi, le doute ne saurait exister; l'aphthe n'est jamais qu'une conséquence. Pour la forme secondaire, d'abord, le fait est évident; et ensuite quant à la forme considérée comme primitive, beaucoup des cas qui lui appartiennent, je l'ai dit, reconnaissent la constipation pour cause, et pour les autres, si la cause nous échappe, je suis convaincu que la congestion buccale n'en ouvre pas moins la scène.

Enfin, pour être complet, je dois vous dire que quelques travaux récents tendent à faire entrer l'aphthe dans le groupe toujours grossissant des affections microbiennes, et fixeraient même son origine : l'aphthe serait d'origine bovine.

C'est cette opinion qui, émise dès 1764, par Sagar, et, plus près de nous, par Hadinger, en 1865, au

Congrès international des vétérinaires de Vienne, a été reprise et savamment défendue tout récemment par le docteur David.

Le directeur distingué de l'Ecole dentaire de Paris a appuyé son opinion de vingt-sept cas de contagion des animaux à l'homme (1).

Mais, tout en accordant à notre confrère que certaines conditions de l'évolution de ces maladies plaident en faveur de son opinion, je crois devoir vous mettre en garde contre une conclusion trop hâtive. Pour accepter la nature microbienne de l'aphthe, il faut attendre que son microbe soit trouvé. Or, si comme le pense le docteur David, « il le sera, sûrement, dans un avenir plus ou moins prochain », « il ne l'a pas encore été » (2).

Symptômes. — Certains auteurs ont décrit des prodromes; et c'est avec raison. Assez souvent, en effet, les aphthes arrivent au milieu d'occupations physiques absorbantes ou de préoccupations morales; et ces prodrômes échappent; mais on les constate facilement dans les conditions contraires. Ce sont : du malaise, de l'inappétence, de la lourdeur de tête et surtout de la constipation. La bouche est mauvaise, sans être saburale; les parties molles, les lèvres et la langue ont perdu de leur souplesse; enfin si l'on examine la muqueuse buccale, on la trouve manifestement plus rouge et plus épaissie, disons le mot, congestionnée.

(1) *Archives générales de médecine*, 1887. Vol. CLX, pages 317, 445.

(2) Th. David. *Les Microbes de chambre*, page 159. Paris, Félix Alcan.

Sur ce fond rouge uniforme parfois se détachent quelques linéaments aboutissant à un point central, dont la sensibilité est déjà exagérée. Si ce point siège sur la lèvre inférieure, ce qui a lieu souvent, et qu'on la tire pour observer le point douloureux, la muqueuse blanchit dans presque toute son étendue; mais les linéaments dont je viens de parler subsistent. C'est à leur point de rencontre que vous trouverez une vésicule se détachant à peine de la couche sous-jacente. L'épithélium ne dépasse que de peu le niveau de la muqueuse environnante; mais la place de l'aphthe est marquée par un changement de coloration; elle est blanchâtre. Encore quelques heures, et la vésicule aura pris tout son développement; elle sera sensible à la langue, qu^i en exagérera le volume, et produira même une cuisson assez vive.

Cette douleur qui est constante va, du reste, encore augmenter dès que la vésicule sera rompue, c'est-à-dire moins de vingt-quatre heures après son apparition. Vous trouverez alors, et c'est surtout sous cet aspect que vous verrez les aphthes, une ulcération dont le diamètre ne dépasse pas quelques millimètres, avec la couleur jaune et l'aspect pultacé que je vous ai souvent signalés. Si vous l'examinez avec plus d'attention, vous verrez que cette ulcération est limitée par un mince liseré rouge au-delà duquel s'étend une large zone rouge foncé qui va en mourant.

En ce moment, la douleur est vive; le moindre contact l'exagère. Il suffit de quelques aphthes disséminés dans la bouche pour imposer aux malades de véritables souffrances et entraver presque toutes les fonctions de cette cavité.

Dans son évolution ordinaire, il faut compter que

l'ulcération demande de trois à quatre jours pour se cicatriser. C'est là l'évolution d'un aphthe pris isolément.

Dans la forme *discrète*, on n'en rencontre que quatre à cinq disséminés sur toute la muqueuse buccale, et encore ne les rencontre-t-on jamais à la même période d'évolution.

Dans la forme *confluente*, les vésicules sont disposées par groupes de quatre à cinq, et assez rapprochées pour que la distance qui les sépare soit moindre que l'espace occupé par leur zone d'inflammation. Ces vésicules évoluent presque en même temps. Le nombre des groupes peut être de trois, quatre et même davantage.

Vu ce rapprochement des vésicules, l'inflammation périphérique est plus marquée. Parfois elles se réunissent en une seule, et laissent après leur rupture une ulcération assez étendue, demandant évidemment un temps plus long pour la cicatrisation.

Enfin, dans la forme *gangréneuse*, l'affection débute comme dans les formes précédentes, le plus souvent la confluente; mais bientôt la couleur rouge-foncé de la zone inflammatoire est remplacée par une couleur brunâtre ou noire; un gonflement considérable se produit; et l'on voit une véritable plaque gangréneuse se former.

Les points de la muqueuse buccale qui sont le plus souvent atteints sont, en première ligne, la lèvre inférieure et tout particulièrement le sillon gingivo-labial; puis la face interne des joues, la lèvre supérieure, le frein et la voûte palatine; les autres points n'en sont atteints qu'exceptionnellement.

Je l'ai déjà dit, il suffit de quelques aphthes disséminés, constituant la forme *discrète*, dans la cavité buccale, pour entraver la plupart de ses fonctions.

Ne se révélant que par une gêne au début, l'aphthe produit une véritable douleur mordicante dès qu'il arrive à l'état de pustule ; et cette douleur ne fait que s'exagérer quand, par suite de la chute de l'épithélium, l'ulcération apparaît.

Il n'est pas rare également de voir une légère salivation se produire.

Dans la forme *confluente*, tous ces symptômes sont exagérés. La douleur est plus vive ; elle se traduit par une véritable sensation de brûlure ; la salivation est constante, et les mouvements réellement gênés.

Enfin, dans la forme *gangréneuse,* à ces symptômes qui sont encore plus marqués, se joint la fétidité de l'haleine.

La forme discrète ne retentit que bien rarement sur le système lymphatique ; mais il est fréquent de voir les ganglions plus ou moins tuméfiés dans la forme confluente, et surtout dans la gangréneuse.

Quant aux phénomènes généraux, s'ils existent, il y a lieu tout d'abord de se demander s'ils sont réellement cause ou effet. Je pense, je vous l'ai dit, que c'est la première de ces hypothèses qui devra être admise le plus souvent.

Ces symptômes, du reste, sont peu marqués avec la forme discrète ; ce sont ceux que j'ai décrits avec les prodrômes. Il en est de même pour ceux de la forme confluente, qui ne dépassent pas un léger embarras gastro-intestinal. Quant à la forme gangréneuse, quel que soit le rôle de ces symptômes, elle s'accompagne presque toujours de vomissements, de diarrhée et souvent de phénomènes adynamiques qui témoignent assez de la gravité de cet état.

Anatomie pathologique. — Elle a été vivement discutée autrefois. Nous avons vu que l'on s'est demandé, par exemple, si la lésion était intra ou extra-folliculaire, et cela sans pouvoir y répondre d'une manière sûre.

Mais depuis quelques années, cette question a été étudiée par les micrographes les plus distingués, notamment par Cornil et Ranvier d'une part, et surtout par Laboulbène, dont l'attention paraît avoir été plus sérieusement attirée sur ce point; et leurs travaux semblent nous avoir conduits à des résultats définitifs.

Je vais les citer successivement, me contentant d'y ajouter quelques réflexions.

« Les stomatites liées à des causes spéciales, disent Cornil et Ranvier (1), possèdent des caractères propres. Ainsi l'herpès labial et buccal qui se montre sous forme de vésicules à la peau des lèvres, débute aussi par des vésicules à la peau interne des lèvres et des joues, et sur le voile du palais. Mais ces vésicules ne durent pas si longtemps sur la muqueuse que sur la peau; là, en effet, les couches épidermiques soulevées par le liquide épanché résistent fortement, tandis que le revêtement épithélial, plus mince et plus fragile, se laisse facilement désagréger et tombe en laissant à la place de la vésicule une petite ulcération qui persiste pendant plusieurs jours. »

____

(1) _Eléments d'anatomie pathologique_, tome II, page 209.

Et plus loin :

« Les vésicules (1) sont formées par un soulèvement de l'épiderme, causé lui-même par un épanchement de sérosité dans le corps muqueux de Malpighi, à la suite d'une congestion et d'un œdème superficiel des papilles. La sérosité transparente qui remplit les vésicules est située au milieu de l'épiderme. Elles se terminent rapidement par dessication et par la formation d'une croûte ; elles ne donnent que très rarement lieu à une cicatrice apparente. »

Ainsi, d'après ces auteurs, l'épanchement se formerait au-dessus du chorion ; seul, l'épiderme serait en cause. Le chorion sous-jacent et les papilles n'interviendraient que pour fournir l'exsudat liquide.

Pour Laboulbène (2), toutefois, ce processus anatomique présenterait des différences. « En donnant, il y a quelques années, le nom de vésiculo-ulcéreuse à cette stomatite, dit-il, je n'ai pas voulu en préciser le siège, mais indiquer la manière exacte dont se produit la lésion. C'est d'abord une vésicule ; et, pour cela, il y a soulèvement de l'épithélium par un liquide séreux et production de cellules abondantes. Parfois, ces cellules de formation nouvelle, dans un follicule buccal ou une glandule buccale, distendent et soulèvent ce follicule, ce qui a fait comparer, par Worms, cette lésion à celle de l'acné de la peau. Mais j'ai constaté plusieurs fois que les cellules souvent infiltrées de graisse et de matières granuleuses grisâtres viennent aussi par infiltration entre les follicules, et alors elles sont déposées dans les mailles du chorion muqueux. L'infiltrat est

(1) Laboulbène, *Nouveaux éléments d'anatomie pathologique*, p. 9.
(2) *Éléments d'anatomie pathologique*, tome II, pages 759 et 760

ainsi interfolliculaire, et, à la chute du revêtement épithélial, la muqueuse est à nu, de la même manière
que si un follicule était ulcéré. A ce degré, la lésion
ulcéreuse est la même, qu'elle débute par la distension
glandulaire ou par l'érosion de l'infiltrat précité. Quand
l'ulcération est établie, le tissu périphérique est détruit, molécule à molécule ; il en résulte une perte de
substance qui se répare bientôt de la manière la plus
complète. »

Laboulbène a, de plus, étudié la mince plaque qui
recouvre l'ulcération, et dans ces diverses plaques
il a trouvé « de l'épithélium pavimenteux buccal,
stratifié, lamelliforme, et pareillement des cellules du
même épithélium moins aplaties, moins larges, mesu-
rant seulement de 12 à 30 μ., et le noyau relativement
plus gros de 4 à 6 μ.

« Constamment, j'ai trouvé des leucocytes de diverses
variétés, ayant de 9 à 10 μ, montrant, après l'action
de l'eau et surtout de l'acide acétique, de 1 à 3 et 4
noyaux ; d'autres leucocytes hypertrophiés, granuleux,
de 11 à 12 μ, à noyau plus ou moins visible ; des globules rouges du sang, ou hématies ayant de 7 à 8 μ,
non déformés, lenticulaires, concaves sur leurs faces,
existent toujours dans la préparation provenant des
points où la membrane adhérente a été déchirée, quand
elle a été enlevée des vaisseaux capillaires. »

« Des granulations moléculaires et d'autres grais-
seuses sont mêlées à des spores de végétaux, plus rarement à des tubes de mycélium développés dans les
parties les plus superficielles de la plaque grisâtre. Ces
végétaux sont : le *leptothrix buccalis*, abondant ; les
cryptococcus cérévisiæ et des *Torula,* enfin l'*oidium
albicans*, qui est exceptionnel. »

Ainsi, pour Laboulbène, l'épanchement constituant la vésicule est tantôt interfolliculaire, et tantôt intra-folliculaire ; il pourrait même se réunir dans une glande, et être alors intra-glandulaire.

Des travaux de ces auteurs, nous devons d'abord conclure : que la réunion du liquide et des éléments histologiques qui constituent l'aphthe, a lieu dans l'épaisseur même de l'épiderme ; mais que son processus s'étend plus loin, et qu'on en trouve des traces dans les papilles et le chorion ; et ensuite qu'il peut se montrer sur un point quelconque de la couche épithéliale, aussi bien de celle qui protège les parties libres, que de celles qui recouvrent les follicules ou même les glandes. L'aphthe n'aurait donc pas de siège exclusif ; il pourrait être, je l'ai dit, *interfolliculaire, intrafolliculaire* et même *intraglandulaire*.

Diagnostic. — Le diagnostic ne saurait offrir de difficulté. L'ulcération de l'aphthe est trop limitée pour qu'elle puisse être confondue avec beaucoup d'autres, ayant le même siège ; et dans le cas de doute, le plus souvent, l'existence d'un autre aphthe, moins avancé dans son évolution, le fera disparaître. On ne pourrait, en effet, confondre ces ulcérations qu'avec quelques ulcérations vénériennes. Mais d'abord, même les chancres mous sont rarement aussi nombreux ; leurs bords sont taillés à pic, leurs dimensions plus étendues et leur retentissement sur les ganglions presque constant. Quant aux chancres infectants, ils ont, pour les caractériser, leur induration qui fait défaut dans l'aphthe. Enfin, l'évolution elle-même de l'affection suffira, l'aphthe marchant toujours de lui-même vers la guérison.

C'est également l'évolution qui séparera l'aphthe de la tuberculose buccale, qui, en outre, offre des points ulcérés plus nombreux, plus étendus, et enfin, comme le fait remarquer Trélat, souvent entourés de granulations grises caractéristiques.

Pronostic. Marche. Durée. Terminaison. — Les formes discrètes et confluentes doivent être considérées comme des affections sans gravité; mais il n'en est pas de même de la gangréneuse qui, chez les enfants qu'elle atteint d'une manière presque exclusive, indique toujours un état grave, se terminant même parfois par la mort.

Si l'on considère chaque vésicule séparément, sa durée ne dépasse pas quatre à cinq jours. Mais, je l'ai dit, les différentes vésicules n'apparaissent que successivement, et parfois prolongent ainsi la durée de l'éruption totale au-delà d'un septenaire. Il est rare, cependant, qu'elle atteigne quinze jours.

La durée de la forme confluente se trouve prolongée par le temps plus long que demande la cicatrisation. Quant à la forme gangréneuse, sa durée dépend, en outre, du temps que met l'eschare à se détacher, et de l'état général du malade. Enfin il n'est pas rare, je l'ai dit, de voir la mort survenir dans ces cas, et cela avant même la fin du premier septenaire.

Traitement. — Le traitement de l'aphthe comprend des moyens *généraux* et des moyens *locaux*.

L'importance que j'ai donnée à la constipation dans l'étiologie de l'aphthe doit faire prévoir tout l'avantage que l'on pourra tirer des purgatifs, soit pour la combattre, soit pour la prévenir. C'est là une des indications que vous aurez le plus souvent à remplir. Ce sera donc par l'emploi des évacuants que vous commencerez tout traitement, quand vous constaterez de la constipation. Mais, de plus, ils pourraient être indiqués même dans des conditions opposées, c'est-à-dire quand il y a de la diarrhée. Diarrhée et constipation, en effet, s'accompagnent presque toujours de congestion de la muqueuse buccale; et nous savons que c'est là une des conditions les plus favorables à l'apparition de notre éruption.

Enfin, dans les cas de constipation, après avoir donné les évacuants pour remédier promptement à cet état, vous veillerez à la liberté du ventre, en vous adressant aux laxatifs; et aussi en surveillant l'hygiène du malade, auquel vous conseillerez surtout un *régime végétal*.

Les purgatifs employés dès le début suffiront souvent pour faire disparaître les aphthes; mais, de plus, aidés des moyens précédents, laxatifs et régime végétal, ils pourront combattre avec avantage la prédisposition sous l'influence de laquelle ils reviennent souvent.

C'est à ces quelques indications que doit répondre le traitement général. Mais ces moyens ne sont pas les seuls; et tandis que l'on s'occupe de l'état général, quelques autres peuvent être employés avec utilité contre la lésion *locale*. Parmi eux, je vous citerai d'abord les *émollients* qui trouveront toujours leur place au début, et surtout tant que la vésicule ne sera pas rompue.

A cette période, quelques praticiens ont pensé que l'on pourrait diminuer de beaucoup la durée de l'affection en cautérisant la vésicule. Je ne crois pas que cette médication *abortive* ait rendu de grands services ; elle est, dans tous les cas, peu employée de nos jours.

Dans cette période, comme dans la suivante, si les douleurs sont vives, vous joindrez les calmants aux émollients ; et, parmi eux, c'est l'opium sur lequel vous devrez le plus compter. Vous l'administrerez sous forme de décoction de pavot ou de laudanum, etc. Vous pourrez également, je pense, bien vous trouver de l'action anesthésiante de la cocaïne que vous emploierez ici, comme dans certains cas analogues, en solution au centième.

C'est à ces moyens que vous vous en tiendrez, tant que les douleurs seront vives. Plus tard, lorsque la période franchement inflammatoire aura disparu, c'est aux astringents que vous vous adresserez. Ceux tirés du règne minéral sont préférables. Vous pourrez choisir soit le borax, soit le chlorate de potasse. Ce n'est qu'après avoir employé ces moyens pendant quelques jours, et avoir constaté leur insuccès, que vous devrez en venir à une médication plus active, en touchant les petites ulcérations avec un crayon de nitrate d'argent, ou de sulfate de cuivre, et en revenant, pour quelques jours, aux lotions calmantes et émollientes.

Ce sont là les seuls moyens que vous aurez à mettre en œuvre dans la forme discrète ; et, en insistant un peu plus sur eux, aussi dans la forme confluente. Mais la forme gangréneuse exige des moyens plus actifs.

Vous aurez d'abord à remplir de nouvelles indications : celles de désodorer la bouche, et d'aseptiser l'eschare.

Comme précédemment, c'est au permanganate de potasse que vous aurez recours pour remplir la première, et aux antiseptiques pour la seconde. Les solutions de sublimé à un pour mille, la créosote et l'acide phénique en solution concentrée, le salol, le thymol, pourront être employés dans ce but. Mais, de plus, vous aurez à vous occuper de limiter le mal; et ce sont les caustiques qui, seuls, vous permettront d'agir efficacement.

Sans en venir à la cautérisation actuelle, thermo et galvano-cautère, qui cependant vous restera comme dernière ressource, je vous engage à employer l'acide chromique, qui agit aussi puissamment que l'acide chlorhydrique et l'acide sulfurique, etc., et qui, en outre, présente l'avantage d'avoir une action que l'on peut facilement limiter.

DOUZIÈME LEÇON

STOMATITE ULCÉRO-MEMBRANEUSE

SOMMAIRE : Définition, Synonymie. — Historique. — Anatomie
pathologique. — Symptômes. — Diagnostic — Etiologie. —
Marche, Durée, Complications. — Traitement.

Messieurs,

Définition, Synonymie. — On donne le nom de
stomatite *ulcéro-membraneuse* à une affection de la
paroi buccale, probablement de nature microbienne (1),
apparaissant souvent sous forme épidémique, frappant
des personnes qui peuvent être affaiblies, mais encore
valides, et caractérisée anatomiquement par une
mortification plus ou moins profonde et plus ou moins
étendue du chorion muqueux.

Ainsi délimitée, cette affection se distingue de toute
autre : elle a son existence propre ; et, par conséquent,
mérite réellement une place spéciale dans le cadre
pathologique.

Malheureusement, les auteurs ne s'entendent ni sur
ses limites, ni même sur sa nature ; et de là, pour tout
ce qui la concerne, de grandes difficultés. Ainsi, tandis
que quelques-uns lui fixent les limites que je viens de
lui donner ; d'autres, comme Bergeron, semblent
vouloir lui faire englober la presque totalité des formes
ulcératives de la bouche. On pourra s'en faire une

(1) La nature microbienne de cette affection n'est pas encore
démontrée ; mais ce que nous savons sur les microbes de la bouche, l'a rendue de plus en plus probable.

Devons-nous la considérer comme le résultat de plusieurs de
ces micro-organismes, ou comme l'œuvre d'un microbe spécial ?
Je me rangerai plus facilement à cette dernière opinion, en
admettant toutefois que plusieurs autres, tels que la staphylocoque, viennent ajouter leur action à la sienne.

idée en lisant la synonymie suivante que lui attribue ce savant distingué :

Stomacace, gangrène scorbutique des gencives, fégarite, érosion gangréneuse des joues, stomatite couenneuse, stomatite diphthérique, scorbut de la bouche, chancre aquatique de la bouche, érosion catarrhale de la muqueuse buccale, stomatite diphthéroïde.

Or, tout en accordant que dans un certain nombre de cas, surtout avant le travail de Bergeron, on ait pu décrire la même affection sous des noms différents ; il me paraît difficile que les formes morbides désignées par les noms qui précèdent puissent toutes entrer dans la stomatite ulcéro-membraneuse.

Pour quelques-unes, tout au moins, cette identification me paraît impossible.

Parmi les différentes appellations qui ont servi à désigner cette affection, c'est celle adoptée par Barth et Roger qui a prévalu. La plupart des auteurs ont conservé le nom d'*ulcéro-membraneuse* ; et j'ai suivi leur exemple. A cette désignation, Bergeron avait préféré celle d'*ulcéreuse spécifique,* et enfin Laboulbène, pour bien marquer la différence qui existe entre elle et la diphthérie a proposé, sans insister toutefois, le nom de *nécrohyménique.*

Cette expression présente quelque chose de net à l'esprit ; elle s'oppose très utilement dans le langage médical au *pseudohymène* ; et, par conséquent, elle me paraît devoir rester dans ce langage. Mais, outre qu'elle est peu euphonique, ce qui est un défaut, quand il s'agit d'une appellation, elle a l'inconvénient de représenter un processus qui n'est pas spécial à la stomatite ulcéro-membraneuse.

Plusieurs stomatites, en effet, sont nécrohyméniques, et le noma est du nombre ; de sorte qu'il y a réellement un groupe de stomatites nécrohyméniques, et non une seule.

Le nom d'ulcéro-spécifique n'est pas également tout à fait exempt de cet inconvénient. Le mot spécifique est, en effet, souvent employé dans le langage médical pour désigner la tuberculose ou la syphilis. Or, ces deux diathèses peuvent avoir aussi des localisations buccales.

Seule donc, l'expression d'*ulcéro-membraneuse* sépare cette affection de toutes les autres. Mais, cet avantage, il faut le dire, elle le doit plus à la convention qu'à l'étymologie elle-même. Si, en effet, cette affection est franchement ulcéreuse, elle n'est pas membraneuse. Cependant, et malgré ce défaut, je crois que c'est celle qu'il faut conserver, puisque c'est celle qui est presque consacrée par l'usage, jusqu'à ce que l'étiologie de la maladie, mieux connue, nous permette de lui donner un nom qui rappelle sa nature.

Historique. — Les limites différentes imposées à cette affection rendent, on le comprend, son historique des plus difficiles. A chaque instant, en effet, il y a lieu de se demander si telle épidémie était bien composée par des stomatites ulcéro-membraneuses, ou par d'autres inflammations buccales n'ayant avec elles d'autre point commun que le siège de leur développement.

Cependant, il semble résulter des recherches faites

par les divers auteurs, et entr'autres par Bergeron, que sa première apparition , ou tout au moins sa première description , ne remonte pas au delà des dernières années du dix-huitième siècle. La stomatite ulcéro-membraneuse ne compterait donc pas encore un siècle d'existence. Ce fut, en effet, en 1793, et sur l'armée d'Italie, que Desgenettes l'observa pour la première fois ; et en 1795 qu'il la décrivit. Mais à partir de ce moment, ses apparitions durent être très fréquentes. Larrey la signala de nouveau dès 1794, sur l'armée des Alpes, et en 1807 sur les vainqueurs de la bataille d'Eylau. Puis, à quelques années de là, en 1810, Montgarin l'observe sur l'armée d'occupation d'Espagne ; et, les travaux de Desgenettes et de Larrey lui étant inconnus, il la considère comme une maladie spéciale au sol de la péninsule hispanique. De 1810 à 1818, il est vrai, on n'en trouve plus trace ; mais, à cette époque , une nouvelle épidémie se déclare , et c'est Bretonneau qui l'étudie.

La légion de Vendée, venant de Bourbon-Vendée, arriva à Tours avec quelques malades atteints de cette affection, au moment même où Bretonneau faisait ses immortelles recherches sur la diphthérie. Les points communs entre ces deux affections le trompèrent ; et quoiqu'il reconnut, dès l'époque, qu'elles présentaient des différences, il crut cependant qu'elles reconnaissaient la même origine, le même infectieux.

Pendant quelques années, cette opinion prévalut; et la stomatite ulcéro-membraneuse fut ainsi considérée comme une manifestation buccale de la diphthérie. Cette manière de voir fut, du reste, d'autant plus facilement acceptée que dans le travail de synthèse,

auquel se livrait Bretonneau , ces manifestations
buccales, venaient compléter le cadre de la diphthérie.
Vous savez, en effet, que cette affection se localise
rarement sur la cavité buccale ; et tandis que Bretonneau
l'avait trouvée partout, non seulement au pharynx,
au larynx, mais aussi sur les plaies, les paupières, la
vulve, il ne l'avait vue qu'exceptionnellement dans
la bouche. Cette forme épidémique venait donc remplir
cette lacune ; et même l'esprit si judicieux de Bretonneau
s'y trompa. Il est vrai, je l'ai dit, que lui-même signale
des différences dans l'aspect de la membrane ; mais il
ne croit pas cette différence suffisante pour créer une
entité morbide nouvelle.

L'épidémie de la légion de Vendée fut donc englobée
dans la diphthérie ; et elle fit partager son sort à toutes
celles de même nature qui l'avaient précédée.

Mais, bientôt des doutes s'élevèrent. Le même fait
qui avait séduit Bretonneau, la rareté des manifestations
buccales de la diphthérie, devint une arme pour ses
adversaires. On voit si rarement la diphthérie envahir
la muqueuse buccale, soit primitivement, soit même
par extension que l'épidémie de là légion de Vendée
fut soumise à un nouvel examen.

Ce fut Taupin qui se chargea de rendre à la stomatite
ulcéro-membraneuse son individualité propre, et surtout
de la séparer d'une manière complète de la diphthérie,
dont elle n'avait ni la marche, ni la gravité, ni les
conséquences. Aussi, la voyons-nous reparaître de
nouveau dans les publications scientifiques, si ce n'est
avec son nom actuel, du moins sous des appellations
qui la séparent nettement de l'affection qui momentanément l'avait absorbée.

Cependant, je l'ai dit, ce n'est pas sans réserve qu'il faudrait considérer comme lui appartenant toutes les formes qu'on lui a rattachées depuis. Après une étude approfondie de cette question, je reste convaincu que de même que la stomatite ulcéro-membraneuse avait été à tort rattachée à la diphthérie, on a de même groupé sous la même appellation, et confondu dans la même description, plusieurs affections qui doivent en rester distinctes. J'espère le démontrer au moins pour quelques-unes d'entr'elles.

Bergeron a rattaché à cette affection un certain nombre d'épidémies qui se sont succédées à courts intervalles. L'année 1823 en voit naître deux : l'une à Narbonne, décrite par Caffort, et l'autre à Toulon, par Payen et Gourdon. En 1832, Sagot Duvairoux prend, comme sujet de sa thèse inaugurale, une épidémie observée à Rochefort ; en 1835, Léonard en décrit une autre qui avait sévi sur le 55ᵉ de ligne, et en 1838, Malapert en signale une nouvelle à Narbonne.

C'étaient là les travaux que possédaient la science, lorsque en 1855 et 1856 éclata, sur quelques corps de l'armée de Paris, l'épidémie qui a été si soigneusement étudiée par J. Bergeron, mais dont le compte rendu ne parut qu'en 1859. Dans ce travail, J. Bergeron ne se contente pas de décrire l'épidémie ; mais, en outre, il soulève une série de questions de doctrine qui font de cette étude une œuvre fondamentale. D'abord, ainsi que l'indique le titre choisi par l'auteur, il s'attache à établir l'identité de cette stomatite avec celle des enfants ; puis, revenant aux idées de Taupin, il la sépare de la diphthérie ; et enfin il admet sa nature infectieuse.

Depuis, l'attention ayant été vivement appelée sur

cette affection par ce travail, le médecin en chef de l'hôpital de Thionville en décrit une épidémie en 1859 ; d'autres épidémies sont signalées en 1863 à Strasbourg, en 1868 au Mans, en 1871 à Bordeaux, et à Auxerre ; et enfin, en 1873, Moure la retrouve dans le sud de l'Algérie, à Laghouat.

Toutes ces épidémies observées sur les divers points de la France avaient bien présenté quelques particularités ; mais dans toutes on avait retrouvé les caractères principaux indiqués par Bergeron, de sorte que ses opinions semblaient définitivement établies, lorsqu'en 1878 parut le travail de Catelan.

Ce médecin distingué de la Marine, étant embarqué sur l'*Alexandre*, école des marins canonniers, avait vu éclater une épidémie de stomatites ulcéreuses ; et, dès le début, avait été frappé de la coïncidence à peu près constante de cette ulcération avec l'éruption d'une dent de sagesse. Son attention éveillée sur ce point, il en fit l'objet d'une véritable enquête ; et il put se convaincre que, le plus souvent, les ulcérations buccales qu'il observait ne reconnaissaient pas d'autres causes. Cette stomatite ulcéreuse n'était qu'une *stomatite de dentition*.

Ce premier fait bien acquis pour lui, il poussa ses recherches plus loin. Avec un admirable talent critique, il reprit les principales épidémies dont je viens de parler ; et dans toutes il pensa retrouver la même influence que dans la sienne, l'éruption d'une dent.

C'était une théorie absolument nouvelle, antagoniste décidée de celle de Bergeron, et comme elle résolument exclusive. Tandis que Bergeron considérait sa stomatite comme le produit d'une infection, Catelan la déclarait ni contagieuse, ni infectieuse. Là où le premier voyait une épidémie, le second ne voyait que la réunion d'un certain nombre de dents de sagesse évoluant en même temps, parce que le hasard ou la loi réunissait un certain nombre de jeunes gens de 20 à 25 ans, âge auquel on voit la dent de sagesse faire son éruption.

Après ce travail de Catelan, sur lequel, du reste, j'aurai à revenir longuement en parlant de la nature de l'affection, j'ai à signaler d'abord quelques faits observés par Moursou, sur le même personnel, et publiés en 1878 ; puis l'épidémie du Tage, pendant un voyage autour du monde, suivie par Maget qui en a fait le sujet de sa thèse inaugurale en 1879, et qui se rallie aux idées de Catelan ; et la thèse de Contemoine sur la stomatite ulcéro-membraneuse des personnes âgées, soutenue devant la Faculté de Paris en 1881. Enfin, pour être complet, à ces travaux déjà nombreux, je dois ajouter les deux articles stomatites des grands dictionnaires dus, pour celui de Jaccoud à Chauffard (1882), et pour celui de Dechambre à J. Bergeron (1883).

Vous le voyez par cet aperçu historique, de nombreux points de l'affection qui nous occupe sont encore douteux. Ce ne sont pas seulement ses limites qui sont indécises, mais sa nature elle-même reste livrée aux conjectures. Pour éviter autant que possible les chances d'erreur, je me propose d'étudier d'abord l'anatomie pathologique qui me paraît bien connue. Ce sera là une des bases de notre étude Sa symptomatologie viendra ensuite ; et ce n'est qu'après, qu'utilisant ces deux sources d'informations, j'aborderai l'étude de la

nature de la maladie ; et que j'essaierai de fixer ses
limites, en la débarrassant de tout ce qui ne lui
appartient pas.

Reprenant enfin le cadre habituel suivi dans les
études de pathologie, je vous parlerai successivement
de son diagnostic, de son pronostic, et enfin de son
traitement.

Anatomie pathologique. — Sauf sur quelques points
peu importants, les histologistes s'entendent assez bien
sur l'anatomie pathologique de cette affection ; et nous
pouvons dire que c'est là le côté le mieux connu de son
histoire.

D'après Cornil et Ranvier, « la stomatite ulcéreuse
est caractérisée par une infiltration diffuse du derme
par du pus et de la fibrine. La circulation est interrompue dans les vaisseaux capillaires comprimés par
l'exsudat, et la partie altérée est vouée à l'élimination
ulcéreuse qui succède à toute mortification. L'ulcération
envahit les couches superficielles et profondes du
chorion muqueux ; ses bords sont taillés à pic, et son
fond est gris ou noirâtre, sanieux, fétide et recouvert
d'une bouillie grise opaque. Si l'on déterge le fond de
l'ulcère, on voit s'en détacher des filaments irréguliers
formés par des fibres élastiques, par des fibres du tissu
conjonctif, et par des vaisseaux mortifiés et disséqués
par la suppuration. »

Pour Laboulbène, qui paraît s'être occupé de cette
affection d'une manière plus spéciale, si l'on en juge
par son insistance à mettre en relief certains points la
concernant. « Elle serait caractérisée anatomiquement
par une portion détachée de la muqueuse buccale, à la

suite d'un processus inflammatoire spécial qui a sphacélé ou mortifié cette membrane muqueuse elle-même. »

« L'examen histologique prouve que ce lambeau membraniforme, examiné d'abord directement et puis après durcissement dans l'alcool, est formé par des fibres reconnaissables du tissu conjonctif ou lamineux plus ou moins appliquées les unes contre les autres, séparées par une grande quantité de granulations et de corps nucléaires , offrant des faisceaux lâches , parallèles ou entrecroisés, tels que les montre le chorion muqueux buccal. »

..... « On voit, à la surface de l'eschare, des restes d'épithélium buccal ; celui-ci est en grande partie détruit par le soulèvement épidermique initial, vu par Bergeron, et puis par la macération de la membrane de la cavité buccale. Les vaisseaux du derme sont volumineux, remplis de granulations ». Dans son épaisseur, on trouve des canaux qui sont le vestige des canaux excréteurs des glandes génales acineuses, situées entre les faisceaux musculaires, et même au-dessous de ceux-ci , canaux excréteurs qui pourraient servir à caractériser l'origine des débris sphacélés provenant de la muqueuse génale.

Discutant ensuite la signification des faits qu'il a observés : « j'affirme, dit Laboulbène, que le processus pathologique de cette stomatite remarquable est caractérisé par la mortification et l'élimination superficielle de la muqueuse, parfois jusqu'à la couche musculaire intra-génale. Mais ce processus est-il, comme le prétendent plusieurs auteurs et Virchow en particulier, sous l'influence d'un exsudat interstitiel appelé bien à tort diphthérique, et qui, comprimant les vaisseaux, amènerait de la sorte le sphacèle des tissus auxquels ils se distribuent ? Mon opinion est diamétralement opposée à cette manière de voir.

« Nous avons ici le type de l'inflammation ulcéro-membraneuse ; mais le produit pathologique n'est pas une fausse membrane, un pseudhymène (ψενδος faux, ὑμην membrane) ; car c'est la muqueuse elle-même détachée, éliminée et formant un nécrohymène (νεκροσ, mort) par suite d'un travail morbide spécial, qu'on peut appeler nécrohyménique ou ulcéro-membraneux ».

Laboulbène continue : « Il s'agit véritablement d'une membrane mortifiée par suite d'une inflammation violente et particulière ; *les vaisseaux, loin d'être oblitérés dans son intérieur, sont béants et remplis de détritus de globules sanguins.* Nous verrons, en traitant de la dysenterie, un processus analogue, et il n'a rien de commun avec la prétendue oblitération des vaisseaux nourriciers par un exsudat interstitiel. »

Ainsi, si nous rapprochons ces deux descriptions, nous verrons qu'elles se confondent sur ce point très important, que la membrane de la stomatite ulcéro-membraneuse est bien une partie du chorion mortifié, et non une fausse membrane comme dans la diphthérie : c'est, pour me servir des expressions de Laboulbène, un nécrohymène et non un pseudohymène.

Toutefois, vous avez pu le remarquer, une divergence d'opinion existe au sujet de l'oblitération ou de la non-oblitération des vaisseaux par l'exsudat interstitiel. Cornil et Ranvier l'admettent, et Laboulbène la rejette. Mais, si c'est là une question qui a son importance au point de vue de la marche du processus anatomique,

elle ne touche en rien la nature nécrohyménique de
l'affection ; et cette dernière, fait à retenir, est également
admise par ces auteurs.

Symptômes. — Il est rare que la stomatite ulcéro-
membraneuse ne s'annonce pas quelques jours d'avance
par une série de symptômes généraux , tels que
malaise, anorexie, et souvent même un léger mouvement fébrile. Ces symptômes n'ont rien de spécial, rien
qui soit propre à l'affection ; mais ils ne doivent pas
moins éveiller l'attention en temps d'épidémie.

Si, au cours de ces prodromes, on examine la bouche,
il sera déjà permis , d'après quelques auteurs , de
constater des arborisations plus ou moins riches sur un
point de la muqueuse buccale et le plus souvent sur
la paroi génale, le long d'une ligne transversale qui
passe au-dessous de l'embouchure du canal de Sténon,
et qui correspond au point de rencontre des deux
arcades dentaires : c'est le début des phénomènes
buccaux.

Puis, d'après Caffort, apparaîtrait une phlyctène,
collection séreuse sous-épithéliale dont la couleur peut
varier, et qui se déchirerait rapidement laissant le
derme en partie dénudé. Nous avons vu, en effet, dans
l'anatomie pathologique de Laboulbène, que par places
l'épithélium fait complètement défaut. Mais ce n'est là
que la première phase de cette évolution, phase si
courte que beaucoup d'observateurs ne l'ont pas vue ;
et que Bergeron, qui s'est livré à une étude si minu-
tieuse de cette affection, semble conserver un doute
sur son existence. Dans tous les cas, par le dessin que
nous a donné Laboulbène, on peut s'assurer que cette

desquamation n'est ni constante, ni générale. On voit, en effet, d'une manière bien manifeste, que l'épithélium a été conservé sur des points encore assez étendus. La desquamation épithéliale n'est donc pas nécessaire. Il n'en est pas de même de la membrane nécrohyménique. Dans l'espace de quatre à cinq jours, en remontant à l'apparition des premiers symptômes, la membrane s'est formée. Elle apparaît avec des couleurs un peu variables, mais dont le jaune forme toujours le fond : jaune clair, jaune sale, jaune verdâtre, etc. C'est là sa teinte au début avant qu'elle ait été altérée par la sanie qui bientôt va envahir toute la cavité buccale, et avant que les divers attouchements faits dans un but thérapeutique l'aient complètement modifiée.

Ses dimensions varient de 5 millimètres à 2 et 3 centimètres. Retenez bien que nous n'avons pas à faire ici à une destruction moléculaire tendant à l'ulcération de proche en proche ; il s'agit d'un travail en masse, s'effectuant en même temps sur une surface assez étendue. C'est là une des caractéristiques de cette affection.

L'épaisseur varie peu. La zône de mortification reconnaît, en effet, le plus souvent pour limite, la face postérieure du chorion. L'eschare l'envahit en totalité, mais ne va que très rarement au delà. Fait qui a également son importance, son épaisseur est à peu près la même dans toute son étendue, ses bords ont une épaisseur égale à celle de la partie centrale. Aussi, quand l'eschare sera tombée, trouverons-nous une ulcération à fond plat et à bords taillés à pic.

Son siège de prédilection est la muqueuse des joues. C'est là un point sur lequel j'appelle tout particulièrement l'attention. L'ulcération génale est donc celle qui doit laisser le moins de doute dans l'esprit. Puis viennent celle de la voûte palatine et celle du voile du palais. Vous devrez, au contraire, procéder à un examen des plus minutieux, quand vous la rencontrerez dans l'angle inter-maxillaire ou sur les gencives. Dans le premier cas, un diagnostic s'impose à vous, c'est celui de la stomatite de dentition ; dans le second, celui de la gingivite.

Son lieu d'élection, je l'ai dit, est sur la joue, au point de rencontre des arcades dentaires, au-dessous d'une ligne passant par le canal de Sténon.

L'eschare est le plus souvent unique. Quand plusieurs existent en même temps, elles siègent sur des points qui, au repos de la bouche, se correspondent. On peut les trouver, par exemple, en même temps sur la face génale et sur un point correspondant des gencives ; et, dans ce cas, il est fréquent que leur apparition se fasse successivement, comme si la dernière ne se produisait que par contact et par auto-inoculation.

Dans quelques cas, on peut les voir se placer bout à bout sur la ligne de prédilection que j'ai indiquée ; elles forment ainsi une petite traînée composée de deux ou trois eschares, rarement plus.

Dans tous les cas, fait important à retenir, même quand les eschares sont multiples, elles siègent toujours du même côté. La stomatite ulcéro-membraneuse est essentiellement une affection unilatérale.

Les lésions de la stomatite ulcéro-membraneuse sont nettement limitées. En dehors du liseré inflammatoire dont la largeur ne dépasse pas quelques millimètres, la muqueuse buccale est saine. Tout au plus peut-on constater quelques plaques de desquamation, et encore la desquamation n'est-elle jamais complète. C'est là un nouveau caractère différentiel dont nous aurons à nous servir plus tard.

Au début, la membrane est assez résistante et encore solidement fixée au plan sous-jacent. Mais du sixième au septième jour, une zône d'élimination apparaît ; elle est rouge, gonflée et facilement saignante. Il n'est pas rare en ce moment de constater un œdème dans toute la région environnante. Mais, ainsi que le font remarquer les auteurs, cet œdème est mou et diffus, caractères utiles à retenir quand il s'agit de faire le diagnostic avec le noma.

Presque aussitôt, un liseré purulent apparaît au pourtour de l'eschare et, le travail d'élimination gagnant la couche sous-jacente, le plus souvent l'eschare tombe d'elle-même.

Au-dessous, la surface formée par le tissu conjonctif sous-dermique s'est couvert d'une pulpe jaune dont une partie s'enlève facilement. Cette pulpe, examinée au microscope, fait reconnaître qu'elle est surtout composée de globules purulents, d'hématies et de filaments de leptothrix buccalis, éléments auxquels sont venues se joindre les cellules épithéliales résultant de la desquamation insensible de la muqueuse buccale.

Ce sont là les éléments que l'on rencontre constamment, mais ce ne sont pas les seuls. Plusieurs autres micro-organismes peuvent également s'y trouver accidentellement, et en plus ou moins grand nombre. C'est ainsi que Pasteur et Netter ont signalé la présence de spirilles ; et qu'un instant même ils ont pu croire que ces éléments jouaient un rôle important dans l'étiologie. Leurs propres recherches, du reste, ont fait justice de cette opinion. Les spirilles peuvent certainement exister dans ces détritus, comme dans toute matière animale en putréfaction avancée ; je vous les ai déjà indiqués à propos des stomatites simples, mais, vous le savez, ils n'ont rien de spécial.

Enfin, je dois vous dire que d'après des travaux récents, vous pourrez y trouver aussi divers microbes, bacilles ou micrococcus, pathogènes ou non, qui vivent dans les voies respiratoires et digestives, et pour lesquels la cavité buccale est un lieu de passage forcé. Ils peuvent certes se mêler d'autant mieux à ce détritus qu'il leur fournit probablement un excellent milieu de culture. Mais, si leur présence doit être considérée comme fréquente, elle est, jusqu'à présent, au point de vue de l'étiologie, sans grande importance (1).

Le fond, après avoir été abstergé, est également jaune grisâtre, parsemé de points rouges correspondants à la membrane pyogénique qui se forme au-dessous, et

(1) Depuis ces leçons, Frühwald (Jahrbuch für Kinderheilkunde und physische Erziehung 1889, page 200), a repris cette question ; et l'étude de ce produit pulpeux dans onze cas différents lui a fait reconnaître :

1° Des micro-organismes se présentant sous formes de leptothrix et de spirilles dont les uns liquefient la gélatine et dont les autres ne la liquefient pas;

2° Un bacille dégageant une odeur de putréfaction. Ce bacille est de forme ovale. Sa longueur varie de 1 μ 5 à 2 μ, et sa largeur de 0 μ 6 à 1 μ. Il n'existerait jamais à l'état de santé, ni dans les autres affections buccales, ce qui tend, bien entendu, à lui donner une certaine importance au point de vue de l'étiologie. Cependant, comme les inoculations faites aux animaux n'ont pas donné de résultats concluants, je pense qu'il faut rester sur la réserve.

dont les capillaires saignent au moindre contact. Enfin, avant que cette membrane n'ait couvert toute la surface, on peut voir des filaments flottant librement, qui ne sont autres que des fibres conjonctives ou élastiques, et quelques restes de vaisseaux mortifiés qui n'ont pas encore été détachés par le travail d'élimination.

Quelques jours suffisent, du reste, pour que toute cette surface se nettoie et pour que l'ulcération se présente avec les caractères d'une plaie de bonne nature.

Le travail de réparation, nous le savons, est rapide dans la bouche. La cicatrisation, marchant de la périphérie au centre, les éléments conjonctifs constituant le fond de l'ulcère un instant infiltrés de liquide, se dégorgent et diminuent ainsi l'étendue de la perte de substance, si bien que, dans quelques jours, on est surpris de voir la plaie qui reste, être si petite et sa cicatrisation si avancée.

On le comprend, un pareil travail de mortification ne se produit pas dans la cavité buccale, dans laquelle se trouvent réunies toutes les conditions d'une putréfaction active, sans que les substances qu'elle contient, liquides normaux, aliments, ne subissent cette altération. Dès le début, une odeur fétide révèle le travail dont la muqueuse est le théâtre. Cette odeur, l'a dit avec raison Bergeron, est spéciale. Elle est loin, par exemple, d'être aussi repoussante que celle du noma ; et elle diffère également de celle qui accompagne la putréfaction du sang, etc. En somme, la fétidité de l'haleine dans la stomatite ulcéro-membraneuse est une des moins insupportables. Mais, encore faut-il qu'elle reste isolée de toute autre. Souvent, en effet, ce léger bénéfice est perdu par l'état de malpropreté dans laquelle le malade laisse sa bouche. A l'odeur de l'eschare vient alors s'ajouter celle de tous les débris alimentaires, animaux et autres, qui, abandonnés pendant plusieurs jours, vont pouvoir achever leur désorganisation.

La gêne et la douleur éprouvées par le malade ne m'ont pas paru en proportion avec l'importance de ce processus qui, dans quelques jours, va condamner à la destruction plusieurs centimètres carrés de la muqueuse. Ce peu de réaction locale est un caractère qui mérite d'être signalé. C'est ce qui explique que les malades tardent toujours un peu avant de demander des soins; et que presque tous portent la maladie sur pieds. Le gonflement, je l'ai dit, est modéré et n'est constitué que par un œdème mou. Aussi les mouvements ne sont-ils que peu gênés. Même quand l'ulcération existe à l'angle inter-maxillaire, il est encore permis au malade d'ouvrir la bouche sans trop souffrir.

Il en est de même de la surface de l'ulcération; elle est relativement peu sensible, et occasionne souvent moins de souffrance que n'en éveille la petite ulcération de l'aphte.

Un des phénomènes les plus gênants est la *salivation*. Elle se montre dans des proportions variables, et cela sans que l'on puisse en donner la cause. Bergeron l'a vu varier de quelques centaines de grammes à près d'un litre; il estime que 400 grammes est la quantité moyenne.

Il est rare que cette ulcération n'ait pas un retentissement plus ou moins marqué sur les ganglions correspondants. Presque toujours l'*adénite cervicale* l'accompagne : Bergeron en fait même un caractère essentiel.

Mais, si cette adénite est constante, nous retrouvons ici une nouvelle preuve du peu de réaction que provoque son processus. Cette adénite, en effet, ne suppure jamais ; elle reste toujours dans les limites d'un simple engorgement ganglionnaire.

Ce sont les *phénomènes généraux*, nous l'avons vu, qui, souvent, ouvrent la scène ; mais, en outre, au moment de la formation de l'eschare, ils s'accentuent pendant 24 ou 48 heures. Puis, si elle est unique, on peut voir la fièvre tomber d'une manière sensible et ne se relever qu'au moment où le liseré d'élimination apparaît : c'est la *fièvre d'élimination*. Nous assistons ici à la manifestation d'une loi générale que vous pourrez souvent vérifier : tout travail d'élimination, qu'il se fasse à l'intérieur de nos organes ou à leur surface, peau et muqueuse, est accompagné d'un mouvement fébrile ; et le même mouvement fébrile se manifeste tout aussi bien lorsque l'élimination est moléculaire, comme après une vaste plaie qui se couvre de sa membrane pyogénique, que lorsque ce travail d'élimination circonscrit à la fois une portion assez étendue de nos tissus. C'est ce qu'on appelle généralement la fièvre de suppuration. Or, en étudiant comparativement la marche de ces deux phénomènes, suppuration et fièvre, on peut voir qu'ils ne sont nullement liés l'un à l'autre. La suppuration commence au moment même de la plaie ; quelques heures suffisent pour que sa surface soit envahie par les globules blancs, et la fièvre n'arrive que 24, 36 ou 48 heures après. Mais elle coïncide avec le moment où un certain nombre de parties plus ou moins étendues de l'organisme ayant perdu leur moyen de nutrition, deviennent des corps étrangers ; et euxmêmes, avant d'être éliminés, provoquent, sur les parties encore vivantes, une irritation qui, probablement par action réflexe, retentit sur la totalité de l'organisme.

Quelques jours suffisent, du reste, à ce second mouvement fébrile pour se calmer ; et généralement quand l'eschare finit de se détacher, il a complètement disparu.

Je viens, dans ce qui précède, de vous donner le tableau complet, et, en même temps, le plus net possible de la maladie ; et pour y arriver, j'ai rendu ce tableau pour ainsi dire schématique Cependant, vous pourrez vous en convaincre, les cas dans lesquels la stomatite ulcéro-membraneuse s'en rapproche, ne sont pas rares.

Si maintenant je résume ses traits principaux, ceux qui la constituent essentiellement, nous trouvons : au point de vue anatomique, une *mortification nette et bien délimitée du chorion muqueux* ; comme symptômes locaux un travail d'*élimination sans réaction très marquée;* enfin *un retentissement constant, mais modéré sur le système lymphatique et l'état général,* le tout constituant une affection bénigne.

Diagnostic. — Ces faits fondamentaux bien connus, nous pouvons aborder son diagnostic et procéder à ce travail d'élimination rendu nécessaire par la confusion que l'on a faite, en réunissant plusieurs maladies sous la même désignation.

Et d'abord, il faudra la distinguer de certaines *affections ulcéreuses* siégeant également au niveau de la paroi génale, et qui ne sont dues qu'aux frottements incessants d'une dent cassée, déviée ou simplement à la saillie que fait un de ses angles après la disparition de la dent voisine ; enfin, et c'est là une cause fréquente, l'irritation produite par le tartre dentaire. Tous ces frottements peuvent conduire à l'ulcération et même à une mortification plus ou moins étendue.

Or, je vous l'ai dit, toutes les plaies ou écorchures de la bouche, à un moment donné de leur évolution, prennent une teinte jaune qui rappelle celle de l'ulcération après la chute de la membrane.

Pour vous guider, vous aurez la persistance de la cause que vous trouverez sur le point précis où s'est développé l'ulcération. Il vous sera toujours facile de le retrouver. Pour le tartre dentaire, une particularité vous guidera. Si vous examinez un certain nombre de bouches, vous constaterez souvent que le tartre n'existe que d'un côté, ou il s'y trouve en plus grande abondance. En effet, soit simplement par habitude, soit qu'à un moment donné nous ayons souffert d'un côté de la bouche, il nous arrive souvent de nous servir plus d'un côté que de l'autre pour la mastication.

Or, vous le remarquerez, c'est toujours sur le côté qui sert le moins que le tartre dentaire est en plus grande abondance ; et c'est de ce côté que se développe l'ulcération. La coïncidence de la cause et de l'effet sera trop évidente pour que vous hésitiez.

C'est là une première catégorie d'ulcérations à éliminer.

Viennent ensuite les cas assez nombreux que mon collègue Martin-Dupont a appelé gingivites des *matelots*, et auxquels, pour mieux préciser leur étiologie, dès le moment où mon collègue faisait sa thèse, j'ai donné le nom de *gingivites tartreuses*. Ces gingivites, qui constituent les ulcérations buccales les plus nombreuses, ont été regardées par Bergeron et Maget comme des manifestations de la stomatite ulcéro-membraneuse. Ce n'est pas là l'opinion de Martin-Dupont, et je me range complètement à son avis. J'en demande pardon à Bergeron ; mais je crois que, dans ce cas au moins, sa prédilection pour la stomatite ulcéro-membraneuse lui a fait trop étendre ses limites.

La gingivite tartreuse, je l'ai déjà dit, est une affection purement locale, d'ordre mécanique, si je puis ainsi dire. Je vais même plus loin que Martin-Dupont qui fait jouer un certain rôle aux influences extérieures et à l'état général du sujet. Ces causes, en effet, peuvent bien avoir une action sur la production plus ou moins abondante du tartre dentaire, en modifiant la composition chimique de la salive et du mucus buccal; mais, une fois le tartre formé, son action est constante et inévitable. Il n'agit que par son action mécanique, comme agirait un corps étranger quelconque restant en permanence au contact de la gencive ; et il en est tellement ainsi, que quoique l'on fasse pour guérir cette gingivite, les moyens restent sans action si le tartre persiste, et qu'il suffit de l'enlever pour que la gingivite guérisse seule ensuite. Du reste, les gingivites tartreuses ne doivent s'accompagner que bien rarement d'un travail de sphacèle comparable à celui d'une membrane nécrohyménique.

Depuis vingt ans que je m'occupe des maladies de la bouche, je ne pourrais en réunir que quelques cas, et encore aujourd'hui pouvons-nous les expliquer par une complication microbienne.

Ce travail ne se manifeste que par un liseré pulpeux

suivant le rebord gingival, souvent plus large au niveau des molaires. La règle est que son étendue est déterminée par le dépôt de tartre.

On ne saurait confondre non plus avec la stomatite ulcéro-membraneuse un certain nombre de stomatites ou, pour parler avec plus de précision, de *gingivites scorbutiques.*

Le scorbut, dans sa forme grave, a disparu à peu près de nos navires et de nos prisons ; mais il est encore fréquent de le trouver dans une forme atténuée et localisée aux gencives. La cause de cette prédilection est multiple. D'abord, le scorbut grave a de la tendance à se localiser sur les gencives ; et nous voyons cette localisation se produire même sur les hommes les plus soigneux de leur bouche. Ensuite, les personnels qui sont le plus particulièrement voués au scorbut sont, en général, soit par négligence, soit par les conditions dans lesquelles ils vivent, peu soucieux des soins de la bouche. Ce personnel est celui des équipages de commerce faisant la grande pêche, et celui des prisons, et tout particulièrement de la cellule. Enfin, je dois vous citer une troisième cause et des plus importantes. Vous savez qu'à la mer le pain est souvent remplacé par du biscuit. Or, ce biscuit contusionne, déchire, irrite les gencives, et ne tarde pas à ouvrir les portes aux microbes de la suppuration.

La gingivite scorbutique est donc une affection à laquelle il faudra toujours penser quand vous vous trouverez en présence d'une stomatite. Du reste, son aspect n'est pas le même que celui de l'ulcéro-membraneuse. A son début, les gencives sont en totalité démesurément gonflées ; elles atteignent la moitié de la couronne de la dent; elles sont molles et saignantes, et quand l'ulcération arrive, elle suit le rebord des dents, s'étendant d'une manière diffuse sans présenter ni la netteté des contours, ni la profondeur de notre affection.

Enfin, j'aborde une des questions les plus controversées relatives à la stomatite ulcéro-membraneuse; je veux parler de ses rapports avec la *stomatite de dentition.*

J'ai déjà dit que Catelan, frappé de la coïncidence qu'il trouvait chez ses malades entre les manifestations de la stomatite ulcéreuse et l'éruption de la dent de sagesse, avait admis cette cause non seulement pour le cas qu'il observait, mais que, dépassant les limites de sa propre observation, il avait tenté de substituer cette cause à celle admise par Bergeron.

D'après ce distingué collègue, la stomatite ulcéro-membraneuse serait toujours liée à l'évolution dentaire; et si parfois elle semble revêtir le caractère épidémique, c'est qu'on a réuni un certain nombre d'hommes de 20 à 25 ans, époque à laquelle forcément sort au moins une des dents de sagesse.

Sur un personnel de moins de 1,200 hommes composant les équipages de trois navires, l'*Alexandre,* le *Janus* et l'*Implacable,* plus de quatre cents furent atteints dans l'espace d'une année.

Parmi ces navires, l'*Implacable* seul est armé avec des marins vétérans; et ses 100 hommes d'équipage restent à l'abri d'une manière complète. Cependant ce personnel est constamment renouvelé; mais toujours par des canonniers vétérans, ayant dépassé l'âge de l'éruption de la dent de sagesse. Sur le *Janus,* seuls les jeunes matelots sont atteints. Sur l'*Alexandre* enfin, dont l'équipage dépasse 900 hommes, l'âge de tous les hommes atteints est compris entre 20 et 22 ans. Un seul fait exception ; c'est un sous-officier de 33 ans, et il présente une double atteinte. Or, fait convainquant, chacune d'elles coïncide avec l'éruption d'une dent de sagesse en retard. Ce sont là des faits qui ne laissent que peu de doutes ; et cependant Catelan cherche une nouvelle preuve. En examinant 400 hommes de son équipage de 20 à 22 ans, il en trouve 97 dont les dents de sagesse ne sont pas complètes. Or, sur ces 97, 31 se présentent dans le cours du trimestre suivant, atteints de stomatite ulcéreuse, et sur les 303 autres, deux seulement présentent une gingivite des incisives inférieures.

Cette dernière série d'observations, se présentant comme une contre-épreuve, me paraît irréfutable et me semble établir, de la manière la moins discutable, que les cas qu'observait Catelan étaient bien des stomatites de dentition.

Je laisse de côté les inoculations infructueuses et les autres preuves habilement réunies par mon collègue pour justifier son opinion ; je ne crois pas qu'elle soit désormais discutable.

Mais, était-il en droit de conclure de l'affection qu'il observait à toutes celles qu'avaient observées ses prédécesseurs ? J'ai le regret de le dire, ses conclusions me paraissent trop générales. Pour les soutenir, Catelan a déployé un remarquable talent de polémiste. L'histoire en main, il fait surtout ressortir ce fait, capital pour lui, que partout où la stomatite ulcéro-membraneuse s'est développée, ce sont les hommes jeunes qui ont été ses victimes, et eux seulement ; que si l'affection n'a pas été signalée à l'état épidémique dans les armées avant la Révolution, c'est que les armées de terre et de mer, avant cette époque, étaient surtout composées par des hommes d'un certain âge, faisant des armes leur métier, et non par de jeunes conscrits ; et que si enfin nous la voyons apparaître en 1793 pour la première fois, c'est que, pour la première fois, une armée se trouvait composée d'hommes de 20 ans. « Vivante image d'une société qui sortait de naître, dit Catelan, pleine de foi, d'enthousiasme, et, dans l'épanouissement d'une exubérante jeunesse, ces armées avec leurs généraux de 25 ans et leurs soldats imberbes, marchèrent à la victoire, qu'on nous pardonne !!! en faisant leurs dents de sagesse ! »

Et voilà pourquoi la stomatite ulcéro-membraneuse ne s'est montrée qu'à partir de 1793.

Quelque séduisante, et quelquefois réellement éloquente que soit l'argumentation de Catelan, il me paraît difficile que l'on puisse considérer toutes les épidémies antérieures comme de simples réunions de stomatites de dentition. Autant je me déclare convaincu, quand il s'agit de séparer l'affection qu'il a observée de la stomatite ulcéro-membraneuse , autant je m'éloigne de lui s'il veut considérer toutes ces diverses épidémies comme ne relevant que de la cause dont il a eu le vrai mérite de révéler l'importance.

En somme, je pense que la stomatite ulcéro-membraneuse et la stomatite ulcéreuse de dentition, sont deux affections complètement distinctes ; que toutes les deux ont une existence propre, indépendante et que, par conséquent, elles méritent au même titre de rester dans le cadre de la pathologie.

C'est donc là un quatrième groupe d'ulcérations de la bouche qu'il faut distraire de la stomatite ulcéro-membraneuse ; et il est évident que leur réunion à cette affection ne pouvait que nuire à la facilité de son étude et à la netteté de sa description.

Après l'avoir distinguée de ces affections avec lesquelles quelques auteurs l'avaient confondue, nous allons continuer l'étude de son diagnostic en nous occupant des affections pour lesquelles la différence est définitivement admise. Celles dont je parlerai sont : la *diphthérie*, le *noma* et la *stomatite mercurielle*.

La *stomatite mercurielle* a des caractères trop tranchés pour qu'on puisse, dans la plupart des cas, la confondre avec l'ulcéro-membraneuse. Les ulcérations sont rares ; l'inflammation est générale, et la langue presque constamment participe à l'inflammation. Quand des ulcérations existent, elles se détachent sur une muqueuse blanchâtre, œdémateuse ; et enfin il est rare qu'elles soient recouvertes par une membrane ; tout au plus peut-on voir quelques traces de gangrène irrégulières, de couleur noirâtre, qui ne rappellent en rien l'eschare régulière de notre affection.

Le *noma*, surtout au début, prête davantage au doute. Mais, déjà il se distingue par la teinte gris foncé, bientôt noirâtre de son eschare. Sa place est toujours la muqueuse génale ; et, de plus, contrairement à l'ulcéro-membraneuse, elle atteint surtout les enfants ou les sujets profondément débilités, souvent même au cours d'une maladie grave. Plus tard, les différences ne font que s'accentuer : le noma est envahissant ; chaque jour marque un nouveau progrès ; ses atteintes sont plus profondes, la peau elle-même est souvent menacée ou même atteinte ; enfin, elle est entourée par un disque épais et dur qui prépare le terrain à la mortification. Le doute, s'il existait au début, serait donc rapidement enlevé par la marche de l'affection.

Quant à la *diphthérie*, j'ai dit comment, pendant un certain temps, sous l'influence de Bretonneau, ces deux affections avaient été confondues. Aujourd'hui le doute n'est plus permis. On l'a vu, tandis que la diphthérie ne donne lieu qu'à un pseudohymène, la stomatite ulcéro-membraneuse produit un nécrohymène. Outre la rareté de la diphthérie buccale, surtout primitive, on aura pour se guider la couleur et les caractères de la membrane. Celle de la diphthérie est le plus souvent saillante, tandis que l'autre est de niveau avec le reste des tissus. La première se reforme rapidement, et l'autre une fois tombée ne reparaît plus. Après la chute de la première, on reconnaît la muqueuse intacte, ne se distinguant de celle qui l'entoure que par de la rougeur et un pointillé sanguin. Après la chute de l'autre, on trouve une dépression nettement limitée, et avec un fond jaunâtre pulpeux. Enfin, tandis que la diphthérie est rebelle, la stomatite ulcéro-membraneuse guérit toujours et rapidement.

Etiologie. — Les conditions étiologiques de la stomatite ulcéro-membraneuse, ramenée aux limites que je viens de lui fixer, me paraissent plus facilement saisissables.

Quoiqu'elle puisse se montrer à l'état sporadique, il est incontestable que la forme sous laquelle elle a été le plus souvent observée est la forme épidémique.

Quelles sont les conditions d'éclosion de ces épidémies ? Nous retrouvons ici celles qui semblent présider à la constitution de tout foyer épidémique.

En première ligne apparaît l'*encombrement*, qui se confond avec la *respiration d'un air vicié*.

Ces conditions, nous les trouvons, surtout pour les épidémies, un peu anciennes, dans les casernes, dans les navires et, on peut le dire, dans toutes les agglomérations.

Puis vient la *débilité* de l'organisme, qu'elle soit la conséquence de fatigues excessives, d'influences morales dépressives ou d'une alimentation insuffisante.

Ainsi, viciation de l'air extérieur et diminution de la résistance de l'organisme, tels sont les deux facteurs que l'on rencontre partout.

Enfin, citons certaines autres influences, telles que l'*âge*, le *sexe*, les *saisons*, etc. ; mais qui, remarquons-le, souvent se confondent avec les deux premières.

Pour l'*âge*, par exemple, Rilliet et Barthez fixent pour les enfants l'âge de 4 à 10 ans. Or, c'est également à cet âge que de nombreuses autres maladies frappent les enfants, et qu'ils reçoivent les premières atteintes de l'encombrement dans les crèches, les écoles. Plus tard, une nouvelle période de grande réceptivité se présente, c'est celle du service militaire. Car, je l'ai dit, tout en accordant à mon collègue Catelan qu'une partie des affections ulcéreuses observées chez les jeunes militaires reviennent à la stomatite de dentition, il me permettra de croire que quelques cas doivent rester à la stomatite ulcéro-membraneuse. La vieillesse elle-même, du reste, n'en serait pas exempte.

S'il s'agit du *sexe*, on trouve que l'homme est beaucoup plus exposé que la femme ; mais n'est-ce pas parce que, plus souvent qu'elle, il subit les deux influences indiquées ci-dessus et aussi celle des *saisons* et des *professions ?*

A ces causes générales, nous devons en ajouter quelques autres purement locales, mais auxquelles la plupart des auteurs accordent une certaine importance. Ces causes locales sont : le *mauvais entretien de la bouche et des dents* et les *irritations* de la muqueuse buccale, de quelque nature qu'elles soient. Je crois, en effet, que ces influences peuvent agir, au moins en ouvrant la porte à l'infectieux.

Mais, nous ne pouvons nous le dissimuler, ce sont là plutôt les circonstances au milieu desquelles naît la stomatite ulcéro-membraneuse que sa véritable cause. Or, quelle est cette cause ? La stomatite ulcéro-membraneuse est-elle le résultat d'un contage, d'un *infectieux* et, pour parler un langage plus à l'ordre du jour, est-elle microbienne ? Bergeron, dès 1859, s'est fait le défenseur de cette théorie ; et plus que jamais, sans qu'il ait été plus heureux dans ses recherches, il la défend aujourd'hui.

Pasteur d'abord et Netter ensuite, je l'ai dit, ont, pendant quelque temps , invoqué les spirilles. Ce dernier les a même cultivés et inoculés à divers animaux. Mais si quelques-uns de ces animaux sont morts et si le même bacille a été trouvé dans le sang, l'inoculation n'a jamais donné la lésion caractéristique de notre affection.

Il me semble donc que, jusqu'à présent, on est condamné à quelques réserves à cet égard.

Sans parler, en effet, de l'insuccès des inoculations

faites par Catelan, ce qui, pour moi, ne pouvait être autrement puisqu'il n'observait qu'une stomatite de dentition, sans parler de celles de Bergeron lui-même qui, comme celles de Catelan, sont restées sans résultat.

Nous savons que Pasteur et Netter, ce dernier obser-vant dans le service de Bergeron, ont d'eux-mêmes renoncé à invoquer l'action des spirilles.

Il ne nous reste donc, pour admettre l'origine micro-bienne de cette affection, que les conditions générales dans lesquelles les épidémies sont nées et ont évolué ; or, tout en accordant une certaine importance à ces faits, il faut que nous tenions compte que, pour beaucoup, nous ignorons au juste quelle a été leur nature, et qu'ensuite aucune d'elle ne s'est présentée avec une signification assez nette pour faire taire tous les doutes.

Toutefois, je l'avoue, ce que nous savons de cette affection : son caractère le plus souvent épidémique, la régularité de sa marche, l'uniformité de son proces-sus anatomique, sa contagion dans quelques cas, plaident tout à fait en faveur d'une nature microbienne ; et si la rigueur scientifique veut que nous attendions d'autres preuves pour l'admettre, celles qui précèdent paraissent déjà suffisantes pour la considérer, avec les Drs David et Galippe, comme probable et même servir de base à son traitement (1).

Marche, Durée, Complications. — La stomatite ulcéro-membraneuse a une *marche* fixée d'avance.

---

(1) Depuis, nous le savons, ont paru les travaux de Frühwald, qui a soutenu la même opinion, l'ouvrage de David et la thèse remarquable de Thomas (1891) qui, sans apporter de nouvelles preuves, se montrent résolument partisans de cette opinion.

Elle évolue suivant une loi invariable. Je ne crois pas que l'on ait même tenté d'arrêter la formation de l'eschare ou de restreindre son étendue. La partie désignée d'avance à la mortification doit subir son sort ; elle est toute entière vouée à la mort.

La réparation est aussi sûre ; mais ici nous avons à tenir compte de l'état général du malade et de l'aide que nous pouvons apporter à la nature. L'organisme est-il résistant ? La réparation s'effectue rapidement. Au contraire, cet organisme est-il affaibli ? Des frottements ou des attouchements intempestifs viennent-ils irriter la surface de l'ulcération ? Sa durée sera plus longue. Mais ce n'est là qu'une question de temps ; la stomatite ulcéro-membraneuse tend naturellement vers la guérison.

Je viens de le dire, la *durée* varie. Mais tandis qu'il est assez facile de fixer un minimum qui ne saurait être de moins de 8 à 10 jours, la durée maximum, pour les raisons que je viens d'indiquer, oscille dans des limites très étendues.

Les *complications* sont rares ; celles qui semblent se présenter le plus souvent sont les altérations osseuses et tout particulièrement celles des arcs alvéolaires. Elles succèdent aux localisations sur les gencives. On sait, en effet, que le tissu de la gencive sert de périoste aux os sous-jacents.

La mortification des parties molles peut donc entraîner celles des os. Damaschino en cite un exemple.

Traitement. — *Préventif.* — Deux questions se présentent ici : l'une d'ordre général, l'autre beaucoup plus restreinte.

La première a trait à l'hygiène générale et concerne la prophylaxie de l'épidémie. L'hygiène a déjà beaucoup fait. Nos écoles, pour commencer par le premier âge, se sont agrandies, aérées et sont devenues plus saines; les collèges sont surveillés; nos casernes ont vu disparaître cette promiscuité des camarades de lit et de la gamelle à six; enfin, les bâtiments de l'Etat, grâce à une surveillance incessante et à la bonne volonté de l'autorité, ont vu s'éloigner les fléaux qui décimaient leurs équipages. Logements, nourriture, vêtements, tout a été modifié. Mais, sachez-le, ces améliorations pour la plupart sont encore récentes; elles sont l'œuvre de la génération médicale actuelle. En 1872, quand Martin-Dupont soutenait sa thèse, il pouvait encore signaler comme un exemple digne d'être imité, le commandant d'un navire qui avait rendu réglementaire une brosse à dents par plat, c'est-à-dire une brosse à dents pour six !

Les temps ont changé. Aujourd'hui la brosse à dents est réglementaire à bord. Elle fait partie des objets que tout marin doit présenter chaque semaine à l'inspection.

Mais combien de maisons d'éducation ont encore à réaliser ce progrès ?

La seconde question a trait à l'homme atteint. Faut-il l'isoler ? Dans certaines épidémies on trouve des exemples dans lesquels il est difficile de ne pas croire à la contagion. Aussi, sans que la contagion soit le seul mode de propagation, je pense qu'il est prudent de prendre des précautions; et, tout au moins, d'affecter au malade des ustensiles qui ne serviront qu'à lui seul. Ces précautions, du reste, me semblent s'imposer d'autant plus que le milieu dans lequel vit l'homme atteint paraît plus propre à l'éclosion d'une épidémie.

Curatif. — Le traitement curatif, depuis les travaux de Wert, de Blache, d'Isambert et de G. Bergeron, a maintenant presque la sûreté d'un traitement spécifique. Dès que la stomatite ulcéro-membraneuse apparaît, il faut donner le *chlorate de potasse* à l'intérieur. On sait que ce sel est éliminé par la salive, et que c'est surtout ainsi qu'il agit. On le donne à la dose de 4 à 8 grammes pour l'adulte dans une solution sucrée de 100 à 200 grammes. Il faut vous rappeler que ce sel est peu soluble et qu'il faut au moins vingt fois son poids d'eau pour le dissoudre.

Cette potion, prise en six fois dans les 24 heures, sera renouvelée tous les jours jusqu'à guérison complète.

La nature microbienne, probable de l'affection, indique les antiseptiques. C'est la solution de sublimé en attouchements ou en lotions qui vous donnera les meilleurs résultats. Ce précieux désinfectant sera employé à 1 pour 1000 comme attouchement, et à 0,50 pour 1000 en lotions.

La solution étendue de permanganate de potasse, telle que je l'ai formulée, peut également vous donner de bons résultats.

C'est là la partie la plus importante du traitement. Mais, en outre, si la fièvre est assez intense, si des phénomènes d'embarras gastriques compliquent la scène, on pourra administrer un purgatif.

Il est rare que l'*engorgement ganglionnaire* nécessite notre intervention. Tout au plus demandera-t-il quelques applications émollientes.

La *fétidité de l'haleine* sera combattue comme précédemment. Enfin, il faut surveiller l'état local ; et, tout en comptant surtout sur le traitement médical et l'antisepsie, être prêt à aider la nature par quelques nettoyages et quelques cautérisations modifiant la nature de la plaie.

Les deux seuls caustiques que je vous conseille sont le nitrate d'argent et surtout l'acide chromique.

TREIZIÈME LEÇON

NOMA

Définition. — On donne le nom de *noma* à une affection grave, caractérisée par une gangrène, probablement de nature microbienne (1), atteignant surtout les enfants, se localisant presque exclusivement sur les parois buccales, et présentant ce signe essentiel d'être rapidement envahissante.

(1) Cette nature microbienne à laquelle je croyais dès 1888, n'est pas encore démontrée, mais elle est devenue si probable, que je suis convaincu qu'il y a peu de médecins qui n'y croient aujourd'hui.

Mais cette origine microbienne peut se comprendre de deux manières.

Le noma peut n'être dû qu'à un quelconque des microbes vivant dans la cavité buccale, soit qu'il trouve un terrain spécial dans les tissus modifiés par la maladie ou l'affaiblissement de l'organisme, soit qu'il acquière une virulence particulière dans certaines conditions de culture de la cavité buccale. Dans ces deux cas, le noma ne reconnaîtrait pas pour cause un microbe spécial. Cette manière de le comprendre a pour elle l'existence de nombreux microbes vivant dans la bouche et donnant lieu à des infections secondaires analogues.

Dans l'autre hypothèse, le noma serait dû à un agent spécial ; et cette affection ne pourrait apparaître que sous l'influence de cet agent. Les autres microbes de la bouche n'interviendraient que comme complication. Ce que l'on sait de cette affection, les conditions de son apparition, la régularité de son évolution et sa gravité, me font pencher jusqu'à présent pour cette seconde hypothèse.

Telle est la définition, un peu longue, que l'on peut donner de l'affection dont nous entreprenons l'étude ; mais avant d'aller plus loin, je dois quelques explications.

Je dis : affection *grave*, pour la distinguer des diverses autres affections gangréneuses atteignant les mêmes régions, mais moins sévères, telles que les stomatites gangréneuses simples et ulcéro-membraneuses. Je dis de *nature microbienne*, pour la séparer de celles qui se développent sous l'influence du traumatisme ou des caustiques. Je signale sa *fréquence chez les enfants*, parce que, en effet, sauf de rares exceptions, elle n'atteint qu'eux ; et que c'est vraiment là un de ses caractères distinctifs. Je dis également qu'elle atteint *presque* exclusivement les parois buccales, parce qu'on peut la voir envahir exceptionnellement d'autres parties, et entre autres la vulve. Enfin, j'ai tenu compte de sa marche envahissante, parce que cette évolution la distingue des gangréneuses secondaires se montrant sous l'influence de certains états généraux, fièvre typhoïde, paludéenne, et qui d'emblée frappent toute la partie qui doit être détruite.

Etymologie, Synonymie. — Ce mot noma ou nome vient du substantif grec νόμη, qui lui-même a pour radical le verbe νέμειν, qui veut dire ronger.

C'est là l'expression qui est le plus souvent employée ; mais, de plus, d'une part, on lui donne fréquemment comme synonyme celle de *stomatite gangréneuse*, de *sphacèle, de gangrène de la bouche ;* et, d'autre part, en remontant un peu plus loin dans le passé, on en trouverait de nombreuses autres, telles que celles de *fégarite*, *stomacace*, etc.

Mais, de ces noms, il faut d'abord retrancher tous ces derniers, parce que, comme nous allons le voir dans l'historique, on ne sait pas au juste à quelle affection ils correspondent, et ensuite ceux de sphacèle, de gangrène de la bouche me paraissent trop vagues. Ils ne distinguent pas assez notre affection des autres processus gangreneux dont j'ai parlé ; et c'est là un défaut capital.

Nous garderons donc à cette affection le nom de *noma*, qui, du reste, est généralement adopté ; et qui, n'ayant aucune signification par lui-même, présente l'avantage de pouvoir accepter celle que l'on veut.

Historique. — La connaissance de la stomatite gangréneuse remonte aux temps les plus anciens de la médecine. Elle aurait été connue par Arétée de Cappadoce ; et, d'après Tourdes, on en trouverait même des traces dans les écrits hippocratiques. Dans tous les cas, si quelques doutes existent pour ces auteurs, il ne saurait en être de même pour Galien, qui déjà lui assigne ses principaux caractères. Il n'a oublié que de signaler sa fréquence chez l'enfant.

Mais depuis, une longue série de siècles d'oubli se suivirent ; et il faut arriver au commencement du dix-septième siècle pour qu'il en soit de nouveau fait mention. C'est, en effet, en 1620, que Battus, médecin hollandais, reliant son temps à ce lointain passé, décrit le noma d'après ses propres observations.

Puis, dans le même siècle, nous trouvons les travaux de Von der Woorde qui l'étudia sous le nom de *chancre aqueux* (Water-Kanker); tout à fait à la fin, en 1699, celui de Poupart, qui signala quelques cas à Paris, pendant une épidémie de scorbut; et, enfin, celui de Van-Swieten, qui le rattache définitivement aux processus gangréneux, et le décrit sous le nom de gangrène de la bouche.

Le dix-huitième siècle ne produisit que deux travaux dignes d'être signalés. Le premier, celui de Saviard (1), paru dans les premières années (1702), contenant quelques observations nouvelles, et celui de Leind (1765), médecin suédois, qui, le premier, lui a donné le nom de *noma* que nous lui avons conservé.

Mais avec le dix-neuvième siècle, les travaux deviennent plus fréquents. Je citerai d'abord celui de Sauvages (2), dans sa *Nosologie méthodique* (1816); celui de Baron (3) (1816) et la Thèse d'Isnard (4) (1818), travaux dans lesquels, pour la première fois, il semble s'agir du noma, tel que nous le comprenons aujourd'hui.

Dans ces deux derniers travaux, en effet, il est question de gangrène particulière aux enfants; et déjà Isnard rattache à cette gangrène celle de la vulve.

Puis viennent les travaux de Richter (1827), qui,

<hr>

(1) Saviard, *Nouveau recueil d'observations chirurgicales* p. 556. Paris, 1703.

(2) Sauvages, *Nosologie méthodique* (Cachexies) ; Hôtel-Dieu.

(3) *Affections gangréneuses de la bouche, particulières aux enfants* (Bulletin de la Faculté de médecine de Paris), t. V, p. 161.

(4) Isnard, Thèse de Paris. *Essai sur une affection gangréneuse particulière aux enfants.*

sous le nom de *noma*, engloba toutes les affections gangréneuses de la bouche et les répartit en trois groupes : les cancers aqueux scorbutiques, les cancers aqueux gastriques et les cancers métastatiques ; et aussi ceux de Billard (1) (1833) et du compendium de médecine (2) (1837), qui ne surent peut-être pas assez distinguer le noma véritable des autres processus gangréneux.

Dans son travail fait en 1839, Taupin (3) reprit l'œuvre de Richter dans son ensemble, mais n'échappa pas aux mêmes erreurs. Aussi, tout en accordant qu'il apporta plus de clarté dans les descriptions, devons-nous constater qu'au milieu de toutes les formes gangréneuses dont il embrasse l'étude, notre affection ne se dégage pas assez avec l'individualité qui lui appartient.

Ce fut cette pensée qui inspira Valleix dans la rédaction de son article *noma*. Aussi le voyons-nous diviser toutes les affections qu'il décrit sous ce nom, dans trois formes : cancéreuses, ulcéreuses et charbonneuses.

Mais Tourdes ne commit pas la même faute. Dans son travail (4) (1848), un des meilleurs qui ait été fait, notre affection apparaît avec ses limites précises et son

---

(1) Billard, *Traité des maladies des enfants nouveaux-nés*, 1833.

(2) *Compendium de médecine* (De la Borge et Monneret), 1837.

(3) Taupin, *Stomatite gangréneuse* (Journal des connaissances médico-chirurgicales), avril 1839.

(4) Tourdes, *Thèse de Paris*, Noma sphacèle de la bouche chez les enfants.

individualité propre, et depuis cette individualité s'est de plus en plus affirmée.

A partir de ce moment, il me serait difficile de vous citer toutes les publications, thèses de doctorat, mo- nographies, articles de journaux, de dictionnaires ou de traités cliniques parus sur le noma. Je me conten- terai de vous indiquer les plus importants. Ce sont :

En 1865, les Leçons sur le noma de Trousseau (1); en 1871, l'article Face du Dictionnaire de médecine et de chirurgie pratique, de Le Dentu; en 1878, l'article Noma, de Bouchut (2); la même année, les Leçons sur les stomatites, de Laboulbène; en 1879, le mot Noma, du Dictionnaire encyclopédique de Bazin; en 1880, les Leçons de Damaschino sur les voies digesti- ves; en 1883 et 1884, les Traités d'anatomie patholo- gique de Laboulbène et de Cornil et Ranvier; et enfin, plus récemment encore, en 1888, les Leçons de Beaumel 3) sur les voies digestives (4).

Ainsi, en résumé, le noma a été confondu pendant

(1) Trousseau, Clinique I. p. 148.
(2) Bouchut, *Maladie des nouveaux-nés.*
(3) Beaumel, *Leçons sur les maladies du tube digestif.*
(4) Outre ces travaux, je dois encore citer :
    1852. — Bouley et Caillault *(Gazette médicale)*. Affections phagédémiques et gangréneuses des enfants.
    1853. — Billard et Barthez.
    1865. — Putegnet, *(Gazette hebdomadaire)*, Stomatite gangréneuse.
    1869. — Levet *(Bulletin général de thérapeutique)*, Gan- grène de la bouche. Traitement par la créosote cam- phrée. Guérison.
Depuis ces leçons, enfin :
    1889. — Schimmelbush, Deut. méd. Wock., n° 26.
    1890. — Cornil et Babès, *les Bactéries.*
    1890. — David, *Les microbes de la bouche* (Félix Alcan, Paris.
    1891. — Thomas, *Antisepsie appliquée au traitement des affections parasitaires de la bouche et des dents* (Sthei- nheil, Paris).

de longs siècles avec les autres affections gangréneuses ; et, si Van der Worde, le premier, en 1699, reconnaît son caractère gangréneux, si Leind crée le
noma en 1765, ce n'est guère qu'au commencement de
notre siècle que Baron et Isnard tendent à séparer
nettement cette forme gangréneuse des autres ; et ce
n'est qu'après les travaux de Tourdes et d'autres plus
récents encore, que cette distinction semble désormais
assurée.

Étiologie (1). — A quelques cas près, et qui encore
restent douteux, le noma est toujours secondaire.

Les influences qui semblent le plus favoriser son
développement sont : l'âge, le climat, les saisons, les
mauvaises conditions hygiéniques et les maladies.

Pour Tourdes, un des auteurs qui ont le mieux délimité le noma, l'âge le plus exposé serait celui de 4 ans,
et ce serait la cinquième année pour Billard et Barthez.
Pour Taupin, au contraire, ce serait de 5 à 10 ans
qu'on l'observerait le plus souvent. Mais, nous le
savons, cet auteur a donné au noma des limites plus
étendues que les auteurs précédents, et peut-être a-t-il
englobé sous ce nom des affections gangréneuses qui

(1) On ne saurait douter aujourd'hui que le noma ne soit de
nature microbienne. C'était déjà ma pensée quand j'ai fait ces
leçons, et je le crois de plus en plus. Malheureusement, les
diverses recherches faites pour connaître le microbe qui agit
ici, sont restées sans résultat. Il est vrai que Babès a trouvé
un certain nombre de micro-organismes, et que Schimmelsbusch
a dû isoler une bactérie, la cultiver et l'inoculer ensuite avec
quelques cas de succès. Mais, jusqu'à présent, outre que ces faits
sont peu nombreux, ils n'ont pas encore la netteté qui impose
les convictions. Je pense donc que ces recherches doivent au
moins être confirmées et complétées.

ne lui appartiennent pas. Il n'en reste, cependant, pas moins établi que, même en prenant les limites de Taupin, le noma est réellement une maladie de l'enfance. Pourtant, tout en laissant au mot noma son acception propre, on en a compté quelques cas chez l'adulte, et même chez des vieillards de 72 et 78 ans ; tels seraient les cas de Barthez et Bœckel. Mais ces faits sont trop rares pour enlever à la loi précédente ce qu'elle a de général.

Les climats froids ont été également cités comme fournissant les cas les plus nombreux. C'est au moins surtout sous cette influence qu'on voit l'affection revêtir le caractère épidémique. Cependant, ce n'est pas l'hiver qui y prédispose le plus ; mais, d'après les auteurs, les *saisons* intermédiaires, le printemps et l'automne. Les mauvaises conditions hygiéniques, en outre, se rencontrent dans la plupart des cas, et notamment celles qui tiennent à l'insuffisance de l'aération, du logement et de la nourriture.

Enfin, il faut citer les diverses affections qui semblent y prédisposer d'une manière plus habituelle : ce sont la scarlatine, la rougeole, la variole, la coqueluche et la fièvre typhoïde.

En somme, si nous cherchons ce que la plupart de ces influences peuvent avoir de commun, nous verrons que le noma est une affection de débilité, ce que l'on est convenu de désigner sous le nom de *misère physio-logique*. Nous la trouvons, cette débilité, en effet, non seulement pendant la convalescence et dans les mauvaises conditions d'aération et d'alimentation, où elle est manifeste ; mais aussi dans l'influence des climats froids qui exagèrent les dépenses de l'organisme et les conditions de rapide croissance du premier âge qui mettent l'enfant, d'une manière constante, en état d'imminence morbide.

Symptômes. — Le début du noma est assez souvent insidieux, et l'on ne reconnaît cette affection que lorsque l'eschare est formée. La première période de son évolution passe même d'autant plus facilement inaperçue que, d'une part l'affection commence à la fin d'une autre qui a absorbé toute l'attention, et après laquelle on s'abandonne aisément à la confiance, et d'autre part qu'elle atteint les enfants trop jeunes pour se plaindre.

Cependant, s'il nous est permis de saisir l'évolution de la maladie dès les premiers jours, nous verrons une phlyctène noirâtre, unique, se montrer sur la muqueuse buccale, le plus souvent sur celle de la joue. Pour quelques auteurs, et notamment ceux du compendium, cette phlyctène serait elle-même précédée par un noyau d'induration occupant l'épaisseur des tissus. Quoi qu'il en soit, que la phlyctène précède ou suive l'induration, les deux se constatent dès le deuxième ou le troisième jour. Puis, la phlyctène se déchire et laisse voir une surface brune ou noirâtre, d'où suinte un liquide ichoreux. L'induration elle-même peut faire défaut, et alors, sauf cet aspect, rien ne peut révéler l'existence de cette affection Fait important à signaler, en effet, le noma ne débute jamais par le tégument ; il ne l'atteint que consécutivement et lorsque déjà l'affection est avancée.

Vers le troisième ou quatrième jour, la surface, mise à nu par la rupture de la phlyctène, a pris une couleur plus foncée, et le plus souvent est déprimée. Elle le paraît même d'autant plus que de l'œdème s'est produit tout autour.

Enfin, et c'est là un des faits qui caractérisent le mieux notre affection, cette eschare, limitée au début, s'est rapidement agrandie ; elle a gagné aussi bien en largeur qu'en profondeur. Chaque jour est marqué par un progrès, et c'est ainsi que, quelques jours à peine après son début, on peut voir la teinte gangréneuse apparaître sur la face cutanée. Toute la joue peut être envahie à la fin du premier septenaire. Dans certains cas, on voit le processus gangréneux dépasser même ces limites et d'une part gagner la tempe, la paupière, le nez, et d'autre part s'étendre au tissu osseux sous-jacent. Ces vastes destructions, auxquelles s'ajoutent toujours des troubles généraux, sont rapidement suivies de mort. Dans les cas heureux, au contraire, qui doivent se terminer par la guérison, l'eschare se limite, un liseré inflammatoire apparaît, puis à l'intérieur on voit un autre liseré se former, mais celui-ci purulent, et ce même travail d'élimination se poursuivant au-dessous de l'eschare comme sur son pourtour, elle tombe bientôt, laissant une surface qui, d'abord couverte de putrilage se modifiera elle-même rapidement.

Les lieux d'élection du noma sont, en première ligne, les joues ; et plusieurs auteurs, Tourdes entre autres, ont signalé sa prédominance à gauche ; puis viennent les lèvres et les replis gingivo-labiaux. Les autres sièges sont exceptionnels.

L'étendue de l'eschare varie. Presque toujours de faible dimension au début, je l'ai dit, elle va sans cesse s'élargissant, de sorte que l'on peut dire que son étendue est proportionnelle à sa durée.

Telle est l'évolution de la lésion, et c'est elle dont l'étude comprend les symptômes les plus importants. Mais, de plus, je dois signaler d'abord la fétidité qui apparaît dès la rupture de la phlyctène, et qui persiste pendant longtemps, même dans les cas de guérison. Puis viennent tous les troubles fonctionnels. La parole est presque impossible ; il en est de même de la préhension des aliments. Dans le cas de la perforation de la joue, on peut voir ces derniers, ainsi qu'un liquide ichoreux se répandre sur la joue.

Malgré ces lésions si profondes, la tuméfaction des ganglions est toujours peu marquée. Elle est loin, dans tous les cas, d'atteindre la proportion que l'on observe dans les affections diphtériques. Le noma est une affection de faible réaction.

Quant aux phénomènes généraux, j'ai dit que c'est surtout sous l'influence de la débilité que se développe cette affection ; et le plus souvent nous trouverons de la faiblesse, de l'anémie, etc. Mais, dès que l'eschare se forme, il est fréquent de voir survenir de la fièvre et de l'excitation, qui seront elles-mêmes remplacées par la dépression et l'anéantissement des forces dues surtout à l'intoxication par les produits qui viennent de l'eschare.

Enfin, dans la dernière période, quand le cas s'aggrave, on voit survenir la diarrhée, souvent d'une fétidité extrême, et aussi des complications pulmonaires probablement de nature microbienne qui, le plus fréquemment, viennent terminer la scène.

Complications. — La plus fréquente a lieu sur les organes génitaux, et ce sont les petites filles qui y sont les plus sujettes. On voit alors la vulve être le siège d'une lésion semblable à celle de la muqueuse buccale. Le processus est le même, et il y garde son caractère envahissant.

Ce même processus peut également se manifester sur le tissu pulmonaire ; et nous avons alors, soit une véritable gangrène du poumon, soit, le plus souvent, la bronchite capillaire, dont j'ai parlé à propos des phénomènes généraux Enfin, le même processus peut se localiser sur le tube intestinal ; et à l'autopsie on peut trouver de véritables plaques gangréneuses ayant compris la totalité de l'épaisseur de cet organe.

Anatomie pathologique. —J'ai déjà donné les lésions macrographiques en décrivant l'affection ; seules, donc, les lésions micrographiques nous occuperont ici. C'est surtout à Laboulbène que je les emprunterai.

Cornil et Ranvier, en effet, ne donnent aucun détail histologique. Ils ne font que décrire les caractères macrographiques de cette affection, en insistant sur sa marche envahissante. Laboulbène est plus explicite. Il donne assez longuement deux observations suivies d'examen histologique. Or, il résulte de ces deux faits que cette affection serait caractérisée par les lésions suivantes :

1º Dans l'eschare, on trouve les tissus conjonctifs, fibres élastiques et musculaires, facilement reconnaissables. Il en est de même des filets nerveux ; dans un cas (petite fille), la gaîne conjonctive était peu altérée, mais la myeline avait disparu, et son tube ne contenait que de fines granulations et des gouttelettes de matière grasse.

L'état des vaisseaux a été de sa part l'objet d'un examen des plus attentifs. Dans toute l'étendue de l'eschare, il a trouvé les artères obturées par un coagulum non adhérent et de nature fibrineuse. Et quoique les coagula des veines fussent peut-être moins consistants, ils l'étaient cependant assez pour les rendre imperméables.

De plus, outre les éléments normaux plus ou moins altérés, on trouve dans l'eschare des granulations noirâtres en grand nombre, des matières grasses, des cristaux de margarine et des végétaux inférieurs à des degrés divers de développement.

Enfin, lorsque les os sont atteints, on trouve, jusqu'à une profondeur variable, les lésions de la nécrose.

2° Autour de l'eschare, les parties, nous l'avons dit, sont indurées et augmentées de volume. Cette augmentation de volume est due à un infiltrat composé par les mêmes granulations noirâtres et des matières grasses que l'on trouve dans l'eschare, et, de plus, par une grande quantité de leucocytes.

Enfin, dans une étendue d'un centimètre au delà de la partie mortifiée, les artères et les veines présentent les mêmes lésions que dans l'eschare; elles sont rendues imperméables par des coagula fibrineux, compactes ou désagrégés. « La gangrène de la bouche, ajoute Laboulbène, est caractérisée par la mortification d'une grande partie de la muqueuse et des tissus buccaux..... Il n'y a point de fausse membrane, de pseudhymène; mais le sphacèle des tissus buccaux peut s'étendre fort loin, atteindre les os, dénuder une partie de la face, enfin produire des désordres réparables seulement par des cicatrices étendues et le plus souvent mortels. »

« Y a-t-il obstruction constante des vaisseaux et obstacle au cours du sang dans tous les cas de gangrène de la bouche?

« J'ai trouvé les vaisseaux obturés ; mais plusieurs auteurs les ont trouvés perméables, ou bien ils ne regardent les coagulations que comme secondaires (Rilliet et Barthez). Ce point d'anatomie exige de nouvelles recherches pour être définitivement établi. » (1)

Marche, Durée, Terminaison. — La *marche* de l'affection est caractéristique; je l'ai déjà signalée plusieurs fois, elle est envahissante. Procédant de proche en proche, elle s'étend aussi bien en largeur qu'en profondeur, non par bonds et par sauts, mais en gagnant d'une manière insensible et graduelle.

Sa *durée* varie dans des limites assez étendues.

(1) Depuis, outre ces lésions, Babès a constaté des micro-organismes en grand nombre dans l'eschare. Ils s'y trouvaient sous forme de bactéries et de micrococcus. Kanh a également trouvé des bactéries. Enfin, dans un noma consécutif à une fièvre typhoïde, Schimmelbush a vu des microbes de formes diverses dans l'eschare, mais surtout une bactérie ayant une forme constante dans la zone marginale. Cette bactérie a pu être cultivée et inoculée au poulet; elle a donné lieu à des gangrènes circonscrites.

Ces faits méritent sûrement d'être connus. La présence de ces micro-organismes ne peut être mise en doute; elle fait partie désormais de l'anatomie pathologique; mais leur rôle dans l'étiologie de l'affection exige, je l'ai dit, de nouvelles recherches.

Même dans les cas suivis de mort, elle s'étend de 2 à 14 jours, d'après les auteurs ; et elle peut se prolonger bien davantage dans les cas de guérison.

Quant à sa *terminaison,* elle a lieu le plus souvent par la mort ; et cette dernière est due, le plus fréquemment ; aux complications pulmonaires. Son pronostic est donc des plus graves.

Pour Vogel, la guérison n'aurait lieu qu'une fois sur 5, et d'après Tourdes, elle aurait eu lieu 63 fois sur 233 cas, soit environ une fois sur 4. De plus, ce qui tend à l'aggraver encore davantage, c'est que, même parmi les cas suivis de guérison , beaucoup sont accompagnés de perte de substance entraînant des cicatrices vicieuses, et de la gêne des fonctions de la bouche, auxquelles on ne peut remédier que d'une manière incomplète, même au prix des opérations les plus graves.

Diagnostic. — Les signes caractéristiques de cette affection, ceux qui, tout au moins par leur réunion, peuvent servir à la distinguer des autres, sont : de *naître spontanément, d'être envahissante* et de *frapper presque exclusivement l'enfance.*

Je me suis déjà assez étendu sur chacun de ces caractères à propos de la définition : je n'y reviendrai pas.

Le doute ne sera donc pas permis lorsqu'ils se rencontrent tous les trois. Mais, d'une part, chacun d'eux pouvant être peu marqué ou même faire défaut; et d'autre part, certaines affections pouvant les présenter, dans certains cas vous aurez à discuter le diagnostic. Les affections avec lesquelles le noma pourrait être confondu, et les signes qui permettront de les différencier sont les suivants :

La stomatite ulcéro-membraneuse, comme le noma, a son siège de prédilection sur les joues, et comme elle, on le sait, elle naît spontanément et dans des conditions identiques de débilité. Mais, d'une part, elle est rare dans le bas âge et atteint surtout l'adolescent ; et d'autre part, son processus est limité, du premier coup l'affection atteint toutes les parties qui doivent se mortifier, l'eschare dépasse rarement la muqueuse, et enfin, cette dernière conserve une couleur jaune, au lieu d'avoir une couleur franchement gangréneuse.

La stomatite diphthérique est rare et ne se présente que comme une extension, une apparition secondaire d'une localisation sur le pharynx, les amygdales ou autres. Il n'y ni gonflement périphérique, ni eschare ; elle n'est pas envahissante ; enfin, elle s'accompagne d'un engorgement ganglionnaire considérable.

Beaucoup de caractères sont communs à notre affection et à la *pustule maligne ;* mais, fait capital, cette dernière commence toujours par la face cutanée, tandis que le noma débute toujours par la muqueuse. Ce seul signe suffira donc pour les distinguer.

Enfin, pour la *stomatite gangréneuse simple*, le diagnostic sera facile quand il s'agira de la forme primitive. Les commémoratifs, en nous en faisant connaître la cause, lèveront tous les doutes à son sujet. Mais il en sera autrement pour la forme secondaire. Le diagnostic présentera souvent ici, au contraire, de sérieuses difficultés.

Nous avons vu, en effet, que la stomatite gangréneuse simple secondaire pouvait naître sous l'influence
de certaines fièvres, telles que la fièvre typhoïde et
le paludisme, et aussi sous l'influence de la débilité.
Or, plusieurs de ces affections se retrouvent dans
l'étiologie du noma. Comment donc distinguer dans ces
cas le noma de la stomatite gangréneuse simple ? Y
a-t-il même une différence à faire ? Ne devons-nous
pas plutôt considérer tous ces cas comme identiques,
et faire entrer ces stomatites gangréneuses secondaires
dans le domaine du noma ? J'avoue qu'il y a là une
différenciation délicate ; et que, dans la pratique, des
cas peuvent se présenter où il sera parfois difficile
de dire si nous avons à faire à l'une ou à l'autre de
ces deux affections. Cependant, et tout en reconnaissant ces difficultés nosologiques et pratiques, je
pense que la distinction que nous avons admise doit
être maintenue; et ensuite que les cas dans lesquels
vous resterez condamnés au doute seront bien rares.
Et d'abord, au point de vue nosologique, le noma, tel
que nous l'avons compris, atteint un personnel bien
délimité; il a une gravité toute exceptionnelle; et,
enfin, il a une marche spéciale, toujours la même, qui
lui donne une physionomie propre ; et il me semble
que ces raisons sont suffisantes pour lui faire accorder
une place spéciale dans la nosographie. Son évolution
est si bien réglée, si uniforme, que nous apprendrions
un jour qu'elle relève d'un microbe spécial, que nous
ne devrions pas nous en étonner. Ses caractères sont
ceux de ce genre d'affections.

Au point de vue pratique, si elle a quelques points
communs avec la gangréneuse simple secondaire,

combien d'autres l'en distinguent? Elle peut naître sous l'influence de quelques maladies dans le cours desquelles se montre également l'autre forme, c'est vrai. Mais, d'abord, les maladies qui se compliquent le plus souvent de stomatite gangréneuse sont, nous le savons, la fièvre typhoïde, la paludisme et le diabète. Or, nous le savons aussi, ces maladies sont bien rares dans le premier âge. Rappelons-nous que pour Tourdes, et pour Billard et Barthez, c'est de 4 à 5 ans que le noma est le plus fréquent. Ensuite, si quelques cas de noma apparaissent dans ces conditions, ces cas ne constituent qu'une exception, comparés à ceux qui apparaissent sous l'influence de toute autre cause, et souvent même spontanément sous l'influence seule des mauvaises conditions hygiéniques ou de la débilité.

De plus, la stomatite gangréneuse secondaire a les localisations les plus diverses et se présente rarement isolée. Elle atteint aussi fréquemment le voile du palais, les gencives, que les joues ; et en même temps que la gangrène buccale, on en constate d'autres sur les amygdales, le pharynx et d'autres parties de l'organisme tel que le sacrum.

Enfin, l'évolution de toutes ces localisations gangréneuses n'est pas la même. Pour elles, dès les premiers jours, l'eschare est franchement limitée. Nous savons presque aussitôt quelle est l'étendue de la partie menacée, et la nature se met en mesure pour l'éliminer. Le noma, au contraire, je suis revenu souvent sur ce caractère, est incessamment envahissant, et tous les jours nous voyons ses progrès s'étendre sans pouvoir dire où ils s'arrêteront.

Ainsi, on le voit donc, cette différenciation, qui paraissait difficile tant que l'on ne voyait que l'ensemble des faits, le devient moins quand on descend dans les détails ; je pense même, qu'à la condition d'examiner ainsi les divers cas, elle sera toujours possible ; ce qui doit ne nous laisser aucun doute sur la question de savoir si le noma a ou n'a pas une existence propre. Cette existence propre me paraît, en effet, bien établie ; elle a pour elle aussi bien la pratique que la nosologie.

Traitement. — Les cas les plus nombreux de noma se montrent dans les hôpitaux. C'est là, en effet, le refuge naturel des enfants pauvres, débilités ; et ensuite, ils y rencontrent parfois les dangers de l'encombrement.

Or, il faut savoir que la première condition pour lutter avantageusement contre l'affection, c'est de faire sortir l'enfant de l'hôpital, et de le mettre dans de bonnes conditions d'aération. Autant que possible, c'est le séjour à la campagne qui convient le mieux.

En même temps, on administrera les toniques, et les trois auxquels il faut donner la préférence, sont : le quinquina, le café (1) et le vin.

Le premier sera donné sous forme de vin ou d'extrait en potion, et le second en infusion. On pourra, comme dans les hôpitaux de Paris, réunir les deux dans une tisane.

Il faudra également s'occuper de soutenir l'enfant. C'est à l'aide des potages et surtout du lait que vous y parviendrez le mieux.

---

(1) Voir les formules de la fin.

Mais de plus, le traitement local réclame ici tous vos soins. Il ne saurait être trop énergique et trop hâtif. Songez que l'affection a une marche des plus rapides, et que tout ce qu'elle touche est perdu.

C'est seulement sur les cautérisations, et faites profondément, que vous pourrez compter. Or, quand il s'agit d'enfants de 4 à 5 ans, il faut s'attendre à des difficultés pratiques qui exigeront toute votre habileté et votre ingéniosité. Le galvano-cautère, dont vous pouvez recourber le couteau à volonté. sera, ici, préférable au thermo-cautère. Vous pourrez ainsi, grâce à lui, faire des scarifications profondes sur l'eschare. Vous les ferez arriver jusqu'aux parties saignantes ; puis, vous ferez une série de scarifications perpendiculaires sur la limite du mal et vous le recommencerez tous les jours si le mal va s'élargissant. Si vous ne pouvez vous servir du cautère actuel, je vous recommande l'emploi de l'acide chromique qui, de tous les caustiques potentiels, est celui qui fuse le moins et dont l'action est la plus profonde. Vous pourrez, grâce à lui, dessécher l'eschare et pénétrer profondément autour d'elle.

Mais, de plus, en même temps, il faut penser que les produits ichoreux absorbés par le malade doivent ne pas être sans danger. Peut-être contribuent-ils pour une large part à la production des phénomènes de dépression qui marquent la fin de l'affection. Il faudra donc faire de l'antisepsie autant que la région le permet. C'est le sublimé en solution à 1 ou 0,50 pour 1000 qui me paraît le plus efficace. Vous pourrez également, dans ce même but, faire des attouchements de la partie mortifiée avec la créosote, et faire des lotions avec le coaltar saponiné (Bazin), moins désagréable que les solutions d'acide phénique, avec la solution de thymol et aussi faire un large emploi de la poudre de charbon végétal.

Enfin, pour combattre l'odeur repoussante qu'exhale la bouche de l'enfant, vous emploierez les solutions de permanganate de potasse que vous promènerez fréquemment avec des pinceaux dans la cavité buccale, et surtout sur l'eschare.

Tels sont les moyens que vous aurez à votre disposition pour lutter contre cette terrible affection. Employés avec persévérance, en suivant le malade de très près, ils donnent quelques succès ; mais sachez que, jusqu'à présent, les statistiques ne vous en font espérer qu'un sur cinq

Enfin, dans les cas de succès, vous aurez souvent à lutter contre des cicatrices vicieuses, et même à remédier à des pertes de substance. C'est pendant la période de réparation elle-même qu'il faudra s'occuper des premières. Quant aux autres, on attendra que l'enfant soit complètement rétabli et que les tissus aient pris une forme définitive pour les attaquer ; elles relèvent, du reste, toujours des moyens chirurgicaux qui sont aussi variables que les désordres produits par la maladie et dont nous n'avons pas à nous occuper ici.

GELÉE DE LICHEN AU QUINQUINA

(1)
- Saccharure de lichen........... 75 grammes
- Sirop de quinquina............. 110 —
- Eau... .... 115 —

Donnez par cuillerée à café toutes les quatre heures.

$$(2) \begin{cases} \text{Vin de quinquina au malaga...... 40 grammes} \\ \text{Sirop d'écorce d'oranges amères.. 20 —} \end{cases}$$

Donnez par cuillerée à bouche dans les 24 heures.

TISANE DE CAFÉ AU QUINQUINA (Hôpitaux de Paris).

$$(3) \begin{cases} \text{Café torréfié..... .... de 5 à 10 grammes} \\ \text{Eau bouillante........ de 250 à 500 grammes} \end{cases}$$

Faites infuser et ajoutez :

Extrait de quinquina gris... 1 à 2 grammes.

Sucrez au moment de s'en servir.

$$(4) \begin{cases} \text{Acide thymique................... 0 gr. 25} \\ \text{Eau distillée bouillie.............. 1,000 gr.} \end{cases}$$

En lotions.

QUATORZIÈME LEÇON

STOMATITES TOXIQUES

Définition. — Division. — Phosphorique. — Iodique. — Plombique. — Arsénicale. — Mercurielle.

STOMATITE MERCURIELLE

Définition. — Division. — Étiologie. — Symptomatologie. — Anatomie pathologique. — Diagnostic. — Pronostic. — Durée. — Terminaison. — Traitement.

Stomatites toxiques.

En suivant le cadre que nous nous sommes tracé dès le début de cette étude, nous arrivons maintenant au deuxième groupe des *Stomatites spéciales*, à celui qui comprend les stomatites de *nature toxique,* c'est-à-dire les stomatites *mercurielles, phosphoriques, iodiques, plombiques* et *arsénicales.*

Or, avant d'aller plus loin, il est indispensable de bien nous entendre sur ce que nous devons appeler stomatites toxiques.

Je dois, en effet, vous dire que pour qu'une stomatite soit dite phosphorique, iodique, etc., l'usage exige, comme condition indispensable, qu'elle n'apparaisse qu'après *l'absorption* de l'agent dont elle dépend, phosphore, iode, etc. ; et qu'on ne saurait considérer comme telles les lésions produites sous l'influence de leur contact.

La plupart de ces agents, en effet, soit à l'état pur, soit par leurs composés, peuvent agir localement, et, pour quelques-uns même, d'une manière très énergique, tels que l'iode, le phosphore et l'arsenic. Or, je le répète, les lésions ainsi produites ne constituent pas des stomatites iodiques, phosphoriques, arsenicales, mais des stomatites simples, ulcéreuses ou gangréneuses; et vous devez vous rappeler que je vous ai cité ces divers agents dans l'étiologie de ces affections.

Les stomatites qui rentrent dans notre groupe sont donc exclusivement de cause interne; elles ne se manifestent qu'après l'absorption de l'agent médicamenteux ou toxique. C'est l'absorption de ces agents qui, seule, les provoque; leur action locale, au moment de leur contact avec la muqueuse buccale, n'est nullement en cause; et enfin leur action reste la même, quel que soit celui de leurs composés qui ait été employé.

Les stomatites toxiques doivent donc être définies : des inflammations de la cavité buccale se montrant après l'absorption de certains agents médicamenteux ou toxiques, quelle qu'ait été leur voie d'introduction (1).

C'est en les comprenant ainsi que j'ai constitué le groupe que nous abordons aujourd'hui; et il me semble

(1) C'était là la seule manière de comprendre ces stomatites au moment où cette leçon a été faite. Mais, depuis, on a vu dans la préface, outre l'influence de ces agents, il est permis d'en faire intervenir un autre, au moins comme très probable, c'est l'influence d'un ou de plusieurs microbes vivants dans la bouche. Cette influence, je l'ai dit, me paraît aujourd'hui démontrée pour la stomatite mercurielle; et il est fort possible que les autres stomatites que j'ai appelées toxiques, apparaissent dans les mêmes conditions. Dans cette hypothèse, le plomb, le phosphore, l'arsenic, etc., agiraient surtout en diminuant l'activité des leucocytes ou autres éléments histologiques, et permettraient ainsi aux microbes de triompher d'eux. Toutes ces stomatites, comme le veut Galippe, seraient donc *microbiennes*.

que ce caractère commun domine assez leur physionomie générale pour justifier le rapprochement que j'ai
fait de leur étude, et qu'ainsi se trouve également justifiée la place que je leur ai donnée dans la grande
division des stomatites spéciales.

Les agents médicamenteux ou toxiques, qui peuvent ainsi provoquer l'inflammation de la cavité buccale après leur absorption, dans l'état de nos connaissances, sont : le phosphore, l'iode, le plomb, l'arsenic
et le mercure. C'est donc cinq stomatites toxiques que
j'aurais à vous décrire (1).

Mais, d'abord, l'action du *phosphore* se localise plus
spécialement sur le tissu osseux. Ce sont du moins les
lésions de ce tissu qui sont les plus graves ; et, comme
elles relèvent plus spécialement de moyens chirurgicaux, ce n'est pas ici le lieu de nous en parler.

Ensuite, *l'iode* n'agit sur la muqueuse buccale qu'a-
près l'avoir fait sur celle des fosses nasales et du pharynx ; ses manifestations sont toujours plus marquées
sur ces deux muqueuses que sur celle de la bouche, qui
souvent même font défaut ; c'est donc dans les affections du nez ou de la gorge que la stomatite iodique
doit trouver sa place.

Le *plomb* n'ayant qu'une action légère, et ses manifestations se montrant surtout sur les gencives, c'est

---

(1) Depuis, on a fait des travaux sur la stomatite bismuthi-
que, mais jusqu'à présent, cette affection me paraît être surtout
du domaine expérimental.

J'ai vu donner et j'ai donné moi-même le sous-nitrate de
bismuth à des doses dépassant souvent 10 gr. dans les 24 heures, sans avoir eu à constater le moindre accident du côté de la
muqueuse buccale.

en étudiant l'inflammation de cette partie de la muqueuse buccale que je vous en ai parlé.

Enfin, *l'arsenic* ne produit qu'une inflammation superficielle, qui ne diffère en rien des processus simples ; il suffira donc de signaler l'origine de cette inflammation.

Les manifestations buccales produites par ces quatre agents ne nous arrêteront donc pas ; mais, il en est autrement du *mercure*. L'absorption de cet agent, en effet, quand elle dépasse certaines limites, outre qu'elle peut produire des désordres dont la gravité suffirait déjà pour justifier une étude séparée, donne lieu à des symptômes et lésions tout à fait caractéristiques, qui rendent cette étude indispensable.

Des cinq stomatites toxiques composant ce groupe, seule donc, la *stomatite mercurielle* doit nous occuper ; et c'est à son étude que va être consacrée cette leçon.

Stomatite mercurielle.

Définition — D'après ce qui précède, nous donnerons donc ce nom à l'inflammation de la cavité buccale survenant après l'absorption du mercure ou de ses composés.

Cette stomatite est une des plus anciennement décrites ; mais elle l'a été sous des noms différents. Sauvages la désignait sous le nom d'*aphtes mercuriels* ; puis, pendant longtemps, elle figura dans les traités de pathologie sous celui de *salivation mercurielle*, où avec ceux d'apparence plus savante, de *ptyalisme mercuriel* et de *sialorrée* que lui donna Valleix. Enfin, vous la trouverez maintenant sous le nom que nous lui donnons ici, de stomatite mercurielle ; et c'est, en effet, celui qui me paraît le mieux lui convenir. D'une part, il s'agit bien ici, comme nous le verrons, d'un processus inflammatoire ; les études d'anatomie pathologique ne laissent aucun doute à cet égard ; et, d'autre part, le mercure imprime à toute cette affection une physionomie qui la sépare nettement de toutes les autres (1).

La stomatite mercurielle est, heureusement, aussi rare maintenant qu'elle a été fréquente autrefois. Pendant longtemps, en effet, on a cru que c'était surtout en provoquant la salivation que le mercure agissait contre la syphilis ; et, loin d'éviter la salivation, les médecins la recherchaient. Ce ne fut que sous les efforts de Nicolas Massa d'abord, ensuite de La Peyronie et de Chicoygneau, que le monde médical remit cette question à l'étude ; et que, peu à peu, le courant d'opinion contraire s'est formé. Aujourd'hui, je pense qu'il n'est pas de praticien qui ne considère la salivation comme dangereuse, et aussi comme n'ajoutant rien à son efficacité. C'est, du moins, ce que l'on peut conclure des travaux les plus récents sur ce sujet; et les soins pris pour l'éviter se traduisent de la manière la plus évidente par sa rareté.

Divisions. — La stomatite mercurielle admet plusieurs divisions, mais d'importance différente.

Au début, l'action du mercure, le plus souvent, ne se fait sentir que sur l'articulation alvéolo-dentaire, et lorsque cette action est peu intense, il peut se faire

---

(1) On a vu dans la préface que l'absorption et l'élimination du mercure n'agiraient que comme cause adjuvante, en diminuant l'activité des leucocytes et en assurant le triomphe des microbes.

que la lésion y reste limitée pendant un certain temps, tandis que dans les conditions inverses, toute la cavité buccale est rapidement envahie. De là, une première division, en *partielle* et *totale*.

Ensuite, selon que son action est plus ou moins intense, les lésions sont plus ou moins profondes. Tout d'abord simplement érythémateuses, elles peuvent, plus tard, devenir œdémateuses ou même ulcéreuses ; et ces divers processus servent de base à une autre division.

Enfin, et c'est là celle qui est la plus importante, selon la marche plus ou moins rapide de l'évolution, la stomatite peut être divisée, comme l'ont fait la plupart des auteurs, en *suraiguë*, *aiguë* et *chronique*. C'est cette dernière division qui nous servira, quand nous traiterons des symptômes.

Etiologie. — La stomatite mercurielle ne reconnaît évidemment qu'une cause, l'absorption du mercure en trop grande quantité, et probablement aussi son élimination en trop fortes proportions par la muqueuse buccale. Mais de nombreuses questions se rattachent à cette étiologie et demandent qu'on les discute (1).

1° *Voies d'absorption.* Le mercure et ses composés

(1) D'après la nouvelle manière d'envisager l'étiologie de cette affection, cette influence du mercure reste tout aussi indispensable. Mais à elle seule, elle serait insuffisante. Elle ne ferait, comme les expériences rappelées dans l'introduction, le rendre probable, que diminuer la résistance des éléments destinés à lutter contre les microbes, et assurer ainsi le triomphe de ces derniers. J'ai, du reste, longuement exposé cette opinion dans l'introduction. Mais de quelque manière que l'on explique l'apparition de cette affection. Il est évident que le mercure joue dans son étiologie un rôle indispensable.

peuvent pénétrer dans l'économie par trois voies ; la voie *digestive*, la voie *pulmonaire* et la voie *cutanée*. Les préparations mercurielles qui sont introduites par les voies digestives, sont prises dans deux buts différents, soit comme médicament, soit comme toxique qu'il s'agisse d'un homicide ou d'un suicide.

Les composés qui donnent le plus souvent lieu à la salivation, quand il s'agit de médicament, sont le calomel et le bichlorure de mercure ; mais surtout le premier, qui est encore souvent donné comme purgatif. Les iodures et les autres composés ne conduisent que rarement à ces résultats. Je dois citer, cependant, mais comme une exception, le mercure métallique, que l'on a administré quelquefois dans les cas d'invagination.

Comme toxique, c'est presque exclusivement au bichlorure que l'on s'adresse. C'est à lui que revient presque en entier la fréquence des empoisonnements par les mercuriaux, qui, dans la statistique de Tardieu, s'élèvent à un vingtième des cas.

La voie pulmonaire offre également deux catégories de cas bien différents. Une, toutefois, a beaucoup perdu de son importance ; c'est celle des intoxications par les fumigations médicamenteuses. Ces fumigations, en effet, qui, sous des formes différentes, étaient souvent employées autrefois, sont aujourd'hui abandonnées. La seconde catégorie réclame la plupart des intoxications professionnelles. C'est, en effet, surtout par les vapeurs mercurielles, qu'ils respirent, que sont atteints les ouvriers mineurs d'Almaden et d'Idria. Ce qui nous le prouve, c'est qu'on est arrivé à diminuer le nombre des atteintes en favorisant le renouvellement de l'air par de forts tirages.

C'est également surtout par ces vapeurs que le mercure agit sur les chapeliers, qui se servent du nitrate acide de mercure. Enfin, il en est également de même pour les étameurs de glaces, usant du mercure à l'état d'amalgame.

La voie cutanée doit aussi se dédoubler ; le mercure, en effet, peut pénétrer par la voie épidermique, ou par la voie hypodermique.

La voie épidermique elle-même comprend des cas différents, selon qu'il s'agit d'intoxications professionnelles ou médicamenteuses. Les ouvriers de quelques-unes des professions que nous avons examinées, et notamment les mineurs, non seulement vivent dans une atmosphère chargée de vapeurs mercurielles ; mais, de plus, sont en contact avec son minerai, et les poussières de ce dernier restent souvent appliquées sur leurs téguments. Cette influence, toutefois, je l'ai dit, me paraît moins active que celle qui a lieu par l'atmosphère.

Mais il n'en est plus ainsi quand il s'agit des médicaments. Les frictions mercurielles constituent encore un des modes d'administration, qui donnent le plus souvent naissance à la salivation. C'est surtout des frictions avec le mercure métallique, dont je veux parler. Quant à ses composés, leurs accidents sont rares. On en a cité cependant quelques-uns ; mais il faut alors, le plus souvent, qu'il y soit joint l'influence d'une idiosynchrasie ; tels seraient les cas qui ont suivi des frictions faites sur les paupières, et ceux qui ont apparu après des cautérisations peu étendues, comme celles du col avec le nitrate acide de mercure.

Quant à la voie hypodermique, elle soulève une

question des plus intéressantes ; et je demande à vous en dire quelques mots.

Pendant longtemps, les trois voies précédentes avaient été les seules employées. Le mercure était administré par la voie stomacale, par des inhalations ou par des frictions, mais par ces voies seulement ; lorsqu'à l'exemple de l'anglais Wood, qui le premier, eut l'idée d'utiliser la voie hypodermique, Scarenzio, en 1864, l'appliqua aux préparations mercurielles pour le traitement de la syphilis. Son exemple fut suivi par Ambrosoli de Milan, et aussi par Riccordi et Monteforte, en Italie, et par de nombreux autres praticiens en Belgique et en Allemagne. Enfin, en France, quoique les faits publiés par Hardy semblassent peu favorables à la méthode, on la vit expérimenter de nouveau, et cette fois avec d'excellents résultats, par A. Martin, et aussi par Bricheteau et Liégois qui la firent définitivement entrer dans la pratique. Depuis, l'efficacité de la voie hypodermique ne fait de doute pour personne ; et, si l'on discute encore, ce n'est que pour savoir si cette voie doit être préférée aux autres, dans quels cas elle doit l'être, et aussi quel est le composé ou les combinaisons qui exposent le moins aux abcès et à la salivation.

Je vais revenir sur ces divers points ; mais déjà vous devez retenir qu'une quatrième voie est venue se joindre aux trois précédentes ; et que, souvent, elle leur est préférable.

Quelle est la voie qui expose le plus à la salivation ? Ainsi posée dans toute sa généralité, nous pouvons dire que c'est la voie épidermique, celle des frictions ; Puis, vient la voie stomacale ; et, la voie pulmonaire étant abandonnée, c'est la voie hypodermique qui expose le moins à cet accident. C'est là l'opinion nettement formulée par la plupart des auteurs qui se sont occupés d'établir le parallèle des divers modes d'administration du mercure à ce point de vue ; et c'est aussi à cette opinion que se rallie le Dr Cotte, qui, après les avoir toutes résumées, donne celle qui résulte de ses expériences personnelles : « Disons d'abord, dit Cotte (1), quelle (voie hypodermique) permet d'éviter presque sûrement la salivation, avantage appréciable dans le traitement de la syphilis. Liégeois affirme n'avoir constaté que quatre fois la salivation sur 190 malades, et encore fut-elle des plus légères. Quant à nous, nous n'avons eu à constater qu'une fois cet accident, si fréquent avec la méthode ordinaire... »

Quelle est la préparation qui expose le plus à la salivation ? A quantité égale, je crois que c'est le nitrate acide de mercure. Puis viennent les chlorures, puis les iodures. Le mercure métallique y expose beaucoup, mais à la condition d'être absorbé en plus grande quantité. Enfin, s'il s'agit d'injection hypodermique, ce sont les solutions de bi-iodure de mercure ioduré, et celle de chloro-albuminate de mercure qui, d'après Cotte, y exposeraient le moins.

Combien de substance et quelle durée faut-il pour produire la salivation? Rien n'est plus variable. Il y a lieu, en effet, de tenir compte, d'une part, des idiosynchrasies, et, d'autre part, de certaines dispositions momentanées qui font que chez un malade la saliva-

____

(1) Cotte. Thèse, Paris 1873. *Traitement de la syphilis, par les injections sous-cutanées de mercure.*

tion se produit avec une quantité excessivement faible d'un composé mercuriel quelconque, que cet autre n'est sensible qu'à un de ces composés, et enfin que chez un troisième vous voyez la salivation apparaître sous l'influence d'une faible quantité de mercure, quand plusieurs fois il avait pris le même médicament, et à plus fortes doses, sans inconvénient.

Cette question de thérapeutique présente donc encore de nombreux points obscurs. Mais, déjà cette conclusion s'impose, c'est qu'au début de tout traitement par les préparatious de mercure, il faudra n'administrer que des doses faibles, et qu'on devra s'imposer cette prudence, même lorsqu'il s'agit de simples applications externes, telles que les frictions mercurielles. De nombreuses stomatites mercurielles n'ont eu d'autres causes, en effet, que des applications d'onguent gris pour les pediculi pubis.

La même prudence s'impose, quand il s'agit de la *durée* du traitement.

Si, en effet, on peut voir les accidents mercuriels se montrer dès le début d'un traitement même externe, il faut reconnaître que c'est surtout lorsque ce traitement est prolongé qu'ils apparaissent le plus souvent. Sans pouvoir fixer le temps nécessaire pour leur apparition, vous pouvez donc dire que les chances augmentent avec la durée.

C'est cette pensée, qui a inspiré la plupart des praticiens de notre époque, quand ils ont conseillé d'entrecouper les longs traitements par des périodes de repos. Nous y reviendrons en parlant de la prophylaxie.

Ce sont là les différentes questions que soulève l'administration du mercure et de ses composés. Mais ce ne sont pas les seules qui touchent à l'étiologie des accidents que nous étudions. Nous dirons, de plus, quelques mots des suivantes, que l'on pourrait grouper sous le titre de causes prédisposantes.

J'ai déjà parlé des *idiosynchrasies*, je ne ferai que les rappeler ici pour vous dire qu'elles sont encore assez fréquentes; et que ce sont celles qui se manifestent pour un composé mercuriel en particulier, qui le sont le plus.

Puis vient une des causes les plus importantes; et sur laquelle je ne saurais trop appeler votre attention. *C'est le mauvais état de la bouche, surtout des gencives*. C'est là une question capitale. L'importance de cette influence peut être exprimée par cette loi : que la stomatite mercurielle est aussi rare dans les bouches saines, qu'elle est fréquente dans les bouches mal entretenues. Mais, si toutes les lésions buccales favorisent l'éclosion des accidents mercuriels, il n'en est pas qui le fassent à un degré aussi haut que celle des gencives; et l'état des gencives tenant surtout à l'état des dents, on peut dire que les chances de la salivation mercurielle sont réglées par l'état de ces dernières (1).

En est-il de même des *lésions stomacales et intestinales*? Peu d'observations ont été publiées sur cette question, qui, pourtant, intéresse grandement la pratique. Etant donné qu'un malade auquel vous avez à prescrire des préparations mercurielles, est atteint de maladie de l'estomac ou de l'intestin, devez-vous considérer ces affections comme prédisposant aux acci-

---

(1) Déjà, on le voit, l'importance des lésions buccales dans l'étiologie de la stomatite mercurielle m'avait vivement frappé; et, aujourd'hui, grâce aux idées microbiennes, elle ne peut qu'augmenter.

dents mercuriels ou sans action sur eux. Le calomel a été bien souvent employé dans les inflammations du gros intestin ; et il l'est encore beaucoup par nos confrères anglais de l'Inde, sans que la proportion des salivations paraisse plus considérable que dans les autres cas. Mais il s'agit ici d'une administration passagère, et ne se répétant qu'à longs intervalles. Or, il y a quelques années, j'ai eu l'occasion de faire suivre un traitement antisyphilique complet, par les pilules de proto-iodure, sans la moindre menace de stomatite ; et ce fait me paraît mériter d'être signalé. Un soldat d'infanterie de marine entra dans mon service pour une diarrhée chronique grave ; et en même temps je découvris chez lui une roséole syphilitique en pleine éruption. L'infection remontait à six semaines environ. J'examinai la bouche ; et, après avoir remédié à une gingivite légère, j'administrai le proto-iodure qui fut prolongé pendant deux mois environ. Or, ce traitement put être continué sans interruption ; et non seulement il n'y eut pas de salivation, non seulement la roséole disparut ; mais l'affection intestinale évolua avec une régularité et une rapidité telles, qu'elles me laissèrent supposer que l'influence du traitement mercuriel n'était peut-être pas étrangère à ce résultat. C'est vraiment là une question à étudier (1).

(1) La tendance qu'ont certains de mes confrères à considérer la dysenterie comme de nature microbienne, donne à ces faits encore plus d'importance.

Il n'y a pas à voir là, du reste, une contradiction entre le danger du mercure, quand il s'agit de la stomatite mercurielle, et son utilité dans les affections intestinales. Il suffirait pour expliquer cette utilité, que le micro-organisme produisant ces affections fut plus sensible au mercure que nos leucocytes, contrairement à ce qui a lieu pour la stomatite mercurielle. Or, nous le savons, le pouvoir bactéricide de tout antiseptique varie pour chaque microbe.

Une autre influence qui me paraît avoir une importance capitale, c'est l'état des fonctions éliminatrices
qu'elles s'exécutent par les reins ou par les téguments.

Les stomatites exigeant toujours la présence d'une
quantité donnée de mercure dans l'économie, il me
paraît évident que cette quantité sera d'autant plus
facilement atteinte que l'élimination se fera moins.
C'est peut-être ainsi qu'il faut expliquer beaucoup de
faits, que l'on a mis sur le compte de l'idiosyncrasie.

Enfin, pour être complet, je dois signaler les influences de *l'âge*, du *sexe* et de *la constitution*. Aucune d'elles, jusqu'à présent, n'a été l'objet de recherches précises, Les opinions que l'on trouve dans les
auteurs n'expriment que des appréciations assez vagues. Ce n'est donc qu'avec ces réserves que je puis
vous citer la moindre résistance qu'offriraient aux
accidents mercuriels les enfants et les femmes. Ces
appréciations, peut-être vraies, demandent donc à être
confirmées.

L'influence de la constitution est-elle mieux établie ?
Cette influence est probable ; mais on ne peut être plus
affirmatif. Ce sont là, du reste, des questions dont la
solution est des plus difficiles. De combien d'éléments,
en effet, ne faut-il pas tenir compte pour apprécier ces
influences ? Si l'on constate que la salivation est plus
fréquente chez les enfants après les frictions mercurielles ; a-t-on apprécié la quantité de pommade employée relativement au poids ? Si elle est plus fréquente
chez les femmes dans les mêmes conditions ; a-t-on
tenu compte de la finesse de la peau qui permet l'introduction d'une plus grande quantité du médicament ?

Ce sont là, je le répète, des questions bien complexes

auxquelles, dans l'état actuel de nos connaissances, il serait téméraire de vouloir répondre, et qui peut-être attendront leur solution pendant longtemps encore.

Symptômes. — Je suivrai, pour l'exposé de la symptomatologie, la division que j'ai signalée en dernier lieu, en *suraiguë, aiguë* et *chronique*. Mais la forme aiguë étant la plus fréquente, celle qui représente la stomatite commune, c'est par elle que je commencerai.

Forme aiguë ou commune. — Elle procède presque toujours avec une certaine lenteur ; et, par conséquent, il est fréquent de la voir précédée par quelques symptômes précurseurs. On peut donc lui admettre une période prodomique.

Les trois principaux symptômes de cette période sont : un *goût métallique,* un *peu de sécheresse de la bouche* et un *fournillement au nivsau du liseré gingival.* Tout ce qui est plus accentué que ces symptômes me paraît ne plus lui appartenir. Sa durée ne dépasse pas, du reste, quelques jours. Dès que ces symptômes s'accentuent, ils constituent la première période.

Celle-ci est caractérisée d'abord par une sécheresse très marquée de toute la muqueuse, par une couleur rouge foncé, qui, apparaissant avec la sécheresse, devient moins intense par l'altération de l'épithélium, lorsque la salivation commence. Le gonflement qui s'était montré en même temps que les deux symptômes précédents, au contraire, ne fait qu'augmenter.

De plus, tandis qu'au début ce sont surtout les gencives qui sont atteintes, les mêmes symptômes se généralisent bientôt à toute la muqueuse ; et enfin, comme dernier caractère de cette période, l'épithélium altéré forme, sur de nombreux points, des plaques grisâtres peu adhérentes.

Ainsi : *plaques grisâtres, gonflement* et *salivation,* tels sont les signes objectifs de cette période.

Sa durée est variable. Elle peut cependant être estimée, en général, à quatre ou cinq jours, à moins que, l'atteinte étant légère, elle ne rétrocède presque aussitôt.

Dans le cas contraire, elle ne constitue qu'une période de transition, et arrive ainsi assez rapidement à la période suivante.

Celle-ci est caractérisée, outre les symptômes précédents qui se sont exagérés, par une *fétidité* spéciale.

Arrivée à son développement complet, la stomatite mercurielle s'est étendue des gencives aux lèvres, aux joues, à la voûte palatine et à la langue. Le gonflement, en partie de nature œdémateuse, est considérable. Les gencives épaissies, rouge-foncé ou couvertes d'un enduit blanchâtre, remontent sur les dents, et les font paraître plus courtes ; et celles-ci sont elles-mêmes ébranlées. Les lèvres et les joues, envahies par le gonflement, ont leurs mouvements difficiles. Enfin, la langue, toujours augmentée de volume, dans cette période, peut atteindre des proportions considérables. Elle est elle-même le siége d'une inflammation œdémateuse. C'est véritablement la glossite œdémateuse avec tous ses caractères, ses inconvénients, et même ses dangers. Sous l'influence de ce gonflement, mais surtout sous l'influence de la participation des glandes salivaires à cet état, la quantité de salive secrétée est vraiment surprenante. On a vu cette quantité s'élever à 3, 4 et 5 litres, et peut-être même au delà Dans aucune autre inflammation de la bouche, la salivation n'acquiert ces proportions. Elles sont telles que souvent le malade, renonçant à rejeter par le crachement ces mucosités filantes, les laisse s'écouler d'une manière continue.

Enfin, je l'ai dit, à tous ces symptômes qui atténués existent dans la première période, se joint maintenant la fétidité de la cavité buccale. Cette fétidité n'est ni celle de la gangrène, ni celle de la gingivite fongueuse; elle a ses caractères spéciaux. Représentée seulement par une haleine chaude, dans la première période, elle s'accentue pendant la seconde; et elle devient vraiment repoussante, quand, à son odeur spéciale, s'ajoute celle des matières en décomposition qui, vu la difficulté des soins de la bouche, séjournent alors dans cette cavité.

Cette période, comme la précédente, à la condition de soigner la stomatite, ne dure que quatre à cinq jours; mais, le manque de soins peut la prolonger, et cela pendant longtemps.

Il est fréquent, alors, de voir de véritables ulcérations se produire. Elles se montrent d'abord sur le liseré gingival, puis sur le replis gingivo-labial de la dernière molaire, et enfin elle peuvent atteindre un point quelconque de la cavité, y compris la langue. Dans ces cas, les dents sont compromises; et, parfois loin de se consolider, elles tombent après la guérison.

Puis, tous ces symptômes s'apaisent; et nous entrons dans la troisième période.

Celle-ci est marquée par la diminution graduelle de tous ces symptômes. C'est la salivation qui s'améliore la première, puis vient le gonflement, et enfin la rougeur et la fétidité, cette dernière ne disparaissant d'une manière complète que lorsque les soins de toilette de la bouche ont pu être repris. Seules, les dents ébranlées restent encore mobiles pendant un certain temps.

En même temps que ces symptômes objectifs, dès la période prodomique, le malade accuse, je l'ai dit, un peu de fourmillement qui devient de l'agacement pendant la première période. Les dents, repoussées de l'articulation alvéolo-dentaire congestionnée, semblent d'abord allongées; puis, par leur contact, deviennent douloureuses, sans que cette douleur atteigne l'acuité de l'inflammation alvéolo-dentaire; enfin elles s'ébranlent; et, dans certains cas, finissent même par tomber.

Quant aux fonctions, elles sont toutes gênées, sinon impossibles. La mastication est rendue pénible non seulement par l'ébranlement des dents, mais aussi par une douleur siégeant au niveau de l'articulation temporo-maxillaire. Il en est de même de la déglutition et de l'articulation des sons, sous l'influence de l'augmentation des parties et surtout de la langue. Enfin le sens du goût n'existe plus.

Ce sont là les symptômes objectifs et subjectifs locaux. A *distance*, nous trouverons d'abord le gonflement des ganglions cervicaux et celui du tissu cellulaire qui les entoure. Ensuite, toutes les glandes salivaires, et surtout les parotides sont au moins congestionnées. Enfin le processus inflammatoire peut dépasser les limites de la cavité buccale, atteindre le pharynx, et se montrer avec les mêmes caractères qu'à son point de départ, c'est-à-dire, la perte de l'épithélium, l'œdème du chorion et de la celluleuse, et aussi de véritables ulcérations (1).

Quant aux phénomènes *généraux,* je dois signaler d'abord le retentissement de cet empoisonnement sur le tube digestif tout entier. Il est fréquent, en effet, de voir soit de la constipation, soit de la diarrhée accompagner les phénomènes buccaux. D'autre part, l'élimination du mercure se faisant en même temps par la voie rénale, il n'est pas rare de constater des troubles de cette sécrétion, se traduisant surtout par une albuminerie plus ou moins intense et de durée variable. Enfin, lorsque tous les phénomènes que j'ai décrits ont une certaine intensité, il est presque constant de les voir retentir sur l'état général ; et un mouvement fébrile de moyenne intensité venir compléter la scène pathologique.

Telle est la forme *aiguë* que j'ai décrite longuement, parce qu'elle est la plus commune. Mais, je l'ai dit, elle n'est pas la seule ; et la clinique en reconnaît habituellement deux autres, la forme *suraiguë* et la forme *chronique.*

La forme suraiguë est celle qui survient surtout dans les cas d'empoisonnement (suicide ou homicide), dans lesquels la quantité de mercure introduite d'un seul coup dans l'économie est considérable. Dans ces cas, qui, évidemment, ne constituent que des exceptions, les prodrômes et la première période manquent ; et, dans l'espace de 25 à 40 heures, on trouve tous les

______

(1) Nous savons aujourd'hui que ces engorgements sont de nature microbienne. Mais ne peut-on admettre que, pour se produire, il est nécessaire que le mercure agisse sur leurs divers éléments.

symptômes au complet. Mais, de plus, ils se présentent tous à un degré exagéré. Le gonflement surtout de la langue est assez considérable pour que l'asphyxie soit menaçante ; les ulcérations se montrent presque aussitôt ; la gangrène elle-même peut envahir certaines parties. La fétidité n'en est que plus marquée ; seule, la salivation, peut-être, n'est pas plus abondante que dans la forme précédente.

Ainsi : *rapidité d'évolution et exagération des symptômes locaux,* tels sont d'abord les deux caractères de cette forme. Mais, de plus, j'ai à vous signaler une intensité plus considérable des phénomènes à distance : le gonflement ganglionnaire et l'inflammation du pharynx, et enfin un retentissement plus marqué sur l'état général. Dans la forme suraiguë, en effet, les troubles digestifs sont considérables. Des inflammations locales se joignent souvent à l'intoxication générale. Il y a presque toujours de la diarrhée. Tandis que dans la forme précédente, la complication rénale était l'exception, elle est ici presque constante et grave. Enfin, la fièvre est toujours plus considérable, à ce point qu'elle devient un phénomène des plus importants.

Tous ces symptômes locaux et généraux n'ont demandé que quelques jours pour apparaître et atteindre leur maximum. Mais une fois établis, ils peuvent persister assez longtemps ; et sous l'influence de cette fièvre intense, des pertes incessantes qui se font par la salivation et la diarrhée, par les désordres des fonctions rénales, assurant mal l'épuration du sang, enfin sous l'influence de l'action anémiante du mercure, on voit souvent le malade succomber. Même dans les cas où il guérit, la convalescence est longue ; et il est rare que l'affection ne lui fasse pas perdre la plupart des dents.

Forme chronique. — Elle est surtout professionnelle, et souvent entrecoupée par une série de poussées aiguës pendant lesquelles les ouvriers sont condamnés au repos. Dans ces cas, elle est presque toujours chronique d'emblée. Mais elle peut aussi débuter par un état aigu, qui s'atténue, et reste désormais stationnaire.

Cette forme, en effet, se présente presque uniquement avec les caractères de la première période et encore très atténués.

Il n'y a ni gonflement ganglionnaire, ni mouvement fébrile. L'influence générale ne se révèle que par une teinte anémique peu marquée, mais caractéristique.

La salivation est peu abondante. Seules, les gencives souvent sont gonflées ; la bouche est peu odorante. Mais les maxillaires peuvent être atteints, et les dents toujours branlantes sont presque fatalement condamnées à disparaître jusqu'à la dernière ; leur chute seule, du reste, met désormais les ouvriers à l'abri de l'affection.

Cette chute des dents peut demander des années. Elle a lieu par une altération de l'articulation alvéolodentaire, qui, privant le cément de ses moyens de nutrition, transforme les dents en véritables corps étrangers que la gencive repousse au dehors. Aussi, les voit-on souvent tomber intactes, et sans présenter la moindre trace de carie.

Anatomie pathologique. — Les lésions de la stomatite mercurielle ne présentent rien qui leur soit propre. Cette affection n'a de spécial que son origine.

Comme vous allez le voir, c'est ce qui résulte des deux descriptions suivantes que j'emprunte à Cornil et Ranvier pour la première, à Laboulbène pour la seconde.

« Les plaques blanchâtres de la stomatite mercurielle, disent Cornil et Ranvier (1), sont très marquées et assez étendues. Elles sont opaques, ce qui tient à ce que des globules de pus se sont infiltrées en grand nombre entre les cellules épithéliales. Aussi, cette variété de stomatites détermine-t-elle fréquemment des ulcérations superficielles. Elle débute par la tuméfaction et la rougeur de la muqueuse gingivale et s'étend ensuite à la muqueuse des joues, des lèvres et de la langue sur laquelle les dents dessinent leur empreinte et déterminent même des érosions superficielles...

... Il s'agit là d'une inflammation plus ou moins intense de la muqueuse, portant à la fois sur les couches épithéliales et sur son chorion. »

« L'examen microscopique des productions membraniformes, dit de son côté Laboulbène, démontre qu'il s'agit de fausses membranes ou pseudhymènes; au moins dans trois cas que j'ai examinés et dont voici le résumé : Les productions recouvrant la muqueuse sont formées d'épithélium pavimenteux stratifié, mélangé de granulations moléculaires abondantes et de matières amorphes.

Une seule fois, j'ai trouvé dans des ulcérations assez profondes des fibrilles de fibrine ; ces fibrilles provenaient-elles du sang épanché ?

« La salive qui s'écoule de la bouche, parfois en quan-

(1) Cornil et Ranvier, p. 208.

tité très considérable, renferme du mercure. Cette salive est riche en mucine, et coagule par l'acide acétique ; elle renferme aussi de l'albumine (Simon et Wright). »

Ainsi, en résumé, les lésions sont les suivantes :

Salive : très abondante (4 et 5 litres), riche en mucine, et contenant de l'albumine et aussi du mercure, dont la quantité peut atteindre 5 milligrammes par litre *Exudat* ; Pseudhymène ayant la même structure que celle que j'ai décrite à propos de la stomatite simple. *Epithélium* : desquamé. *Chorion* : quelquefois ulcéré, plus souvent légèrement enflammé et œdémateux. *Tissu profond* : même état que le tissu propre de la langue. *Néphrite catarrhale* dans un certain nombre de cas. *Chute des dents*, et enfin *lésions osseuses* dans quelques cas chroniques.

Diagnostic. — Il sera basé sur les symptômes suivants : la *salivation*, la *glossite*, la *constatation du mercure* dans la salive, auxquels se joindront les commémoratifs.

L'administration d'une préparation mercurielle, à quelque faible dose que ce soit, et la profession, en effet, devront nous mettre en éveil.

La salivation est plus abondante que dans aucune autre forme de stomatite ; et il en est de même de la glossite qui est rarement aussi prononcée dans les autres.

Enfin, si quelques doutes subsistaient, on pourrait rechercher le mercure dans la salive, recherche que l'on ferait d'abord par le procédé si simple et souvent suffisant d'une pièce d'or qui blanchit sous l'influence de cette salive ; ou, si ce procédé ne réussissait pas, par celui de Smithson, basé sur l'électrolyse.

Du reste, les affections avec lesquelles la stomatite mercurielle peut être confondue, sont peu nombreuses :

Son début peut être pris pour une *gingivite simple* ou une inflammation alvéolo-dentaire, et sa forme suraiguë pour une *glossite*. Or, dans la *gingivite simple*, nous n'avons ni la salivation, ni le goût métallique ; et enfin quelques jours suffisent pour que nous voyions la stomatite se généraliser. D'autre part, on ne saurait confondre le simple agacement et l'allongement des dents de la stomatite mercurielle avec *l'inflammation alvéolo-dentaire*. Dans celle-ci, non seulement les dents sont allongées, mais elles sont véritablement douloureuses à tout contact. Enfin, quand on examine le rebord gingival, on voit, dès le troisième jour, un liséré purulent augmentant par la pression.

Quant à la glossite œdémateuse, le diagnostic sera parfois rendu embarrassant par la difficulté d'examiner la cavité buccale, et par la ressemblance complète que présente la langue, que son inflammation soit due à une intoxication mercurielle ou à toute autre cause. Il s'agit toujours, en effet, des mêmes lésions, de celles d'une glossite œdémateuse. Toute la différence est dans l'étiologie. Ce sont donc les commémoratifs, qui nous seront les plus utiles. Mais, de plus, l'examen attentif de la cavité buccale nous fera constater que, dans ces cas, les gencives sont intactes et que la salivation est peu abondante ; tandis que dans la stomatite mercurielle toute la muqueuse buccale est envahie, et que c'est même cette muqueuse qui a été prise la première. Enfin, il est rare que la glossite atteigne les proportions que nous lui avons vues sous certaines autres influences.

Pronostic. — Durée. — Terminaison. — La durée varie avec les différentes formes. Elle n'est que de quelques jours pour certaines formes communes; et, au contraire, se prolonge pendant des années, nous l'avons vu, dans les affections professionnelles. Cette durée, je dois le dire, du reste, ne correspond pas au temps que met l'organisme à se débarrasser du mercure. Même, pris à dose médicamenteuse, celui-ci ne s'élimine que lentement. M. Timbale-Lagrave a estimé ce temps de quinze à vingt jours. Or, la stomatite ne se montre que lorsque, pour un organisme donné, la quantité de mercure absorbé dépasse une certaine proportion ; et elle cesse lorsque ces proportions ont été ramenées à celles qui sont tolérées par cet organisme. La durée de la stomatite est donc toujours inférieure à celle de la présence du mercure dans l'économie.

La plupart des formes communes guérissent rapidement, et sans laisser de traces. D'autres s'accompagnent de la perte de quelques dents, perte qui peut avoir lieu soit presque aussitôt, soit parfois longtemps après. Cette chute des dents est encore plus menaçante dans les cas suraigus ; et nous savons que dans les formes chroniques, elle est presque constante et totale. Les différences ne se trouvent donc que dans le temps. Enfin, je l'ai dit, quelques cas suraigus sont suivis de mort.

Traitement. — Il est préventif ou curatif; et le premier est lui-même professionnel ou thérapeutique.

Le traitement préventif professionnel s'adresse plus spécialement aux mineurs. J'ai déjà indiqué les bons effets d'une large aération dans les mines ; et c'est là un point sur lequel on ne saurait trop insister. On veillera aussi à ce que les ouvriers aient des vêtements spéciaux pour le travail, vêtements serrés aux poignets et au cou, pour mettre, autant que possible, la surface cutanée à l'abri des poussières du minerai. Ces vêtements seront quittés à la cessation du travail, et souvent lavés. Chaque soir, l'ouvrier devra procéder à des ablutions savonneuses complètes ; et la direction des mines doit leur en fournir les moyens. Enfin, il faut défendre aux ouvriers de manger dans les mines, si l'on veut éviter l'absorption des poussières de minerai avec les aliments.

Du reste, l'utilité de toutes ces mesures est déjà admise, et quelques-unes mêmes sont appliquées. Ce qu'il faut désormais, c'est surtout veiller à leur stricte et constante exécution.

Ce sont là des mesures d'ordre général qui dépendent exclusivement des Compagnies. Mais, de plus, elles devraient s'astreindre à visiter la bouche de tous les ouvriers qui se présentent ; et à ne les envoyer sur les travaux que lorsqu'elle est complètement saine. Enfin, des soins quotidiens de la bouche devraient être exigés de la part de tous les ouvriers ; et des visites hebdomadaires en assurer la complète exécution (1). C'est en s'inspirant des mêmes principes que

____

(1) On devrait s'assurer également de l'intégrité des fonctions rénales.

l'on pourrait dicter l'hygiène des chapeliers, des étameurs de glace et des doreurs.

Mais les stomatites professionnelles ne sont pas les seules ; ce sont même peut-être celles que beaucoup d'entre vous rencontreront le plus rarement. Celles qui vous menacent le plus, sont celles qui suivent l'administration des médicaments que vous aurez vous-même prescrits. Or, pouvez-vous les éviter ? Je pense qu'à la condition de suivre les conseils suivants, les cas de stomatites que vous provoquerez, seront bien rares. Je vous engage d'abord à renoncer à certains composés d'une action irrégulière, tels que le mercure en frictions et le calomel. Avec les frictions, en effet, nous ne pouvons jamais prévoir la quantité de médicament qui sera absorbée ; et avec le calomel, ce composé n'agissant probablement que par sa transformation en bichlorure, rien ne peut nous faire prévoir, si la quantité de calomel que nous donnons, subira cette transformation, en totalité ou en partie seulement, ou encore si elle sera lente ou rapide.

Je vous engage donc à n'employer ces agents qu'avec réserve ; et, quand il s'agit de frictions, à préciser la quantité à employer, et la manière de les faire.

Ces mêmes précautions doivent, du reste, s'étendre à tous les composés mercuriels. L'existence des idiosyncrasies, que je vous ai signalées dans l'étiologie, vous condamne à ne prescrire au début que des doses faibles, que vous augmenterez ensuite en surveillant leur effet. Il vaut mieux vous condamner à perdre quelques jours de traitement, que de vous exposer à produire une stomatite, qui aurait au moins l'inconvénient de vous faire perdre un temps plus long.

Vous vous inspirerez aussi de la pratique de nombreux spécialistes, nettement formulée par Fournier, des repos entrecoupant tout traitement mercuriel un peu long. La durée de chaque période d'administration peut être fixée à vingt jours; et celle des repos à dix jours. C'est ainsi que vous éviterez les effets de l'accumulation du médicament dans les cas de lente élimination.

En même temps, je ne saurais trop vous engager à joindre toujours le chlorate de potasse aux préparations mercurielles. L'efficacité de cet agent, dans ces conditions, me paraît indéniable. Depuis quinze ans, je n'y ai jamais manqué, même lorsque je n'employais le mercure que pendant quelques jours. Or, je suis heureux de pouvoir vous dire que je n'ai pas constaté un seul cas de stomatite mercurielle, même dans les salles de vénériens, quand le hasard des tours de service a voulu que j'en fusse chargé. Vous le donnerez en même temps à l'intérieur en potions, et aussi en lotions; et vous continuerez les deux tant que durera le traitement mercuriel. C'est là une pratique à laquelle, il me semble, il devient difficile de se soustraire.

Je dois également vous signaler, comme moyen préventif, l'action des eaux sulfureuses qu'a fait connaître le docteur Lambron, et admise par Filhol et Joulin.

« Il ne faut pas oublier, dit le docteur Joulin, publiant les travaux de son maître (1). que les eaux minérales peuvent dans un grand nombre de cas modifier

____

(1) Recherches sur les eaux minérales des Pyrénées, par Filhol publiées par Joulin, 1888. Paris, Masson.

avantageusement les effets de certains médicaments et soustraire les malades au danger qu'ont présenté l'usage de ces derniers employés seuls ; c'est ainsi que les préparations mercurielles, administrées concurremment avec les eaux sulfureuses, ne produisent jamais de salivation. » — « Le docteur Lambron a fait de nombreuses observations qui présentent un très haut degré d'intérêt sur l'usage simultané des préparations mercurielles et des eaux sulfureuses. Il a aussi étudié l'influence de certains médicaments, tels que le sirop de salsepareille composé, sur l'eau de Bagnères-Luchon mêlée à des doses souvent très fortes de substances corrosives ; l'action du sublimé a toujours été considérablement atténuée par l'eau minérale et par la matière organique du sirop. »

Enfin, et je reviens sur ce point que j'ai déjà traité dans la prophylaxie professionnelle, parce que je veux que vous fassiez de cette recommandation votre ligne de conduite, avant d'administrer les mercuriaux, surtout dans les cas où le traitement peut être retardé de quelques jours sans gros inconvénient, vous devez toujours vous assurer de l'intégrité complète de la cavité buccale et notamment des gencives; et ne commencer les mercuriaux que lorsque, par un traitement approprié, vous aurez fait disparaître toute trace d'inflammation alvéolo-dentaire ou de gingivite.

Qu'il s'agisse de la prophylaxie professionnelle où de la prophylaxie thérapeutique, c'est là une précaution, qui, à elle seule, vous donnera presque une garantie complète, et sans laquelle nul autre moyen ne saurait vous l'assurer.

Traitement curatif. — Il est général ou local.

Le *local* comprend surtout l'emploi du chlorate de potasse en lotions. Vous le prescrirez à la dose de dix grammes par litre ; et vous ferez faire trois séances de lotions répétées quatre à cinq fois à chaque séance. Ce n'est que dans des cas exceptionnels que vous devrez faire précéder son emploi de celui des émollients. Ce n'est qu'à la période de congestion, qui caractérise le début, que ces derniers sont indiqués.

En dehors de ces deux moyens, émollients et chlorate de potasse, vous aurez à désodorer et à antiseptiser la bouche, ce que vous obtiendrez surtout par la poudre de charbon, le permanganate de potasse et les divers antiseptiques connus.

En outre, dans les cas d'ulcérations, vous aurez à faire des attouchements ; et c'est encore l'acide chromique qui vous donnera les meilleurs résultats.

Ce n'est que pour quelques complications, qui sont rares, que vous aurez à vous adresser à d'autres moyens.

Quant au traitement *général* ou interne, il comprend deux catégories de moyens. Les uns sont destinés à combattre les phénomènes généraux consécutifs à l'intoxication : fièvre, anémie, etc.

Vous satisferez à ces indications par les moyens ordinaires, les purgatifs et les toniques. Ces derniers seront surtout utiles dans les formes chroniques, et pourront même être employés préventivement chez les ouvriers débilités.

Les autres s'adressent à l'intoxication elle-même ; et ils ont pour but soit de combattre l'inflammation locale, soit de favoriser l'élimination du mercure. C'est dans ce but qu'ont été conseillés d'abord le chlorate de potasse pris à l'intérieur, et plus récemment l'atropine.

Nous savons que le *chlorate de potasse* s'élimine en grande partie par les glandes salivaires. Or, outre l'action qu'il exerce sur le tissu de ces glandes elles-mêmes par sa présence dans la salive, il agit en même temps sur la muqueuse buccale, et cela d'une manière d'autant plus efficace que son contact est constant.

L'atropine agit autrement. Elle le fait en exerçant son influence sur les vaso-moteurs qu'elle fait contracter, et par conséquent en combattant la congestion.

En somme, l'action de ces deux agents, quoique pris à l'intérieur, pourrait être considérée comme locale, en ce sens qu'elle lutte contre les lésions buccales.

Il en est autrement de l'action de l'*iodure de potassium*, qui aurait pour résultat de favoriser l'élimination du mercure. C'était là, du moins, l'opinion généralement admise ; et Damaschino la considère encore comme exacte. Or, je dois vous en prévenir, des travaux récents sembleraient conduire à des résultats tout contraires. Souchow, en effet, expérimentant dans la clinique syphilitique de Tarnowski, a conclu que loin de favoriser l'élimination du mercure, l'iodure de potassium la retarde.

Ses conclusions sont intéressantes à connaître :

« 1° L'élimination du mercure commence plus tard, et la quantité éliminée est comparativement moindre dans les cas où le malade prend simultanément l'iodure de potassium ; 2° l'iodure de potassium, administré pendant ou après la crise mercurielle, abaisse aussitôt la quantité de mercure éliminé journellement ; 3° en conséquence, loin de contribuer à l'élimination du mercure, comme le croyaient Hermann, Melsens, Michel et autres, il semble s'opposer à cette élimination, et ne saurait être utile dans les empoisonnements par le mercure, comme le pense Melsens (1). »

C'est donc là, nous le voyons, une opinion diamétralement opposée à celle généralement admise ; et, dans l'état actuel de la science, je crois que la prudence veut que nous restions sur la réserve. Cette question ne pourra être vidée que par de nouvelles recherches. Mais, dans l'état actuel, je vous engage à renoncer à l'iodure de potassium. Vous vous en tiendrez donc aux préparations de chlorate de potasse ou d'atropine à l'intérieur. Du reste, l'efficacité bien établie au moins du chlorate de potasse doit nous consoler de l'incertitude qui plane encore sur l'action de l'iodure de potassium. Il est bien rare, en effet, qu'aidé des moyens locaux, il ne suffise pas pour guérir notre affection.

Ce mot guérir demande cependant à être expliqué. Il est fréquent, je l'ai dit, de voir la stomatite mercurielle, même de moyenne intensité, entraîner la perte de quelques dents. Or, le chlorate de potasse, tout en exerçant une action des plus efficaces sur la muqueuse buccale et sur celle de la langue, reste souvent impuissant quand il s'agit de la consolidation des dents ébranlées. Celles-ci peuvent l'être plus ou moins ; et leur chute peut se faire à terme plus ou moins long. Or, il faut savoir que si, même dans des cas de stomatites qui sont réduites à l'ébranlement des dents, l'usage prolongé du chlorate de potasse, aidé de l'acide chromique, peut encore donner quelques

_____

(1) Bulletin de thérapeutique, 15 février 1887.

bons résultats; que si, dans d'autres cas, ces pratiques permettent de conserver des dents qui, tout en restant un peu ébranlées, seront utiles pendant longtemps; dans d'autres cas, son insuccès sera complet.

Lorsque ces dents seront très branlantes, que leur mobilité ira croissant, que le chlorate de potasse et l'acide chromique auront été employés assez longtemps pour être bien convaincu de leur inefficacité, sachez-le, il ne reste plus qu'à enlever les dents, et cela sans hésitation. C'est, en effet, le seul moyen qui puisse permettre aux gencives de reprendre leur fermeté; et d'assurer ainsi, au moins dans une certaine mesure, la mastication, qui, jusque-là, était une cause de souffrance constante et s'exécutait mal.

QUINZIÈME LEÇON

MUGUET OU STOMATITE CRÉMEUSE

Sommaire : Définition. — Etymologie. — Synonymie. — Historique. — Etiologie. — Symptomatologie.— Marche. — Durée. — Terminaison. — Diagnostic. — Pronostic. — Traitement.

Nous voici arrivés à la fin de la division que j'ai adoptée dès le début de cette étude. Après avoir traité des *stomatites simples*, occupant la totalité de la muqueuse de la bouche, j'ai décrit les maladies qui se localisent sur une de ses parties seulement ; puis j'ai abordé les stomatites de causes *spéciales*. Or, on s'en souvient, celles-ci ont été réparties en quatre groupes. L'*aphte*, la *stomatite ulcéro-membraneuse*, le *noma*, ont constitué le premier ; et les *stomatites toxiques*, dont j'ai traité dans la dernière leçon, le deuxième. C'est donc le troisième groupe, celui des *stomatites érysipélateuses, scorbutiques, tuberculeuses* et *diphthériques* qui se présente maintenant. Mais, dès le début, j'ai exposé les raisons qui font que je n'aurai pas à m'en occuper ici.

Ces stomatites, en effet, dépendent d'une affection générale, dont elles ne sont qu'une des plus faibles manifestations ; et c'est avec ces affections générales qu'elles doivent être étudiées. Ce que j'en ai dit à propos des divers diagnostics doit nous suffire.

Définition. — Je passe donc immédiatement à la *stomatite crémeuse ou muguet*, dont l'étude complètera le cadre que je me suis tracé. Or, je dois le dire immédiatement, depuis quelques années le muguet n'est guère considéré comme une affection ayant une existence propre. Il ne constitue plus qu'un symptôme ou mieux une complication pouvant apparaître dans des maladies les plus diverses.

Ce qui le caractérise essentiellement est un microphyte que les recherches récentes d'Audry ont prouvé être une levûre, le *saccharomyces albicans*. Est-ce à dire toutefois que ce micro-organisme suffise à lui seul pour constituer le muguet, tel que le comprend la clinique ? Je ne le pense pas. Quelque importance qu'on lui accorde, il faut toujours qn'il y ait en plus une inflammation de la muqueuse buccale. Que ce soit, en effet, le végétal qui provoque cette inflammation, ou bien que ce végétal ne puisse se développer que sur une muqueuse enflammée, ce que je crois, l'inflammation de la muqueuse n'en est pas moins nécessaire ; si bien que sans elle le muguet n'existerait pas.

Le muguet est donc bien d'abord une stomatite ; et, en outre, une stomatite nettement distincte, par son végétal, de toutes les autres. Il constitue au moins une affection dentéropathique ; et à ce titre, vu surtout son importance au point de vue clinique, il mérite bien de conserver une place spéciale dans la pathologie.

On peut donc définir le muguet: une inflammation de la muqueuse buccale caractérisée par la présence du saccharomyces albicans.

Etymologie, Synonymie — Comme le dit Archambault, dans son remarquable article *muguet* du Dictionnaire encyclopédique, on ne voit guère que sa couleur blanche qui ait pu valoir à cette production parasitaire le nom de *muguet*.

Il a été également décrit sous le nom de *blanchet* et de *millet*. Si, en outre, nous remontons dans le passé, nous le verrons aussi figurer sous le nom d'*aphthas infantium*, dans les ouvrages de Galien ; d'*aphthas lactamem*, dans ceux de Sauvages ; d'*aphthas lactantium*, dans ceux de Bateman. Enfin, en nous rapprochant de notre époque, sous ceux de *stomatite pseudo-membraneuse* et de *stomatite crémeuse*.

De tous ces noms, deux seulement me paraissent mériter de rester : celui de *stomatite crémeuse* et surtout celui de *muguet* qui est consacré par l'usage.

Historique. — L'histoire du muguet se divise tout naturellement en deux périodes : l'une qui s'arréte à 1842, et l'autre qui, partant de cette époque, arrive jusqu'à nous.

Comme le prouve ce que je viens de dire, le muguet est connu depuis les temps les plus anciens de la médecine.

On ne saurait douter d'abord qu'il ne s'agisse de lui, quand Galien parle des *aphthas albas* et des *aphthas infantium*. Mais, en outre, il est également possible qu'il ait été compris par Hippocrate parmi les affections qu'il désigne sous le nom d'aphtes de la bouche. Son histoire remonterait ainsi jusqu'aux livres hippocratiques.

Dans tous les cas, le muguet a été connu au moins par Galien ; et depuis il n'est plus tombé dans l'oubli. A diverses époques, en effet, Avicenne, Paul d'Egine et Huxham en parlent comme d'une affection bien connue. Mais pendant toute cette longue période, il est considéré comme une affection ulcéreuse.

Sauvages et Bateman en précisent mieux la nature, et le considèrent comme une affection propre seulement aux nouveau-nés. Il devait être même bien répandu à la fin du siècle dernier, puisque la Société royale de médecine crut devoir en 1786 instituer un prix de 1,200 livres pour en rechercher les causes.

Après les travaux de Bretonneau sur la diphtérie, la plupart des auteurs tendirent à considérer le muguet comme une affection pseudo-membraneuse ; et successivement Blache, Guersant et Lélut adoptèrent cette opinion. Jusque là, toutefois, pour tous ces auteurs, le muguet était resté une maladie locale. Mais, peu après, Valleix devait essayer d'élargir ses limites. Dans une étude qui est restée une des plus complètes, au point de vue clinique, Valleix, en effet, cherche à faire du muguet une maladie générale ; et, en réunissant l'entérite et l'érythème des fesses, symptômes qui, en effet, coïncident souvent avec ses manifestations buccales, il en constitue une pyrexie, de bien près semblable à une fièvre éruptive.

On le voit donc, probablement confondu tout d'abord avec de nombreuses affections de la bouche, le muguet avait acquis une existence propre au moins avec Sauvages et Bateman ; son importance avait grandi à ce point, à la fin du siècle dernier, qu'il était devenu un des sujets de préoccupation la plus vive du corps médical ; et enfin Valleix cherchait à lui donner l'importance d'une grande pyrexie, quand Berg, en découvrant sa nature, vint tout à coup le ramener à l'état de simple affection parasitaire. C'est à cette découverte que commence la seconde période de son histoire.

C'est, en effet, en 1842 que Berg de Stockholm reconnaît et décrit le végétal composant les productions blanches du muguet. Quoique variant dans leur interprétation, de nombreux auteurs confirment ensuite cette découverte ; et de ce nombre est surtout Gruby qui, considérant le végétal comme l'analogue du sporotrichum, lui donne le nom d'*aphthaphyte*.

La nature végétale de ces productions étant établie, il devenait naturel de considérer le muguet comme contagieux ; et, en effet, une fois l'attention appelée sur ce point, les faits à l'appui ne se firent pas attendre. C'est à ces travaux qu'il faut rattacher ceux de Gubler qui, non seulement établit cette contagion, mais qui, en plus, en détermina les conditions. Il eut le mérite de découvrir une de celles qui influencent le plus cette contagion, l'acidité de la salive ; et, comme conséquence forcée, de nous faire connaître l'efficacité des solutions alcalines. Enfin, un an après le mémoire de Gubler, Robin reprenait l'étude du mycrophyte, lui donnait le nom d'*oïdium albicans*, et en faisait la description qui est restée classique jusqu'à nous.

Dès lors, on le voit, les grandes lignes de la stomatite crémeuse étaient fixées.

Elle reconnaissait comme caractéristique un microphyte ; ce microphyte ne se développait sur la muqueuse buccale, son lieu d'élection, que lorsque certaines influences pathogènes avaient rendu sa réaction acide ; et cette acidité était si bien la cause la plus importante de son développement, qu'en la modifiant le microphyte disparaissait.

Toutefois, les travaux qui ont suivi, n'ont pas été

sans utilité. Ceux de Seux ont encore mieux prouvé les conditions de contagion et surtout l'influence du traitement. Ceux de Parrot ont contribué d'une part à bien établir les rapports du végétal avec le muguet ; et, d'autre part, à mieux préciser les points sur lesquels le végétal peut s'implanter. Ceux d'Audry ont fait mieux connaître la véritable nature du microphyte, et lui ont donné la place qu'il doit réellement occuper, en démontrant qu'il appartient aux *levûres*. Enfin, les nombreuses recherches faites sur les microbes de la bouche, nous ont mieux fait comprendre comment certains états généraux, grâce à ces microbes, peuvent modifier l'épithélium buccal et amener ainsi les conditions propres au développement du muguet. J'aurai, du reste, à revenir sur la plupart de ces travaux dans le cours de cette leçon.

Etiologie. —J'étudierai successivement : le *parasite*, le *milieu* et le *sujet*.

Parasite. — Le parasite, je l'ai dit, a été découvert par Berg en 1842 ; puis Gruby le considéra comme un *sporotrichum* ; et Robin, qui l'étudia longuement, lui donna le nom d'*oïdium albicans*.

Quinquaud, en s'appuyant sur des caractères botaniques, d'une part, se refusa à voir un oïdium dans ce microphyte ; et, d'autre part, ne pouvant le placer dans aucun groupe botanique connu, il proposa de créer le genre des *syringospora* et d'y faire entrer le muguet. Quant à sa description, elle est la même que celle de Robin, qui est ainsi restée classique jusqu'en 1887.

Enfin, à cette époque M. Audry, sans modifier beau-

coup cette description, a mieux étudié son développement ; et ses recherches l'ont conduit à le considérer
comme un *saccharomycès*, auquel il a également
donné le nom d'*albicans*. Ces recherches lui ont
prouvé, en effet, que le microphyte du muguet doit être
placé parmi les levûres ; et que si les formes sous lesquelles il se présente dans la cavité buccale, diffèrent
de celles du groupe de ces micro-organismes, c'est que
ses formes sont modifiées par les conditions de culture
qu'il rencontre dans cette cavité. Si, en effet, on
cultive artificiellement le végétal du muguet sur
la gélatine ou la gelose, comme l'a fait M. Audry,
on constate qu'il se présente toujours sous une
forme unique, celle des levûres. Dans ces conditions de culture, tous ses éléments sont ronds ou
ovales, isolés ou réunis en groupe, et se reproduisent
par bourgeonnement.

Au contraire, cultivé dans un milieu liquide, tel
que le bouillon ou le vin, ses éléments s'allongent, et
prennent la forme de filaments, sous laquelle nous le
trouvons dans la bouche.

Enfin, si l'on prend ces filaments, et qu'on les trans-
porte sur un milieu de culture solide, les formes types
de la levûre se montrent de nouveau.

Il résulte donc des expériences de M. Audry (1), que
le microphyte du muguet est bien une levûre ; et que
les formes que présentent ses éléments dans la cavité
buccale sont dues aux conditions de milieu qu'il y
rencontre.

---

(1) Ces expériences ont été confirmées et complétées depuis
par MM. Roux et Linossier (Archives de médecine expérimentale,
janvier et mars 1890).

Ces formes, ainsi que l'a indiqué Robin, sont au nombre de deux : des éléments isolés, le plus souvent sphériques, et quelquefois ovalaires, qu'il considérait comme des *spores;* et des éléments allongés, souvent placés bout à bout, des *filaments*.

Les éléments isolés, quelle que soit leur nature (1), sont le plus souvent sphériques; ils ont de 6 à 10 μ. sont transparents au centre, ont des bords nets et contiennent des granulations qui peuvent être agitées du mouvement brownien. Quand on fait une préparation avec du muguet, un certain nombre flottent dans le liquide, et d'autres sont adhérents aux cellules épithéliales.

Les filaments sont composés par des cellules très allongées, placées bout à bout. Leur réunion est toujours indiquée par un étranglement. Sur les côtés, d'autres filaments prennent naissance par bourgeonnement. Les éléments de ces filaments, qui sont fixés sur les cellules épithéliales, sont généralement presque sphériques. Mais bientôt ceux qui leur succèdent s'allongent, et arrivent à avoir une longueur au moins double de leur diamètre. Les cellules terminales, au contraire, sont, de nouveau, presque sphériques.

Comme les éléments isolés, ceux réunis en filaments, ont des bords nets; leur centre est transparent et contient des granulations. Leur largeur varie de 3 à 4 μ. et leur longueur de 4 à 8 μ.

Les filaments peuvent atteindre jusque 50 et 60 μ. Ils sont simples ou ramifiés.

____

(1) D'après MM. Roux et Linossier, les vraies spores n'apparaissent que dans un liquide minéral sucré. Elles sont situées à l'extrémité des filaments, dans des sphères volumineuses qui ont reçu le nom de clamydospores et en sortent par déhiscence.

MILIEU. — Ce sont là les éléments du *saccharomycès albicans*, du microphyte caractérisant le muguet (1).

Voyons maintenant quelles sont les conditions de *milieu* qui lui conviennent le mieux.

J'ai déjà dit que ces conditions sont loin d'être celles qu'il rencontre dans la cavité buccale. Dans cette cavité, au contraire, il ne peut se développer qu'en subissant des modifications qui indiquent combien ces conditions laissent à désirer. Voyons cependant quelles sont ces conditions :

Gubler, je l'ai dit, avait insisté beaucoup sur l'importance de l'*acidité* de la bouche. Outre les nombreuses constatations de cette acidité, cette opinion se trouvait encore confirmée par l'efficacité des solutions alcalines. Enfin, l'expérimentation elle-même avait apporté ses preuves. Lebrun avait démontré que le muguet se développe de la manière la plus active sur les tranches de citron. Toutefois, dans certaines conditions, cette acidité ne serait pas indispensable, puisqu'il a pu cultiver sa levûre sur des milieux neutres et même légèrement alcalins.

L'acidité de la cavité buccale, tout en restant une condition des plus favorables à l'éclosion du muguet, ne doit donc pas être considérée comme nécessaire. Du reste, la clinique avait déjà fait connaître un certain nombre de cas de muguet avec réaction neutre et même alcaline.

Une seconde condition est la *sécheresse* de la muqueuse buccale. Elle semble des plus importantes, et

(1) Depuis, Roux et Linossier ont démontré que le saccharomyces albicans ne peut être cultivé dans la salive. Il en serait de même, quoique à un plus faible degré, du lait.

cela quelle que soit sa cause. C'est probablement elle qui en partie, tout au moins, doit expliquer l'extrême prédominance du muguet pendant les premiers mois.

On sait, en effet, que pendant cette période de la vie, la salive n'existe presque pas ; et lorsqu'elle apparaît, d'après Seux, elle serait acide. C'est également ainsi qu'il faudrait expliquer l'influence de tout mouvement fébrile. Il est rare, en effet, qu'en dehors des premiers mois de la vie, le muguet apparaisse sans que le malade n'ait eu plusieurs jours de fièvre. Cette fièvre n'appartient pas au muguet. Elle peut être due à une cause quelconque. Elle préparerait seulement le terrain au muguet en favorisant le dessèchement de la muqueuse buccale.

Une troisième condition est la *nature de l'épithélium*. De nombreux auteurs ont insisté sur ce point. Le muguet prospère surtout sur l'épithélium pavimenteux, et nullement sur l'épithélium vibratile. C'est ce qui nous expliquera certaines particularités de ces localisations.

Ainsi, *acidité, sécheresse* de la muqueuse, et *épithélium pavimenteux*, telles sont les trois conditions les plus importantes du milieu ; je passe maintenant au sujet.

SUJET. — Le muguet est essentiellement une maladie de l'enfance, et même des premiers mois. Les cas cités par Valleix portaient sur des enfants ayant moins d'un an. Sur 56 cas appartenant à Trousseau et Delpech, 11 fois seulement les enfants avaient dépassé 2 mois et demi, et jamais 22 mois. Enfin, sur les 402 cas de Seux qui a fourni la statistique la plus

nombreuse, 394 fois les malades avaient moins de dix
jours, et 8 seulement avaient de 10 jours à un mois.
On le voit donc, l'influence de l'âge est considérable.
Mais, je dois le dire, ce sont là des statistiques faites
dans les salles réservées aux enfants ; et elles doivent
servir surtout à nous fixer sur la période qui dans le
premier âge est la plus exposée. Mais, en outre, quoique avec une fréquence moindre, le muguet peut se
présenter à tous les âges ; et on peut même dire que
sa fréquence augmente de nouveau vers la vieillesse.
Il complique, en effet, plus souvent les maladies des
vieillards que celles des adultes et des adolescents.

Je ne crois pas que l'on ait jamais reconnu une influence bien marquée au *sexe* ; et il en est de même
de la *race*.

Mais des opinions différentes ont régné sur l'influence des *saisons*. Pour Baron et Billard, cette
influence serait nulle. Pour Seux, au contraire, l'été
aurait une influence marquée ; et c'est ce qui ressort,
en effet, du tableau suivant :

Trimestre de février : sur 130 enf., 96 cas de muguet.

Trimestre de mai : sur 132 enf., 97 cas de muguet.

Trimestre d'août : sur 126 enf., 116 cas de muguet.

Trim. de novembre : sur 139 enf., 93 cas de muguet.

Le trimestre d'août est celui pendant lequel le nombre d'enfant a été le plus faible ; et les cas de muguet
les plus fréquents.

Du reste, comme le fait remarquer Archambault, il
semble que c'est également à cette conclusion qu'aurait dû arriver Baron et Billard, d'après leur propre
statistique.

Trimestre de janvier : sur 290 enf., 34 cas de muguet.

Trimestre d'avril : sur 225 enfants, 35 cas de muguet.

Trimestre de juillet : sur 213 enf., 101 cas de muguet.

Trimestre d'octobre : sur 180 enf., 48 cas de muguet.

Comme on le voit, ici encore, il y a une prédominance marquée en faveur de l'été.

Est-ce à dire que cette influence de la chaleur se retrouve dans celle des *climats ?* C'est ce que pense Seux, qui appuie son opinion non seulement sur l'influence des chaleurs de l'été, mais aussi sur la proportion du muguet dans les services d'enfants de Marseille et de Paris.

A Marseille, la proportion des enfants atteints de muguet serait de 75,80 pour 100, et à Paris de 25,50 seulement.

Ces degrés de fréquence peuvent être exacts pour ces deux villes; mais je ne pense pas qu'on puisse généraliser ce cas, et considérer par exemple le muguet comme plus fréquent à mesure que l'on marche vers les pays chauds. La proportion du muguet étant déjà de 75,50 pour 100 à Marseille, il devrait devenir presque général sous l'équateur. Or, je n'ai pas vu le muguet plus fréquent aux Antilles, à la Guyane et en Cochinchine, que dans les pays tempérés.

Enfin, comme influence dépendant du sujet, je dois citer surtout l'*état de santé* ou de *maladie*.

Le muguet étant une affection parasitaire, on peut très bien concevoir que dans certains cas de contagion directe il apparaisse même sur l'enfant bien portant. Dans ces cas ce serait le saccharomycès lui-même qui après son implantation sur un point de la muqueuse produirait les modifications nécessaires à son développement. Mais ces cas sont rares. Je me suis déjà expliqué à ce sujet. Le muguet est une affection essentiellement deutéropathique ; il n'apparaît que sur une muqueuse déjà modifiée par la maladie. Cette maladie peut être locale, comme une simple stomatite, ou générale comme les pyrexies, certaines affections chroniques retentissant sur la muqueuse buccale ; mais on peut dire que cette influence existe presque toujours.

Contagion. — La nature parasitaire du muguet entraîne forcément avec elle l'idée de contagion. Aussi, dès la découverte du parasite, Berg essaya-t-il de transporter son végétal d'une bouche malade à une bouche saine ; et, sur quatre essais, tous les quatre furent suivis de succès. Depuis, les expériences ont été répétées bien souvent et presque toujours avec les mêmes résultats ; telles sont celles de Natalis Guillot.

Du reste, des faits cliniques nombreux, possédant presque la netteté d'une expérience, et recueillis par des observateurs différents, viennent également à l'appui de cette opinion. On a vu le muguet transporté directement par le biberon, par les attouchements de la nourrice, et d'une manière indirecte par le sein d'une nourrice donnant à têter à court intervalle à deux enfants. Les faits de Bretonneau, Rayer, Trouneau, Empis, Gubler et beaucoup d'autres depuis ne laissent aucun doute à cet égard.

Néanmoins, je suis tenté de croire que ce mode de transmission est le plus rare ; et que le plus fréquent est celui qui s'accomplit par l'atmosphère contenant le végétal, soit que ce dernier pénètre directement dans la bouche des enfants, soit qu'il y arrive après avoir été mêlé au lait ou aux autres aliments.

Symptomatologie. — Le muguet tel que nous le comprenons aujourd'hui ne comporte guère de pro-drôme. Ce que l'on décrivait sous ce nom, appartient à la maladie qui lui prépare le terrain. Sous une influence, soit locale, soit générale, on voit la muqueuse buccale présenter certaines modifications ; puis le muguet apparaît. Mais, je le répète, les modifications qui l'ont précédé ne lui appartiennent pas.

Parmi les modifications que subit la muqueuse, deux sont presque constantes : la *sécheresse* et la *rougeur*. Puis, sur ces points rouges, se montrent de petites taches blanches, ayant quelques millimètres de diamètre. Elles font saillies sur la muqueuse. Ces taches restent-elles isolées ? c'est la forme *discrète*. Au contraire, finissent-elles par se rejoindre en s'étendant ? c'est la forme *confluente*. Au début, ces petites plaques adhèrent assez fortement à la muqueuse ; mais après quelques jours, surtout si le muguet marche vers la guérison, cette adhérence faiblit.

La *couleur* qui, je l'ai dit, était d'un blanc mat au début, devient blanc sale, puis grisâtre. Elle peut être brune lorsque les manœuvres faites pour enlever les plaques ont produit un peu d'hémorrhagie. Pendant ce temps la bouche, surtout chez le nourrisson, présente une *odeur* de lait aigri. La réaction de la bouche est presque constamment *acide*. La *chaleur*, d'après Seux, serait augmentée ; mais ainsi, du reste, que l'avait déjà vu Valleix, Parrot l'a trouvée normale.

Quant au siège du muguet, on le trouve le plus souvent à la pointe et sur les bords de la langue, sur les joues, et, enfin, sur la voûte palatine. Ce sont là, par ordre de fréquence, les parties sur lesquelles on le rencontre le plus souvent dans la cavité buccale, qui est réellement son siège de prédilection.

Mais cette cavité, je dois l'ajouter, n'est pas la seule qui voit naître le muguet.

Il est assez fréquent d'abord qu'il envahisse le pharynx. Valleix l'a constaté 10 fois sur 22; et Seux 13 fois sur 26. Dans tous ces cas, les trompes et les voies respiratoires sont restées indemnes.

Il est encore plus fréquent dans l'œsophage. Valleix l'y a trouvé 17 fois sur 22. et Seux 15 fois sur 20. Sur cet organe il peut affecter deux dispositions. Parfois il occupe le pourtour tout entier, et l'on voit de ce point s'élever des projections longitudinales ; et d'autres fois il forme plusieurs anneaux complets, mais séparés les uns des autres par une zone saine.

Le cardia est toujours respecté. Mais dans certains cas, rares, il est vrai, il peut le franchir et pénétrer dans l'estomac, et même dans l'intestin. Déjà Billard, Lelut et Valleix avaient signalé des cas de muguet de l'estomac ; mais ces observations étant antérieures à la découverte du parasite, des doutes pouvaient exister. Or, ces doutes doivent disparaître devant les constatations faites par Parrot.

Il en est de même du petit intestin. Valleix en a cité un cas, et Seux un autre. Ce dernier auteur l'aurait même trouvé 3 fois sur 123 dans le gros intestin.

Enfin, Robin et Bouchut l'auraient vu à l'anus. En somme, l'on peut donc dire que le muguet a été vu sur toutes les parties du tube digestif; mais qu'il n'est fréquent que sur les parties sus-diaphragmatiques, et surtout dans la cavité buccale.

Enfin, pour compléter ce qui a trait à son siège, j'ajouterai qu'il est douteux qu'on l'ait vu à la vulve; qu'il n'est pas rare de le voir sur le mamelon des nourrices; et que sur le parcours des voies respiratoires, il ne se trouve que dans la glotte, sauf le cas de Parrot, où il existait au sommet du poumon droit.

Ce sont là les phénomènes objectifs; quant aux subjectifs, il faut se rappeler que le muguet atteint surtout des enfants tout à fait en bas-âge, et par conséquent ne pouvant rendre compte de leurs sensations. Cependant il est facile de constater que les productions du muguet les *gênent* pour téter et même pour avaler. Il y a du *mâchonnement*; et leurs cris fréquents indiquent manifestement que tous les mouvements provoquent de la *douleur*.

Valleix, je l'ai dit, avait considéré l'*érythème des fesses* comme un symptôme constant du muguet; et c'est en partie, en s'appuyant sur cette constance, qu'il en avait fait une affection générale. Mais, outre que les observateurs qui l'ont suivi, et entr'autres Seux, l'ont trouvé moins souvent, la manière dont nous comprenons le muguet aujourd'hui enlève à ce symptôme une grande partie de son importance. Si l'érythème des fesses coïncide souvent avec le muguet, c'est que la même cause qui modifie assez la muqueuse buccale pour permettre au muguet de se développer, rend en même temps les urines plus irritantes et les téguments plus sensibles.

Tous les auteurs qui jusqu'à ces dernières années ont décrit le muguet, lui ont accordé des *phénomènes généraux*. Or, nous devons de nouveau nous demander ici si ces divers symptômes sont réellement la conséquence du muguet, ou si, au contraire, ce n'est pas le muguet qui est leur conséquence. C'est à cette dernière opinion que je me rallierai plutôt ; ou du moins j'admets que ces symptômes généraux et le muguet se développent sous la même influence.

Les divers symptômes généraux que l'on cite habituellement sont : la *diarrhée*, les *vomissements*, la *fièvre*, les *ulcérations des malléoles et des talons* et aussi les *plaintes* incessantes du jeune malade.

La *diarrhée* a été trouvée 21 fois sur 22 cas de muguet par Valleix, et seulement 97 fois sur 315 par Seux. Depuis les travaux de Parrot sur l'athrepsie, on ne saurait douter que c'est sous l'influence de cette affection que se développent ces deux symptômes. Il en est évidemment de même des *vomissements* que Valleix avait souvent constatés, mais que Seux n'a retrouvés que 27 fois sur 402 cas.

La même observation doit être faite pour la *fièvre*. Ce n'est pas le muguet qui produit la fièvre ; c'est au contraire la fièvre qui, en modifiant la muqueuse buccale, prépare le terrain au muguet.

Quant aux *ulcérations des malléoles et des talons*, elles sont avant tout le résultat des frottements de ces parties contre les langes de l'enfant. Mais, en outre, il faut y voir aussi l'influence d'un état général qui domine la vitalité des tissus et les expose plus facilement ainsi à la mortification.

L'anatomie pathologique ne nous retiendra pas longtemps.

On s'est demandé quel était réellement le point de

développement du muguet. Gubler pensait qu'il débutait sous l'épithélium, et Robin au contraire seulement au-dessus. Ces deux sièges peuvent être rencontrés. Les éléments du saccharomycès albicans se trouvent le plus souvent à la surface de l'épithélium, mais aussi dans ses différentes couches ; et, d'après Parrot, ils pourraient même pénétrer dans les tissus sous-jacents.

Quant à la composition des productions auxquelles le muguet donne lieu au début, elles sont surtout composées par des cellules épithéliales. Mais, plus tard, les deux éléments du saccharomycès deviennent plus nombreux ; et ce sont eux qui forment la partie la plus importante. En outre, d'une manière à peu près constante, on y trouve réunis le leptothrix buccalis, et un certain nombre d'autres micro-organismes que j'ai signalés dans l'introduction. Enfin, lorsque le muguet touche à sa fin, et si l'on a fait des tentatives pour l'enlever, des hématies et quelques leucocytes.

Marche, Durée, Terminaison. — La *marche* et la *durée* du muguet dépendent essentiellement de l'état du sujet et du traitement.

Le muguet s'est-il développé sous l'influence d'une affection locale ? L'état général du sujet est-il satisfaisant ? Le muguet guérit tout seul, et dans 8 jours environ. Au contraire, le malade est-il sous l'influence d'une affection chronique ? Il est fréquent de voir le muguet se prolonger pendant des mois. Dans ces conditions, il peut, soit se reproduire sur place, soit s'étendre au loin sur les différentes parties du tube digestif.

Quant à la *terminaison*, le muguet peut soit guérir seul, quand l'état du malade s'améliore, soit, ce qui arrive souvent, guérir sous l'influence du traitement ; ou bien enfin, si l'état général s'aggrave, se prolonger jusqu'à la mort.

Diagnostic. — Le diagnostic du muguet ne pourrait présenter des doutes que tout à fait au début. Ces doutes, en effet, disparaissent dès que se montrent les taches blanches. A partir de ce moment, ces taches d'un blanc mat, faisant saillie, pouvant toujours se détacher sans laisser d'ulcération ; enfin et surtout les caractères microscopiques sont des signes qui permettront toujours de le reconnaître. Cependant, il est bon de signaler quelques causes d'erreur.

Chez les enfants, le muguet peut être simulé par des *grumeaux de lait*. Mais ces grumeaux ne sont nullement adhérents ; ils ne se reproduisent pas ; et, enfin, ils ne contiennent pas d'éléments de saccharromycès.

Les *aphtes*, même à l'état confluent, ne ressemblent pas au muguet. Chacun d'eux est surmonté d'un vésicule ; et, enfin, ils laissent des ulcérations.

La *stomatite érythémateuse*, nous le savons, donne lieu à la mortification des cellules épithéliales qui forment des lisérés ou des plaques blanchâtres. Mais ces plaques sont unies ; elles ne se reproduisent pas ; et, enfin, elles ne contiennent pas de saccharromycès.

Les *kystes épidermoïdes* qui existent souvent sur la voûte palatine de chaque côté de la ligne médiane ont été signalés par divers auteurs comme pouvant être pris pour le muguet. Mais ces kystes sont toujours isolés ; ils résistent aux frottements ; et enfin ils n'existent qu'à la voûte palatine, ce qui n'a pas lieu pour le muguet.

Ce sont là les éléments des diagnostics essentiels et différentiels ; mais, en outre, il reste à faire le plus important, le diagnostic étiologique.

Deux questions seront à discuter : la première, s'il s'agit d'une affection locale ou générale ; et, cette première question résolue, préciser l'affection. C'est l'examen attentif des conditions dans lesquelles s'est développé le muguet, et qui l'ont précédé, qui nous permettront de résoudre ces importantes questions.

Pronostic. — Le pronostic du muguet est des plus variables, ainsi que vont l'établir les chiffres suivants :

Baron a eu 109 décès sur 140 ; Valleix, 22 sur 24 ; Trousseau et Delpech, 23 sur 48 ; ce qui semble indiquer une affection des plus graves ; tandis que Seux n'a eu que 34 décès sur 632 cas.

C'est qu'en effet, dans l'appréciation du pronostic, il faut surtout tenir compte des conditions du développement et du traitement.

Chez l'enfant de quelques mois, il est plus grave que dans la deuxième enfance et que chez l'adulte ; et chez le vieillard plus grave que chez ce dernier.

Mais, en outre, son pronostic doit être basé sur la nature de l'affection sous l'influence de laquelle il s'est développé, les chroniques étant les plus graves.

Enfin, pour être complet, j'ajouterai que le muguet, surtout pour ces dernières affections, est toujours un symptôme d'un fâcheux augure.

Traitement. — Le muguet étant le plus souvent la conséquence d'une affection de la bouche ou d'une affection qui retentit sur cette cavité, il y aura lieu de surveiller la muqueuse buccale pour arrêter le muguet dès sa première apparition.

C'est surtout chez les nourrissons élevés en commun que cette surveillance doit être active ; et aussi dans les affections chroniques des vieillards. Dès qu'il est à craindre, il faut avoir recours aux préparations alcalines.

Pour les nourrissons, les modes de contagion que j'ai fait connaître doivent inspirer les règles d'hygiène. Ces règles trouvent surtout leur importance pour l'allaitement au biberon. Cet instrument doit être tenu avec la plus scrupuleuse propreté.

Cependant, si malgré ces précautions le muguet apparaît, nous sommes loin d'être désarmés. Les moyens à employer sont locaux ou généraux. Ces moyens, du reste, ont le même mode d'action.

Les moyens généraux sont l'*eau de Vichy* et l'*eau de chaux* à la dose de 50 à 100 gr. dans les 24 heures ou le *benzoate de soude*, à la dose de 1 à 2 gr. Mais, en outre, s'il s'agit de nourrissons, je ne saurai trop recommander la pratique de Seux, qui maintient l'enfant au sein, et qui même le lui fait reprendre s'il était nourri autrement. C'est probablement en partie à cette pratique qu'il faut attribuer sa faible mortalité.

Enfin, outre ce traitement général, on utilisera les moyens locaux, qui consistent également surtout en préparations alcalines. Ces préparations sont : le *borax* que l'on donnera sans miel, le *chlorate de potasse*, et le *bicarbonate de soude*. Si le muguet résistait, si la cavité buccale prenait de l'odeur, si l'inflammation semblait dépasser les limites de l'érythème, on en viendrait aux antiseptiques, et plus particulièremen au *sublimé* à un ou deux par mille.

HYGIÈNE DE LA BOUCHE

Dangers du mode buccal.

Depuis longtemps déjà j'ai insisté sur la nécessité de respirer par *le mode nasal* ; et la constatation des nombreux microbes pathogènes vivant dans la cavité buccale n'a fait qu'augmenter l'importance de ce précepte d'hygiène.

Si, en effet, certains de ces microbes arrivent dans la bouche mêlés aux aliments et aux boissons, beaucoup d'autres, et peut-être les plus nombreux, y pénètrent par l'atmosphère. Il est donc de toute importance de tenir la bouche fermée et de respirer par le nez.

En passant par le nez, en effet, qui fait réellement partie des voies respiratoires, grâce à ses anfractuosités, à son humidité, et à l'épithélium vibratile qui tapisse sa muqueuse, l'air inspiré se débarrasse de toutes les impuretés qu'il contient, et tout particulièrement des micro-organismes.

Pour se rendre compte de son efficacité à cet égard, il suffit d'examiner nos mucosités nasales, après avoir séjourné pendant quelques heures dans un milieu chargé de poussières, tel qu'un appartement dans lequel une lampe a fumé.

Depuis plus de vingt ans, Tyndal avait signalé que l'air expiré, à la fin de l'expiration, c'est-à-dire celui qui vient des parties profondes de l'arbre respiratoire, était *optiquement pur*. Toutes ses particules restaient attachées aux parois des canaux que l'air traverse, soit en entrant, soit en sortant.

Plus tard, dans mes recherches sur les micro-organismes de l'air des marais (1), j'avais constaté, qu'après avoir séjourné quelques heures dans ce milieu, mes mucosités nasales contenaient des *amibes*, micro-organismes qui caractérisent cet air.

Enfin, plus récemment, il a été établi que l'air expiré est *microbiologiquement pur* ; et ainsi a été expliqué le peu de danger des plaies profondes du poumon.

Tous ces faits démontrent donc que l'air inspiré en traversant les fosses nasales, se débarasse au moins d'une partie des impuretés qu'il contient ; et de là une première raison pour faire respirer par cette voie.

Mais l'arrêt des impuretés de l'air, en y comprenant les microbes eux-mêmes, par les fosses nasales, n'est pas la seule raison qui plaide en faveur de ce mode de respiration.

(1) 1881-1882. — Recherches sur l'étiologie parasitaire du paludisme. — Doin, Paris.

Le mode nasal prémunit en même temps contre un autre danger. Il a l'avantage d'élever la température de l'air inspiré ; et par conséquent de ne le laisser se mettre en contact avec nos muqueuses qu'à une température qui le rend inoffensif. C'est le contraire avec le mode buccal.

Dans ce dernier mode, en effet, l'air inspiré arrive sur la muqueuse buccale, pharyngienne et même pulmonaire, presque avec la température extérieure. Or, si cette température est telle, quelle abaisse celle de ces muqueuses au-dessous de 25 à 30°, elle diminue d'une manière très marquée l'activité de leurs cellules migratrices ; et ces éléments qui à la température normale triomphent de certains microbes pathogènes, seront au contraire vaincus par eux (1). Il pourra même se faire, si la température de ces parties descend au-dessous de 14 degrés, que les leucocytes qui s'y trouvent soient tués par cette influence seule, sans l'intervention d'aucun microbe (2).

Cette influence s'exercera forcément sur la muqueuse buccale plus que sur toute autre.

A la température normale de cette cavité (35 à 37°), si quelques ulcérations légères existent, les leucocytes peuvent suffire pour éviter la pénétration des microbes pathogènes, et tout particu-

---

(1) Recherches expérimentales sur les leucocytes, 7me et 8me fascicules. — Doin, Paris.

(2) 11e fascicule du même travail.

lièrement des staphylococcus, dans les tissus.
Un certain nombre de leucocytes meurent sur la
brèche, il est vrai, ainsi que le prouve la présence de leurs cadavres au niveau de ces ulcérations (liseré purulent) ; mais l'organisme reste à
l'abri de leur atteinte. Toutefois, pour arriver à
ce résultat, je le répète, il faut que nos leucocytes
aient la rapidité de mouvements et l'énergie que
leur assure une température de 35° à 37° au
moins. Qu'au contraire, sous l'influence de l'arrivée de l'air extérieur, parfois au-dessous de 0°,
la température des couches superficielles de la
muqueuse descende à 25° et au-dessous, et les résultats de la lutte pourront changer. Les leucocytes
réduits à n'avoir plus que des déformations sur
place, à partir de 25° (1), ne pourront plus se
transporter sur le point du danger ; et dès lors
les microbes pathogènes pourront faire irruption
par cette même brèche restée désormais sans
défenseur. Bientôt même, gagnant de proche en
proche, ils pénétreront dans les tissus, s'y mul-
tiplieront ; et nous verrons, à partir de ce moment, se dérouler sur ces points tout le processus de l'inflammation.

Or, dans ce cas, que la brèche existe sur les
gencives, comme en entretiennent les dents cariées, et nous verrons une inflammation suppu-
rative se produire sur ce point (abcès dentaire) ;

(1) 1er fascicule.

que déjà la pulpe dentaire soit menacée, et nous assisterons à toute l'évolution de la pulpite ; qu'enfin, ce qui a lieu le plus souvent, la brèche étant dans les cryptes de l'amygdale qui, presque toujours, sont des receptacles de staphylocoques, et nous verrons l'amygdalite apparaître.

C'est là je pense, en grande partie du moins, toute l'explication de ces inflammations buccales dites, à juste raison, *à frigore*.

Elles sont réellement produites par le froid, en ce sens que sans cette influence, qui a diminué l'énergie de nos leucocytes, ces inflammations n'eussent pas apparu.

C'est par un mécanisme à peu près semblable que doit également s'expliquer la stomatite éry-thémateuse qui accompagne la plupart des maladies fébriles et notamment les pyréxies.

La muqueuse pituitaire devenant moins sensible pendant ces affections et le malade moins soigneux, les impuretés contenues dans l'air inspiré ne tardent pas à obstruer les fosses nasales ; et de là naît pour les malades la nécessité de respirer par le mode buccal. Or, nous retrouvons ici les inconvénients de ce mode, et de plus exagérés par la maladie.

L'air inspiré apporte dans la cavité buccale un grand nombre d'impuretés, ainsi, du reste, que le témoignent les *fuliginosités*. Parmi ces impuretés peuvent se trouver des microbes pathogènes. Ces microbes eux-mêmes, ainsi que ceux qui déjà étaient dans cette cavité, vont trouver des conditions de développement d'autant plus favorables, que la maladie fait négliger les soins de la bouche ; et que l'absence de la mastication laissent toutes les impuretés au repos dans les recoins de cette cavité. Enfin, la bouche restant constamment ouverte, à quelques degrés près, se met en équilibre de température avec l'air ambiant ; si bien que celui-ci ne dépassant guère 16°, il devient probable que l'épithélium buccal se trouve bientôt placé dans une température qui reste au-dessous de 25° ; et, qu'étant dès lors dans de mauvaises conditions d'existence, il finit par mourir. C'est là probablement l'explication du *liseré gingival* qui existe dans toutes ces affections.

Mais ce n'est pas encore là tout le danger. La chute de cet épithélium protecteur ouvre de nombreuses brèches par lesquelles vont se précipiter les microbes ; et cela avec d'autant plus de chances de succès, que cette même température engourdit nos leucocytes ou même les paralyse.

Enfin, ce que je viens de dire s'applique également, quoique à un degré moindre, à l'usage du mode buccal pendant le sommeil. De nombreuses affections de la cavité buccale et des voies respiratoires ne reconnaissent pas d'autres causes.

Il me semble donc que ce qui précède ne saurait laisser aucun doute sur la nécessité de respirer par le *mode nasal* ; et que par conséquent de là naissent les obligations :

1º De veiller à ce que les enfants prennent l'habitude de respirer par le nez, la bouche restant fermée ;

2º De s'assurer que c'est également par le mode nasal qu'ils respirent pendant la nuit ;

3' D'éviter chez les malades le mode buccal autant que possible, en débarrassant les fosses nasales ; et lorsque ce mode ne peut être évité, de diminuer ses dangers en antiseptisant l'air inspiré ;

4º D'antiseptiser la bouche des malades par les soins de propreté et l'emploi des lotions appropriées (1).

Dangers des boissons et des aliments pris à des températures exagérées.

J'ai ici à signaler deux dangers : celui des *températures trop basses*, et celui des *températures trop élevées.*

Ce que je viens de dire sur l'air froid, va me permettre d'être bref sur les aliments pris à des températures trop basses. C'est surtout la glace et les mets glacés que j'ai en vue. Ce sont, en effet, ceux qui, théoriquement, devraient être considérés comme les plus nuisibles ; et la pratique confirme pleinement ces prévisions. Leur mode d'action est le même que pour l'air froid. Ils agissent surtout en diminuant l'activité de nos leucocytes, et peut être

(1) Voir les différentes formules données dans cet ouvrage.

même en tuant l'épithélium. Que d'inflammations des gencives ne reconnaissant pas d'autres causes ? Que l'on songe, en effet, que nos leucocytes perdent tout déplacement dès 20°, et qu'ils succombent à 14°; et l'on verra le danger qu'on leur fait courir en mettant la muqueuse, dont quelques millimètres d'épaisseur seulement les abrite, en contact prolongé avec un corps dont la température n'est souvent que de 0° à 5°.

Les boissons et les aliments glacés, du reste, n'exercent pas seulement leur action sur les parties molles ; par le contact plus immédiat qu'assure leur nature, et aussi par leur température plus basse que celle de l'air, ils agissent souvent sur les dents ; et malgré la forte couche protectrice que l'émail et la dentine forment à la pulpe, cette dernière ne subit que trop souvent leur influence.

Enfin, les parties dures elles-mêmes, comme de véritables matières minérales, peuvent par le contact de ces corps froids, éprouver des retraits qui les fissurent, et ouvrent ainsi la porte aux microbes.

Je pense donc qu'au point de vue de l'hygiène de la bouche, toute boisson glacée doit être proscrite ; et que si l'on veut éviter les dangers que je viens de signaler et dont les effets sont constamment observés dans la pratique, il ne faut jamais admettre des plats ou boissons au-dessous de 10 à 15°. Ces températures, en effet, dès leur

contact avec la muqueuse buccale qui est de 35,
au moins, arrivent à 20, 25, 30° qui dès lors présentent peu de danger.

Les dangers des *boissons chaudes* s'observent
moins souvent ; mais il n'est pas rare pourtant
de les constater.

Ces dangers, je puis le dire ici, quoique ce
soit un retour vers la pathologie, sont ceux de
l'absorption des boissons prises trop chaudes par
mégarde. Celles-ci détruisent l'épithélium ; et
cette destruction favorisant l'entrée du staphilococcus est suivie d'inflammation. Mais sans que
l'épithélium soit détruit, on peut, dans certains
cas, prendre, par exemple, le potage trop chaud,
et réveiller une pulpite ou provoquer une gingivite.

Notre muqueuse buccale, en effet, est très tolé-
rante pour la chaleur ; elle supporte facilement
les boissons à une température de 50°, et quelques personnes même, grâce à l'habitude, prennent le potage au delà de 60°. Or, nous le savons,
dès 44°, nos leucocytes perdent de leur activité, et
aucun de ceux qui sont mobiles ne supportent
même pendant cinq minutes les températures de
47°. D'autre part, si le staphylococcus perd de
son activité à ces températures, il ne meurt pas.
Quoique dès 44', les deux adversaires soient influencés dans le même sens, les leucocytes le sont
donc davantage.

Ainsi s'explique probablement que les aliments pris à des températures trop élevées, comme ceux pris à des températures trop froides puissent produire les mêmes accidents ; ce que la pratique nous avait appris depuis longtemps ; mais ce qui jusqu'à présent, je le crois du moins, avait échappé à toute explication.

Au contraire, les températures de 39' à 42°, nous le savons, favorisent l'activité de nos leucocytes, et en même temps diminuent celle des staphylocoques ; et ainsi, il me semble, doit également s'expliquer, au moins en partie, l'efficacité souvent reconnue des lotions à ces températures, dans les inflammations de cette cavité.

Dans ce qui précède, aussi bien en étudiant l'action du mode buccal que celle des boissons à températures exagérées, j'ai eu surtout en vue la lutte des leucocytes et des staphylococcus. Or, je tiens à prévenir cette objection ; il est incontestable que ces influences ne bornent pas leur action à ces deux éléments. Il est probable que le froid et la chaleur agissent également sur d'autres. Je suis convaincu, par exemple, que ces agents exercent une action bien analogue sur les cellules du tissu conjonctif. Il est non moins probable qu'ils agissent sur les vaso-moteurs, sur les éléments nerveux, sur les fibres musculaires, etc. Mais toutes ces actions ne me paraissent se produire qu'après celles que je viens de signaler sur l'épithélium et les leucocytes. C'est l'influence sur ces deux éléments qui assure le triomphe du staphylococcus sur ces derniers ; et c'est ce premier résultat qui ouvre la scène pathologique. Les autres éléments organiques, il me semble, n'entrent en action qu'après ; et de là vient que j'ai donné cette importance aux deux premiers. Dans tous ces cas, les moyens de défense les plus immédiats de l'organisme sont, en effet, l'épithélium d'abord et les leucocytes ensuite (1).

Les préceptes suivants me paraissent donc résulter de ces considérations :

1° Que les aliments et boissons ne devront pas être pris à une température qui descende bien au-dessous de 15° ;

2° Que pour une raison analogue ils ne devront pas être pris également à une température dépassant 45 à 50° ;

Qu'enfin, c'est aux températures de 40 à 45°, assurant aux leucocytes placés sous l'épithélium de la bouche une température de 38 à 43°, qu'il faut tout au moins employer les lotions faites dans le but de combattre les inflammations de cette cavité.

Ces températures me paraissent donc être *résolutives*. Sensiblement au-dessus ou au-dessous, au contraire, elles favorisent la suppuration ; elles seront *maturatives*.

(1) Recherches sur les leucocytes ; 1er et 4e fascicules.—Doin, Paris.

SOINS SPÉCIAUX DE LA PREMIÈRE ENFANCE

Je fixerai les limites de la première enfance à l'éruption des premières dents, c'est-à-dire jusqu'au sixième mois environ.

Pendant cette période, l'hygiène de la bouche demande d'autant plus de surveillance que le muguet est plus menaçant, et que, moins que jamais, l'enfant ne peut fournir d'indication.

Il est donc indispensable d'examiner souvent la bouche de ces jeunes nourrissons, et de la débarrasser de tout caillot de lait qui peut s'y être arrêté.

Je ne saurais trop insister pour que les nourrices mettent leurs doigts le moins possible, dans la bouche de l'enfant. Si l'enfant est élevé au sein, il faut que ce dernier soit l'objet de soins constants de la part de la nourrice. Combien peu d'elles prennent ces soins ! et pourtant combien les gerçures et même les abcès du sein seraient plus rares, si elles les prenaient.

Pour les enfants élevés au biberon, ce dernier doit être l'objet de soins méticuleux ; il faut qu'ils paraissent exagérés. Le flacon lui-même doit toujours, avant de s'en servir, être lavé et rincé à l'eau récemment bouillie ; et sa garniture, bouchon et tube, ne doivent sortir de cette eau qu'au moment de les employer.

Le lait sera toujours porté à l'ébullition avant

de le donner. Pour le faire commodément, il faut le distribuer dans des ballons de verre, de un quart de litre au maximum, bouché avec un tampon de coton fortement serré, pouvant être mis sur le feu, et qu'on laisse ensuite refroidir.

Enfin, l'acidité de la bouche étant le danger le plus menaçant à cet âge, il sera bon de passer de temps en temps, dans la bouche de l'enfant, un pinceau trempé dans une solution alcaline, borax, eau de chaux, etc.

SOINS PENDANT LA PREMIÈRE DENTITION

Depuis longtemps j'ai condamné le hochet comme durcissant les gencives, et rendant par conséquent plus difficile l'éruption des dents.

Je pense avec Magitot qu'il faut innocenter cette éruption de beaucoup de méfaits que l'on met sur son compte.

Les dangers inhérents à cette éruption, au moins en grande partie, sont sûrement de nature microbienne, et dépendent de la pénétration des microbes par la plaie forcée qui suit la sortie de la dent. De là le besoin impérieux d'antiseptiser la bouche des enfants pendant toute cette éruption. *Sans microbe, l'éruption se fera sûrement sans inflammation.* Les moyens de cette aseptie ne diffèrent pas de ceux que je donnerai plus tard pour l'adulte.

Je recommande tout particulièrement les soins à donner aux dents de première dentition. On ne saurait faire valoir cet argument que ces dents étant destinées à tomber, il est inutile de les soigner.

Les dents de première dentition doivent être l'objet de soins aussi assidus que les autres ; et tous les efforts devront tendre à les conserver le plus longtemps possible. C'est dire qu'elles doivent être nettoyées, que le tartre doit être enlevé et leurs caries obturées.

L'absence de ces soins entraînent : la présence de microbes pathogènes toujours menaçants ; des inflammations buccales et pharyngiennes fréquentes, suppurées ou non, qui gênent toujours, plus ou moins, le développement de l'enfant ; enfin la mauvaise venue des dents de deuxième dentition.

SOINS PENDANT LA DEUXIÈME DENTITION

Cette période s'étend jusqu'à la sortie de la dent de sagesse. Pendant sa durée, l'hygiène de la bouche doit nous préoccuper d'autant plus, qu'il s'agit ici des dents permanentes ; et que c'est à cet âge que l'enfant doit prendre les habitudes qu'il gardera toute sa vie.

Les soins à donner aux dents, à cet âge, sont les mêmes que pour l'âge adulte ; et je vais m'en occuper longuement en parlant de ce dernier.

Mais, en outre, quelques indications particulières à cet âge me paraissent avoir de l'importance; et je les formulerai ainsi qu'il suit :

1° N'enlever les dents de la première dentition que le plus tard possible, pour permettre aux maxillaires d'acquérir tout leur développement. En enlevant les dents de première dentition trop tôt, en effet, on s'expose à voir les arcs alvéolaires ne pas se développer assez, et les dents permanentes ne trouvant pas une place suffisante, se dévier ;

2° Soigner les caries, les obturer surtout pour supprimer les cloaques dans lesquels peuvent se cultiver tous les microbes pathogènes ou non.

Les mastics blancs suffisent pour la plupart de ces cas ;

3° Diriger l'évolution des dents, en évitant toute déviation, et en y remédiant immédiatement ;

4° Veiller à une antisepsie rigoureuse de la cavité buccale par l'usage des lotions répétées.

C'est dans cette période que se présentent le plus fréquemment ces brèches faites à l'épithélium et dont j'ai signalé l'importance. Ces brèches se produisent, en effet, soit sous l'influence des dents de première dentition, soit sous l'influence de l'éruption des dents permanentes. Si l'on veut qu'elles restent sans danger, il faut donc qu'on les antiseptise.

Il est, maintenant, peu d'établissements d'enseignement secondaire dans lesquels les enfants

ne soient soumis à des visites régulières du dentiste ; et le corps médical ne saurait trop insister
pour que ces visites soient régulièrement suivies.
C'est dès cette époque, en effet, que l'on doit
donner aux enfants les habitudes de propreté de
la bouche ; et, en ce moment, on doit pouvoir
réussir d'autant mieux à inculquer ces habitudes,
que la surveillance est facile et que toute infrac-
tion peut être punie. C'est là, tout d'abord, un
précieux avantage de ces visites. Il serait même
fortement à désirer que des lycées et colléges, où
ces visites se passent maintenant, elles fussent
étendues, à *titre obligatoire*, jusqu'à la dernière
des écoles primaires, et même aux asiles et aux
crèches. Il ne s'agit pas, bien entendu, d'imposer
des interventions importantes (avulsions, re-
dressements et obturations) aux enfants ; mais
d'abord de veiller à ce que leur bouche soit proprement tenue, ce qui devient un intérêt commun ; et ensuite de faire connaître aux parents les
interventions jugées utiles, en leur laissant toute
liberté à cet égard.

Pour cela, le médecin ou le dentiste chargé de
ces soins consignerait sur le livret, maintenant
adopté partout : 1° l'état de la bouche de l'enfant ;
et, dans le cas où cet état laisserait à désirer, la
famille serait prévenue plus spécialement par la
direction de l'établissement ; 2° les interventions
jugées nécessaires.

Une instruction sommaire sur les soins de la

bouche pourrait même être distribuée chaque année aux parents.

Enfin je pense qu'il faudrait également étendre ces visites à toutes les grandes agglomérations, et particulièrement à l'armée. Depuis plus de vingt ans, elles sont réglementaires dans la marine, et les résultats qu'elle a obtenus sont des plus encourageants. Je suis convaincu que dans peu de temps ces visites, ainsi généralisées, en y joignant des soins de propreté réglementaire et en facilitant leur exécution, porteraient les meilleurs fruits.

Nos armées en temps de paix, en effet, sont composées presque exclusivement de jeunes gens de 18 à 23 ans, c'est-à-dire à l'âge où se fait l'éruption de la dent de sagesse. Or, je suis persuadé qu'il en est peu qui, pendant leur service militaire, ne souffrent plus ou moins de cette éruption. Il est donc important d'éviter les complications qui peuvent en être la conséquence, d'abord dans l'intérêt des malades eux-mêmes, et aussi même au point de vue du service général.

SOINS A DONNER PENDANT L'AGE ADULTE

Soins à donner à la carie.

Outre l'utilité qu'auront toutes ces visites, se succédant ainsi comme une obligation pendant l'enfance, l'adolescence, et même dans certaines conditions, pendant l'âge adulte, d'inculquer des habitudes de propreté de la bouche, elles auront l'avantage de surveiller la carie et de l'arrêter dès sa première apparition.

La carie, je l'ai dit, doit être soignée, même pour les dents de première dentition ; et à plus forte raison pour celles de la seconde. Mais il est bon que le corps médical, et tous ceux qui sont chargés de l'éducation à un titre quelconque, le disent et le redisent. Que de fois ne m'a-t-on pas demandé s'il fallait réellement soigner la carie ! si même ce n'était pas dangereux !

Il faut donc qu'il soit bien entendu qu'il est indispensable et même urgent de soigner toute dent cariée. En dehors de l'utilité que l'on trouve à conserver les dents, il n'est pas de dent cariée qui n'entretienne un peu d'inflammation, soit de sa pulpe, soit de la gencive environnante ; et, nous le savons, ce sont là des brèches par où, au premier moment de faiblesse des leucocytes, passeront les microbes pathogènes.

Soins à donner pour le tartre dentaire.

Si déjà nous rencontrons des difficultés pour faire soigner les caries, que dire du tartre dentaire ! Les opinions les plus étranges sont répandues à son égard. Celui-ci a peur du contact de l'acier sur les dents ; cet autre craint qu'on ne leur enlève l'émail ; ce troisième, même, considère le tartre comme un corps protecteur !

Il suffit de s'être livré quelques mois à la pratique des maladies de la bouche, pour avoir entendu émettre toutes ces opinions au moins étranges, et bien d'autres. Or, quoique déjà je me sois plusieurs fois expliqué à cet égard, je tiens à y revenir. Je puis affirmer que la plupart des maladies de la bouche, que celles qui forment le fond de la pathologie de cette cavité, ne reconnaissent pas d'autre cause. *Enlevez le tartre dentaire, et vous supprimerez les trois quarts de ces maladies.*

C'est là mon opinion depuis longtemps ; mais les découvertes des microbes de la bouche et de leur rôle important l'ont pleinement confirmée ; elles sont venues même lui apporter l'explication qui lui manquait.

Le tartre dentaire, en effet, d'abord ne saurait exister sans léser mécaniquement l'épithélium ; et, par conséquent, sans ouvrir ces brèches dont j'ai fait voir le danger. Mais, ensuite, il crée soit par lui-même, soit par les anfractuosités et les difficultés de propreté qu'il entraîne, les conditions des plus avantageuses pour la culture de tous ces micro-organismes.

Supprimer le tartre dentaire, c'est donc d'abord permettre à l'épithélium buccal de rester intact ou de réparer ses brèches, s'il en a ; et ensuite faciliter l'antiseptie que nous savons indispensable, et pourtant rendue impossible tant que le tartre subsiste.

Soins quotidiens de la bouche.

Je viens d'indiquer certains soins qu'exige l'hygiène de la bouche ; mais ceux-ci ne sont qu'exceptionnels.

Surveiller les dentitions, visiter la bouche, soigner les caries, enlever le tartre, sont œuvre de chirurgie ; mais en dehors de ces soins, et avant eux, même comme importance, doivent se placer les soins quotidiens de propreté et d'hygiène, ceux que je comprendrais sous le nom de *toilette de la bouche.*

Ici encore j'ai à signaler des négligences inouïes, et même des résistances les plus étranges.

Que de fois ne m'a-t-on pas demandé s'il fallait se nettoyer la bouche ? se servir de la brosse ? Qui de nous n'a entendu des personnes se flatter de ne jamais avoir procédé à aucun de ces soins ? Et, parmi ceux qui en prennent, combien ne le font que fort irrégulièrement et d'une manière tout à fait incomplète ?

Or, il faut que toute personne chargée de l'éducation d'un enfant lui inculque cette idée, que la toilette de la bouche est au moins aussi indispensable que celle des mains et que celle de tout le corps. Mais comment doit-on faire cette toilette ?

Elle est comprise d'une manière si différente que je crois utile d'entrer dans quelques détails à son égard.

Brosse à dents. — Elle est indispensable. On trouve dans le commerce des brosses garnies d'éponge, d'autres en caoutchouc et, enfin, d'autres en poils de sanglier ou de blaireau. Je ne vois aucun avantage aux deux premières; et je pense que celles en poils de blaireau sont celles qui le plus souvent conviennent le mieux. Parmi celles en poils de sanglier, il faut choisir les moins dures.

La brosse à dents doit être utilisée au moins deux fois par jour, à la toilette du matin, et avant de se coucher.

Presque toujours, il faut lui adjoindre l'usage d'un des dentifrices dont je vais parler.

Il est important de la faire passer partout Pour que son action soit efficace, il faut s'en servir moins en lui faisant suivre les arcades dentaires, qu'en la promenant dans le sens des interstices : de haut en bas pour le maxillaire supérieur, et de bas en haut pour l'inférieur.

Son emploi ne doit être discontinué que lorsqu'on s'est assuré que les interstices dentaires sont débarrassés de tout corps étranger.

Cure-dent. — Leur usage est également indispensable. Les meilleurs sont ceux en plume. Ils doivent être employés après chaque repas, dès que les convenances nous le permettent ; et dès que nous pouvons nous isoler un instant pour nous livrer à ces soins. Autant que possible, il faut y joindre quelques lotions.

De plus, le cure-dent doit souvent compléter la toilette du matin et du soir par le nettoyage des interstices.

Racle-langue. — Beaucoup moins répandu que les deux précédents, le racle-langue est souvent d'une incontestable utilité. Ceux en métal doivent être préférés. Ils doivent être unis pour que leur nettoyage soit facile.

Rince-bouche. — Très usité autrefois, il a disparu de nos tables ; et on ne saurait le regretter. Ces soins de la bouche, quelque discrètement qu'ils s'accomplissent, ne sont plus en accord avec notre délicatesse. Mais le rince-bouche peut rester dans l'intimité de la famille, à la condition de le servir dans les appartements particuliers où chacun peut le trouver dans les quelques instants de liberté qu'il prend après chaque repas Le rince-bouche et le cure-dent doivent faire les frais de cette toilette en ce moment. Quelques minutes suffisent pour cela.

Température des lotions.

Les lotions après le repas, ainsi que celles du matin et du soir, doivent être faites avec de l'eau dont la température est comprise entre 30 et 40°.

Depuis longtemps j'ai condamné la toilette de la bouche à l'eau froide. L'expérience que j'ai acquise depuis n'a fait que confirmer cette opinion ; et, de plus, les considérations dans lesquelles je suis entré, sont venues lui donner un nouvel appui, en l'expliquant.

DENTIFRICES

Les substances les plus variées ont été employées dans ce but.

Dans le commerce et les pharmacies on les trouve sous les formes d'*opiats*, de *poudres* ou d'*élixirs* ; mais ce n'est là qu'une question sans importance. Ce qui fait le mérite de ces préparations, c'est évidemment surtout leur composition.

Les diverses substances actives employées dans ce but doivent se répartir en plusieurs catégories, qui sont : les *antiseptiques*, les *désodorants*, les *agents mécaniques*, les *toniques*, les *alcalins* et *aromatiques*.

Les *antiseptiques* sont incontestablement les plus importants. Je ne comprendrai guère la toilette de la bouche sans leur emploi.

Ceux auxquels l'usage semble donner la préférence jusqu'à présent sont : l'acide *phénique* et surtout l'acide *thymique*. On peut les employer :

Acide phénique 1/5000. — Acide thymique 1/2000.

1° Acide phénique, pur cristallisé . . . . 1 gr.
Alcoolat de menthe. . . . . 30 gr.
Alcoolat de cochlearia . . . . 20 gr.

Quelques gouttes dans un verre d'eau tiède.

2° Essence de menthe poivrée. 0,75
   Acide thymique. 0,25
   Acide benzoïque . . . . 3 gr.
   Teinture d'eucalyptus. 15
   Alcool à 90°. 100

Les *désodorants* ont également leur utilité ; et je pense qu'ils doivent être joints aux précédents.

Deux jusqu'à présent m'ont rendu beaucoup de services : le *permanganate de potasse* et la *poudre de charbon végétal*. Mais je crains que le premier ne puisse pas être employé d'une manière continue sans inconvénient. On peut donc le réserver pour les cas exceptionnels. La poudre de charbon végétal, au contraire, est sans inconvénient. Elle désodore très suffisamment la bouche ; et de plus elle a l'avantage d'agir mécaniquement.

Les *agents mécaniques* sont des plus utiles. Ils ont pour résultat d'aider la brosse à faire disparaître l'enduit muqueux qui se dépose sur les dents et les gencives.

Plusieurs sont employés dans ce but : la *poudre de charbon végétal*, la *craie*, la *pierre ponce pulvérisée*, etc.

De ces différentes poudres, c'est au charbon que je donne la préférence, parce qu'il agit en même temps, je viens de le dire, comme désodorant.

Les *toniques et astringents* peuvent également

trouver leur utilité; mais je pense qu'il faut préférer ceux qui sont contenus dans les élixirs à ceux que l'on mêle aux poudres. Ils doivent servir à raffermir la muqueuse, et tout particulièrement les gencives.

Les plus employés sont : le *quinquina*, le *pyrethre*, le *monesia*, etc.

Alcalin. — Magitot, en démontrant le rôle considérable que joue l'acidité de la bouche dans la production de la carie a, par cela même, démontré l'utilité des *alcalins;* et depuis on a composé peu de dentifrices sans eux.

Leur emploi journalier, en effet, me paraît indispensable. On utilise dans ce but la *craie*, l'*oxyde de magnésie*, le *bicarbonate de soude*, etc.

Aromatiques. — La plupart sont en même temps astringents, toniques et même antiseptiques ; tels sont les teintures de *romarin*, de *thym*, et en même temps donnent un goût agréable aux diverses préparations. Ces derniers sont surtout l'*alcoolat de menthe*, de *mélisse*, etc.

Quoique moins utiles que les précédentes, ils répondent d'abord aux indications de donner de la fraîcheur à l'haleine, et de faire accepter les différentes préparations ; et, en outre, je viens de dire, un certain nombre d'entre eux peuvent être placés à côté des précédents, comme toniques, comme désodorants, et même comme favorisant l'antiseptie.

SOINS PENDANT LA VIEILLESSE

Après ce qui précède pour l'âge adulte, je n'aurai que peu de chose à dire pour la vieillesse.

Toutes les règles précédentes lui sont applicables. Je pense même qu'il faut, plus que jamais, veiller à leur exécution. Les vieillards, nous le savons, deviennent souvent moins soigneux ; et ce sont les personnes qui sont chargées d'eux qui doivent y suppléer. Une seule indication me paraît leur être propre. C'est celle de soigner les dents branlantes, et de les enlever dès que l'on est convaincu que leur consolidation est désormais impossible.

Quant aux chicots, de même que chez l'adulte, il ne faut les enlever que lorsqu'ils ont perdu leur solidité.

RÈGLES GÉNÉRALES

Telles sont les principales considérations que j'avais à présenter sur l'hygiène de la bouche et tout particulièrement sur les soins journaliers que réclament cette cavité. Si maintenant je cherche à les embrasser dans leur ensemble, je pense qu'on pourra les résumer dans les préceptes suivants :

Relativement à l'hygiène générale :

1° *Habituer les enfants à respirer par le mode nasal, même pendant le sommeil ;*

2° Autant que possible, permettre aux malades de respirer par la même voie ;

3° Prendre les aliments et les boissons, autant que possible, à des températures comprises entre 15 et 50°.

Relativement aux soins exceptionnels :

1° Soigner la carie dentaire des deux dentitions ;

2° Faire enlever le tartre dentaire au fur et à mesure de sa formation.

Relativement aux soins de tous les jours, ceux que l'on comprend sous le nom de toilette de la bouche :

1° La toilette de la bouche doit être faite le matin en se levant, le soir en se couchant, et après chaque repas ;

2° Les toilettes du soir et du matin comportent toujours l'usage de la brosse, de lotions et des dentifrices ;

3° Les toilettes qui suivent le repas comportent au moins des lotions et l'usage du cure-dent ;

4° Toutes les lotions doivent être faites de 30 à 40° ;

5° Les dentifrices doivent agir au moins comme antiseptiques, désodorants et alcalins. Il est, en outre, avantageux qu'ils agissent mécaniquement et aussi comme toniques et aromatiques.

TABLE DES MATIÈRES

Toulouse. — Typ.-Lith. R. Thomas et Cⁱᵉ, 23, rue Bonrepos.

www.ingramcontent.com/pod-product-compliance
Lightning Source LLC
LaVergne TN
LVHW020248060726
842525LV00001B/179